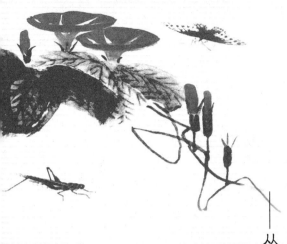

师承实录丛书

临证传心与诊余静思

从张仲景到李东垣

U0130222

高建忠 著

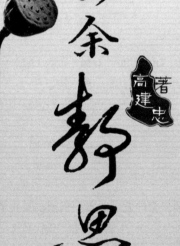

中国中医药出版社

·北京·

图书在版编目(CIP)数据

临证传心与诊余静思：从张仲景到李东垣 / 高建忠著. --北京：中国中医药出版社，2010.11（2023.5 重印）

ISBN 978-7-5132-0117-9

Ⅰ.①临… Ⅱ.①高… Ⅲ.①中医学临床-经验-中国现代 Ⅳ.①R249.7

中国版本图书馆 CIP 数据核字（2010）第 177810 号

中 国 中 医 药 出 版 社 出 版
北京经济技术开发区科创十三街 31 号院二区 8 号楼
邮政编码 100176
传真 010-64405721
廊坊市祥丰印刷有限公司印刷
各地新华书店经销

*

开本 710×1000 1/16 印张 17.25 字数 265 千字
2010 年 11 月第 1 版 2023 年 5 月第 9 次印刷
书 号 ISBN 978-7-5132-0117-9

*

定价 58.00 元
网址 www.cptcm.com

中医师承:没有围墙的"临床大学"

(丛书总序)

无论是中医还是西医,医学的生命力在于临床!

然而,现实中的确有不少中医学子,高校内本科、硕士、博士生攻读数载,毕业后虽然考取医师资格,却难以在临床中达到"效如桴鼓、游刃有余"的境界,甚至极个别人竟对中医治病的有效率产生怀疑。那么,如何改变这种严峻的情况呢?

其一,任教、带教的老师须是货真价实的"临床家"。学生们跟随老师学习,如果能够亲眼看到"十拿九稳、药到病除"的临床实效,自然会对中医临床产生浓厚兴趣,乐于学之、勤而求之。而事实上,"博士不会看病"、"教授疗效平平"的现象并不罕见。所以,很多年来,我借着担任《中医新课堂》丛书主编、《中医师承大学堂》丛书总主编的便利,不断在全国范围内寻找"硬碰硬、实打实"的临床大家。

我一直在想,假若当年张仲景、叶天士等临床大家,能有一支录音笔、一个摄像机紧跟其身,记录下其诊治、思考、带教的全程,留下如同释家的"如是我闻"、儒家的"子曰",该是何等珍贵!而在中医师承领域,通过对一位临床大师之录音(录像)全记录的编辑出版,《师承讲记》系列(相当于不定期杂志式的系列出版物)将为每位中医学人奉献原汁原味、现场实录的"如是我闻"。

为了让读者亲身感受"临床家风范",中国中医药出版社将出版他们不同时期"连续不间断、完整不删节"的**《临床现场完全实录》**(比如连续抄方30天),相当于让读者"亲自侍诊抄方,感受真实现场"。医界的人都知道:很多专家是没有胆量把自己的诊疗全程,完全透明地让同行观摩和评议的!而敢于把诊疗现场完全透明地进行公布,是需要艺高胆大的"临床硬功夫"的!多数专家不敢做到这一点!只有敢于出版《临床现场完全实

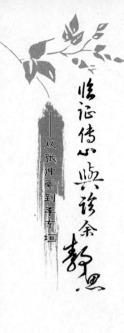

录》的专家,其推出的精选版《临证医案精选》才是真正的精华所在,而无"自我粉饰"之嫌。

其二,任教、带教的老师须是大匠诲人的"教育家"。古人云:"大匠诲人,必以规矩"。然而,综观当代医家出版的医著,大多数人没有留下类似徐大椿、张锡纯那样的气势磅礴、系统完整的学术著作。很多人虽然留下著作,但多是零零散散的论文汇编、医案集萃,缺乏完整性、精细度,难以让后人顶礼学习、尊之为师。这些"东鳞西爪"的篇章,并不是系统的传授,并不是如同张锡纯那样"三年期满,皆能行道救人!"——而张锡纯的医学著作,既包括"方剂"(《医学衷中参西录——处方编》),也包括"中药"(《医学衷中参西录——药物编》),还包括"理论"(《医学衷中参西录——医论编》),包括"医案"(《医学衷中参西录——医案编》),包括"经典"(《医学衷中参西录——伤寒编》)。可以说,张锡纯生前亲手撰写的著作,就已经把当代的"大学中医课程"——方剂学、中药学、诊断学(含中医基础理论)、中医内外妇儿学(医案)、伤寒杂病论等各科课程,进行了分门别类、条分缕析地全面阐释,而不是留下一堆后人难于解析和学用的医案。

所以,当代的临床家,如果想传教后世,就应该拥有"大学校长之风范",而不仅是一个学科(如中医妇科学)的专科教授。其作品至少应该包括:

《辨证体系与诊断方法》:把临床家之博大精深的学术体系,首先落实到最简洁、明晰的"辨证元素"上,比如,对"气虚"、对"血瘀"如何认识?如果诊断?常用方药是什么?相当于临床家重新为传承者讲解具有自己特色的"中医基础理论"、"中医辨证与诊断学"、"方剂学"、"中药学"。

对于辨证体系,要突破教科书偏重"宏观"的现状(比如,侧重于寒热、虚实、表里、水湿、血瘀等),而要挺入临床常用的"中观"层面(比如:湿热证、痰气证、水气证)、"微观"层面(比如:湿热在大肠、血虚水盛)。要对临床常用的证候组合,进行分门别类地阐释,并把辨证最终精细到"方证"层面(并能由"药证"组合、推导而出)。同样,对于诊断,也要和宏观、中观、微观的辨证对应起来,举例来说,脉象也要尽量精确到方证,水证脉,要细分为湿热证脉、三仁汤证之脉。

《常用方剂使用指征》:张仲景惯用方和张景岳惯用方,其间天壤之别。熊继柏惯用方和赵洪钧惯用方,也相差甚远。所以,掌握师承老师最常用的

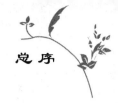

100方、200方、300方……是中医学子跟师学习的入门捷径。中医必须讲求辨证论治，然而，即便是大学教材，对于不少方证的阐释，也没有精细地辨析到每个"证"，比如，大学教材《方剂学》把桔梗汤列入"清热剂"之清脏腑热的附方，附在苇茎汤之下，主治肺痈。我们认为：对每个方剂的解析，要精细到"辨证的每个元素"、"诊断的每个元素"，比如：那么，桔梗汤到底属虚属实？属寒属热？属表属里？属血证、属气证、属水证？……特别是在临床应用中，其脉为何？舌为何？症状为何？要精细至"药证"：方剂的辨证属性，是如何根据"药证"推导而出？甚至还要进行该方剂与类似方剂（比如湿热类）的辨析。除了方剂，最好也能对常用中药进行解析，并入方剂学或单独撰著《常用中药使用指征》。

《中医各科之病症辨证》：当代中医内外妇儿各科教材，对诸如感冒、头痛、闭经等病症，给出了辨证分型，给出了临床最常见的"证治分类"，非常方便学习者学用。然而，值得警醒的是：有些学生把各科教材当为最重要的宝典，而轻视了辨证、诊法的基础训练。这无异于"舍本求末、本末倒置"！

所以，担当师承重任的临床家、教育家，要给出更加贴近临床、更加详尽实用的各类常见病症的辨证分型，并落实到具体方药。"从辨病症入手"、"从辨病机入手"、"从辨方证入手"的辨证论治，"入手"三条路，皆不离"辨证论治之核心——病机"。

中医实际临床，往往要超出教科书的常规框架，从各种角度入手，用各种方药施治，只要不偏离"病机之靶心"，都是正确的。为了启发中医学习者举一反三、一通百通的临床思维，我倡议临床家们带领弟子做些"一病多解、一病多治"的《师生会诊病案》，以便让学习者知常达变，举一反三。

最后，希望每位临床家能够在完成上述工作的前提下，对中医经典作出自己的解读：《伤寒讲记》、《金匮讲记》、《温病讲记》、《本经讲记》、《内经讲记》。此外，临床家此前所有的音频、视频、论文、论著（独著或合著）的所有学术资料，均可以由出版社编辑进行重新整理、加工和编辑，整合到临床家的医著系列之中。

我们除了呼吁临床疗效卓越的当代名老中医（如冯世纶教授、熊继柏教授）从事这项中医师承事业，也呼唤更多中青年临床家、教育家（如李赛美教授、高建忠医师）投身这项功在当代、利在千秋的事业。当然，万丈高楼

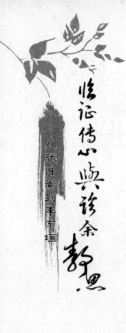

从地起，临床家们也不妨从自己最有感悟、最有体验的临床心得入手，构建自己中医师承的完整体系。

总之，每位融临床家、教育家一体的中医师承导师，就是一位"没有围墙的临床大学"的校长。每位"大学校长"的系列著作，会像张仲景、张锡纯一样，培育超过"三千弟子"的广大学生！

其三，创建兼容学徒、学院教育优势的"试验班"。北京大学、清华大学的老校长都曾有言："大学之大，不在于校园之大，而在于大师之大"。而要推出中医界能够担当百年师承大计的临床家兼教育家，则必须由拥有"大学精神"的机构来牵头、来落实。我所在的中国中医药出版社，不但是中医教材出版、医学专著出版的领先者，而且还是新锐出版、现代教育的推动者。近年来，中国中医药出版社致力于打造"中医师承出版基地"，力图把单一信息量的图书出版，扩展为信息量倍增的"图书、音视频、丛书博客、学术论坛一体化"的多媒体互动教育平台。

近年来，我自己一直身体力行地投入到"中医师承教育"的实践和探索之中。漫漫学医过程中，我先后师承多位临床大家，学习中医的临床和理论，对师承教育有着深切体会和感悟。从2005年开始，我所策划的《中医名家绝学真传》《中医新课堂》《经方师承大学堂》等多套丛书，为未来更加系统、完整和深入的《中医师承》系列作了充足的准备和铺垫。特别是从2007年开始，我积极策划冯世纶教授"经方师承教学班"，三年之内成功举办过五期全国经方临床带教课程(有一年制、三年制)，培养五百多名医师学员。这一切都为"中医师承"试验班能够兼容学徒教育、学院教育优势奠定了实践基础。

我一直把自己定位为中医教育工作者。具体来说，就是通过医学编辑和出版的平台，为更多中医临床家、为中医师承教育、为中医高等教育服务。我们希望能够和更多临床家和教育家合一的"国医大师"合作，能够和全国更多高等中医院校有志于教改的部门、师资合作，能够和全国乃至国际更多中医院、研究机构合作，共同把"中医师承教育"推向一个历史的新高度。

刘观涛　2010年8月18日　于中国中医药出版社

个人邮箱：liuguantao@vip.sina.com

序

　　尝闻医之要,存乎理,理之传,在乎心。凡医之正道,无不发端于临证,顿悟于心验。盖碌碌临证者,并非少数,而累累心验者,实乃罕见。余浸淫岐黄之学有年,窃以为兴国萃、继绝学、续仁术之力承者,必赖日积月累,经久常修,方可洞其奥秘,识其珠玑。然每有青年才俊,既秉先天之赋,更赖后天之勤于临证、善于思考,术业早成亦非不可。古云业精于勤,行成于思,学而不思则罔,思而不学则殆,言之灼灼,此之谓也。高君建忠,自入医道,心无旁骛,孜孜以求,未曾懈怠,执经典而废寝,务临证而忘食,精研仲景东垣传世之学,遍求学界医坛名家绝技,终得学验渐丰,病患尊崇,方能崭露头角,脱颖而出。尤为可贵之处,在于得窥堂奥,却能不秘其技,在繁忙诊务之余,自省得失,明晰本末,笔耕不辍,著书立说,今有《临证传心与诊余静思》一书问世,善莫大焉。

　　概览全书,可圈可点之处莫若三者。一曰以经典理论求证为本,以典型案例剖析为据,举案说法,探幽发微。因应中医药科学之发展,学科分化蔚然成风,术业专攻日渐精细,理论研究者难免侧重思辨而缺乏临床求证之手段,临床诊疗者亦多专注疗效而忽略理论提炼之目标,此可谓目下中医学领域之桎梏。是书虽切入于临证实录,然每证每案皆以理论求证为本,发心悟于实例之中,阐医理于验案之内,论理说法不流于空泛,注重实用不拘于成法。二曰以固护中土胃气为先,以审证求因论治为要,经纬分明,相得益彰。是书所论疾病近百种,析之品之,虽诸病成因各有其异,然固护胃气之意一以贯之,与此同时,随其脉证审证求因,始终不失辨证之旨,尽得仲景与东垣学术思想之精要,既彰示用药之匠心独具,更凸显遣方之圆机活法。三曰以临证传心实录为纲,以诊余静思感悟为目,思从证出,有感而发。是书洋洋三十万言,观点新颖,结构缜密,体例独特,不落俗

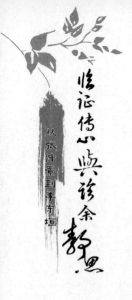

套。临证为篇,生动翔实,静思为文,清灵朴实,集实用与可读为一书,足可启迪同道,惠及学人。

是书付梓之前,有幸先睹全文。品读之余,欣然命笔,草成斯言,权以为序。

山西中医学院博士生导师

张俊龙

道之出口,淡乎其无味

(自序)

我是一个医生。

这些文字是我临床中写下的,也记录着我的临床。

很多文字是写给我的弟子们看的,为"课徒"而写。后由弟子周一民提议,整理成册。

几乎每一段文字都是独立的,于是,所有文字的连贯性似乎很差。

"散"文,按理说,这些散在的文字是不可以成书的。当然,如果勉强成书,或许散有散的好处,可以随意读来。缺点的反面是优点,也正如阴的背面是阳。

我不善于处理文字,更不会一咏三叹,我只会实话直说。于是,几乎每段文字都是刚写开又戛然而止。

中医的生存需要落脚在临床疗效上,中医的发展需要有坚实的临床做基础,中医的传播需要千千万万的临床医生做"士卒"。我只是一名普通的"士卒"。当然,我也希望这些文字能够成为"士卒"。

源远流长的中医学,圣贤辈出,流派纷呈。作为一个医生,最关注的是如何能把面前病人的病治好,"流派"似乎是次要的。我始终这样认为,始终这样坚守。只要是临证能用得着的,不分古今,不分流派,全都"拿来"使用。但一路走来,蓦然回首时,突然发现自己深受两位古代大家的影响,一位是"医圣"张仲景,一位是"金元四大家"之一的李东垣。或直接,或间接,影响到了我临证时的每一张处方。

静下心来,细细反思,为什么是这两位医家而不是别人呢?张锡纯的《医学衷中参西录》是我初上临床时反复阅读的书,王清任《医林改错》中的方剂是我初上临床时最常用的方剂。走到今天,在我的临证中,在我的处方上,怎么看到的更多的是张仲景和李东垣的影响呢?

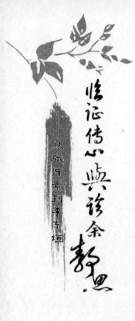

临证传心与诊余静思
——从张仲景到李东垣

自然地，我在反复咀嚼着"外感法仲景，内伤法东垣"这句话，越咀嚼越有滋味，这句话的分量太重了。说这句话的人是明代医家王纶，太了不起了。后学的我们实在远远没有意识到这句话的分量。

还有一位了不起的大医也体会到了张仲景和李东垣的学说在中医临床学中的分量，那就是"金元四大家"之一的朱丹溪。"夫假说问答，仲景之书也，而详于外感；明著性味，东垣之书也，而详于内伤。医之为书，至是始备，医之为道，至是始明。"没有深厚的临床体验是说不出这句话的。

医学正道？难道这是一条医学正道？

病分外感、内伤，治分外感、内伤，这一丁点儿极简单、极明白的认识，竟然需要一个医生积很多年的临证才能体会得到，才能明白得了。

而这一丁点明白，足可以彻底影响一个医生的临证。

这些文字记录的，主要是这两位大家对一个临床医生的影响。

有规矩，西医就可以看病，而中医不行。中医处方只有规矩不行，必须得有"灵感"，每一张处方都是载有临证医生"灵感"的一件作品。我在这些文字中力求体现这种"灵感"，力求每一病案就是一件"作品"，尽管做得不一定很好。

老子说"道之出口，淡乎其无味。"淡是做到了，道不敢轻言。倘读者从无味中悟到了道，悟到了临床之道，幸甚。

高建忠

2010 年 7 月

目 录

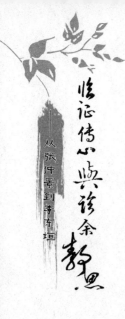

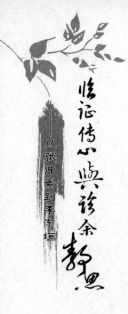

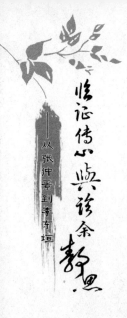

从仲景到东垣

——临证传心录

　　曾以讲座形式上课，备课时每一讲都用正、副标题，告诉学生听完这节课，只要能记住标题就没有白听。部分学生临床多年后，依然能记得那几个标题。在我记录医案时，仍然沿用了正、副标题这种形式，希望每一案的标题能给读者留下较深的印象，也希望读者能读得轻松。

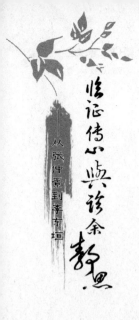

阳布津行，咳止便畅

——咳嗽、便秘医案一则

冯某，女，48岁，干部。2007年12月14日初诊。

主诉近1周来咳嗽较甚，呈发作性、痉挛性咳嗽，影响睡眠。痰黏不利，咽痒不舒，纳可，便秘，不喜饮水。近几年来每年冬季咳嗽缠绵。舌质淡暗，舌苔薄白，脉沉弦。证属胃逆肺寒饮停，风邪滞留。治以温肺降胃、散寒化饮、祛风利咽为法，方用小青龙汤加减。处方：生麻黄3g，桂枝3g，细辛3g，干姜3g，姜半夏9g，五味子9g，生白芍12g，僵蚕12g，蝉衣9g，射干15g，白果9g，浙贝母12g，生甘草3g。3剂水煎服。

2007年12月17日二诊：咳嗽已无，便秘明显。上方干姜减为1g，去浙贝母，加全瓜蒌18g，麻子仁15g。3剂水煎服。

2007年12月21日三诊：咳止便畅，身转温和，外出可不戴帽子、口罩，欣喜之情溢于言表，要求进一步治疗（用药前长期头身怕冷、不舒而自己不觉为病状）。处桂附地黄丸60丸，每次1丸(9g)，每日2次，早、晚空腹服用。

咳嗽小疾，需早治。徐灵胎在《慎疾多言》中说："伤风不醒则成痨"。

按：咳嗽难医，尤其是久咳和反复咳嗽，这是古今医家共识。笔者在读清代医家黄元御所写的《四圣心源》时，注意到书中治疗咳嗽只有一证一方，原文是这样的："咳嗽之证，因于胃逆而肺寒，故仲景治咳，必用干姜、细辛。姜苓五味细辛汤：茯苓(三钱)，甘草(二钱)，干姜(三钱)，半夏(三钱)，细辛(三钱)，五味(一钱，研)。煎大半杯，温服。其甚者，则为胸喘，可加橘皮、杏仁，以利肺气。若肺郁生热，加麦冬、石膏，清其心肺。若胆火刑金，加芍药、贝母，以清胆肺。劳嗽吐血，加柏叶，以敛肺气。若感冒风寒，喷嚏流涕，头痛恶寒，加生姜、苏叶，以解表邪。"一代大医黄元御为什么如此治咳？后读及清代医家陈修园的《医学实在易》，见有"本病无一定之方，然水饮二字，为咳嗽之根"一句，恍然大悟。此后，笔者在临床上惯用小青龙汤方治疗久咳和反复咳嗽，取效颇佳。

本案中，咽痒为风邪残留，发作性、痉挛性咳也可佐证；久咳、夜咳、冬季咳为沉寒饮停，不喜饮水、脉沉弦也可佐证。因此治疗取用小青龙汤方祛风散寒，通阳化饮。痰黏不利非小青龙汤证表现，考虑有风邪、沉寒郁津化痰化热可能，故加用僵蚕、蝉衣、射干、浙贝母等清热化痰、散邪利咽之品。久咳不免耗散肺气，加之方中辛散之品群集，故白芍量大，且加白果，有敛肺保肺之义。寒去阳布津行，稍加润肠之品，便秘可解。阳气周身通达，头身温和，也属自然。桂附地黄丸温补肾气，久服可缓壮一身之阳气，不失为阳气不足之体的善后良药。

笔者在临床上惯用小青龙汤方治疗久咳和反复咳嗽，取效颇佳。

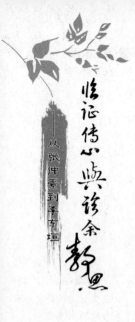

治咳不效，求助伤寒

——慢性咳嗽医案一则

宋某，女，66 岁。2007 年 2 月 6 日初诊。

主诉间歇性咳嗽近半年，百治不效。咳嗽呈阵发性、连续性，受寒则咳甚，咳发时涕、泪俱出，小便自遗。伴见阵冷阵热，热则汗出，咽部不舒，晨起口黏不爽，睡眠时好时差，纳食尚可，大便通利。舌质淡暗，舌苔薄白，脉细弦缓。证属太阳、少阳两感。治以两解太阳、少阳为法，方用柴胡桂枝汤加减。处方：柴胡 9g，桂枝 6g，黄芩 12g，生白芍 12g，党参 6g，茯苓 9g，干姜 3g，细辛 3g，五味子 9g，射干 12g，僵蚕 12g，蝉衣 9g，生甘草 3g。2 剂水煎服。

2007 年 2 月 8 日二诊：药后诸症减轻。上方茯苓改为 12g，生甘草改为炙甘草，加桔梗 9g，继服 3 剂。

2007 年 2 月 11 日三诊：咳嗽已止，诸症渐解，唯觉咽部痰黏不舒感。舌质淡暗，舌苔薄白，脉细缓。治以调气化痰利咽，恢复肺胃功能，温胆汤方加减。处方：姜半夏 9g，陈皮 9g，茯苓 15g，枳实 9g，竹茹 9g，桔梗 12g，浙贝母 12g，炒杏仁 12g，全瓜蒌 15g，炙甘草 3g。4 剂水煎服。

2008 年 6 月 15 日来诊，自诉上次服完药后无明显不适，自行停药。近一年多来身体健康，咳嗽、阵冷阵热等症再未出现。近 1 周来感冒后又觉全身不舒，时发咳嗽。舌质淡暗，舌苔薄白，脉细弦。处方以 2007 年 2 月 6 日方加白果 6g。服 4 剂，咳止停药。

按：中医"六经辨证"和"整体观念"的优势在本案中体现得淋漓尽致。试想，本案如只着眼于呼吸道或肺、胃，任凭你中药或西药使用再多，也绝无济事之时。或者本案从"脏腑辨证"着手，或宣肺，或降胃，或止咳，或和胃……任凭你治法再多，百法遍试，我想，也只能徒劳。而从整体观念入手，采用六经辨证，选用两解太阳、少阳的柴胡桂枝汤方加减，半年咳嗽，5 剂即止。看来，称道中医伟大绝无一丁点儿过分。回答中医历经磨难而不灭的原

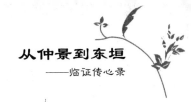

因,本案患者也许会给出最正确的答案。

清代医家陈修园在《医学实在易》中的一段话很值得治咳者临证玩味。原文如下:"余临证以来,每见咳嗽百药不效者,摒去杂书之条诸纷繁,而觅出一条生路,止于《伤寒论》得之治法。《伤寒论》云:上焦得通,津液得下,胃气因和三句,是金针之度。……《伤寒论》小柴胡汤谓:咳者去人参、生姜,加干姜、五味子。此为伤寒言,而不尽为伤寒言也。余取'上焦得通'三句,借治劳伤咳嗽,往往获效。"

"上焦得通,津液得下,胃气因和三句,是金针之度。"

经方效捷,贵在化裁
——咳嗽医案二则

案 1 周某,女,40 岁,2008 年 4 月 17 日初诊。

主诉咳嗽 1 周,平躺较甚,影响睡眠,痰不多。伴见口干咽燥,胃脘不舒,周身窜痛,动则自汗。舌质淡红,舌苔薄白,脉缓。病起外感,杂药乱投,致营卫失和,肺失宣降,风邪残留。治以调和营卫、散风敛肺为法,方用桂枝汤加减。处方:桂枝 9g,生白芍 12g,僵蚕 12g,蝉衣 9g,射干 15g,白果 9g,炙甘草 3g,生姜 3 片,大枣 3 枚。3 剂水煎服。

药后诸症如失。

按: 主诉咳嗽,见桂枝汤证,当用桂枝加厚朴杏子汤。但口干咽燥又非桂枝汤证。口干、咽燥、咳嗽、有汗,似温病,但舌不红,脉不动数,又非温病可释。组方伤寒方与温病药杂和,又芍药用量大于桂枝,且加白果,似有治杂病之嫌,驳杂不精,常为经方学者所不屑。但这样组方,经常很合临床,疗效常让人很是满意。

近代伤寒大家曹颖甫在《经方实验录》中语重心长地说了这么一句话:"吾愿读经者,皆当临证化裁也。"

《经方实验录》中说:"吾愿读经者,皆当临证化裁也。"

案 2 高某,女,65 岁。2008 年 11 月 17 日初诊。

间歇性咳嗽多年。每届冬季发作,天气转暖缓解。近 20 余天来咳嗽较

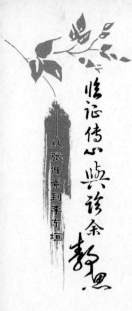

甚，呈阵发性，痰黏不利，晚上影响睡眠。伴见晚上口干，进食后胃脘痞满，大便不调。舌质淡暗不荣，舌苔薄少而润，脉细弦。证属寒饮内停于肺。治以温化寒饮为法，方用小青龙汤加减。处方：生麻黄 3g，桂枝 3g，细辛 3g，干姜 3g，生白芍 12g，姜半夏 9g，五味子 9g，橘红 9g，枳实 9g，射干 12g，炙甘草 12g。3 剂水煎服。

2008 年 11 月 23 日二诊：药后咳嗽明显减少，不影响睡眠。舌、脉同前。上方去枳实，加知母 12g，白果 9g。4 剂水煎服。

药后咳止脘畅，痊愈。

按：本案咳嗽，冬季屡发，晚上较甚，舌苔不腻，正虚不显，当为寒饮无疑，治疗首选小青龙汤方。但痰黏不利而非清稀，舌苔薄少而非水滑，加之晚上口干，进食后胃脘痞满，均非小青龙汤方证所固有。本案因胃脘不畅，易误从治疗中焦入手。也可因舌苔薄少而晚上口干，易误从治疗阴虚入手。笔者接诊时，首先辨为肺家寒饮，选定小青龙汤方为主方。处方时，考虑到舌象舌苔少而舌质不荣，参合炙甘草汤方意，重用炙甘草（用量等同于麻黄、桂枝、细辛、干姜 4 药的总量）。叶天士在《温热论》中说："舌淡红无色者，或干而色不荣者，当是胃津伤而气无化液也，当用炙甘草汤，不可用寒凉药。"因胃脘不畅，加用橘红、枳实，乃仿吴鞠通在《温病条辨》中所说"饮家反渴，必重用辛，上焦加干姜、桂枝，中焦加枳实、橘皮，下焦加附子、生姜。"因痰黏不利而晚上口干，考虑饮聚日久可生痰化热伤阴，且温燥之药也可助热伤阴，故多用白芍，加用射干。

二诊胃脘转畅，故去枳实；久咳而舌苔偏少，故加白果、知母。

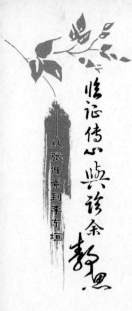
叶天士在《温热论》中说："舌淡红无色者，或干而色不荣者，当是胃津伤而气无化液也，当用炙甘草汤，不可用寒凉药。"

以方治证，方随证转

——发热、咳嗽医案一则

王某，女，48 岁。2008 年 12 月 4 日初诊。

患"糖尿病"、"高血压病"近 20 年，身体素弱，不耐操劳。昨晚无明显诱因出现发热,全身酸困疼痛,伴见咽干、咳嗽。纳食、二便正常。舌质暗红,舌苔黄白腻,脉弦数。证属内蕴湿热,外受风寒。治以清内疏外为法,方用达原饮加减。处方:厚朴9g,炒槟榔12g,黄芩12g,柴胡12g,知母12g,草果6g,蝉衣9g,僵蚕12g,连翘12g,羌活3g,独活3g。2剂水煎服。

2008年12月6日二诊:上方当天服1剂,即全身舒适,已不发热。现症见咳嗽较频,晚上影响睡眠,痰不多。舌质暗红,舌苔薄白,脉细弦。素体虚寒(曾服四逆加人参汤加味方达半年之久,精神明显好转),湿热已去,肺家受寒,治以小青龙汤方化裁温通疏散清利。处方:生麻黄3g,桂枝3g,干姜3g,细辛3g,制半夏9g,五味子9g,生白芍12g,僵蚕12g,蝉衣9g,生甘草3g。2剂水煎服。

2008年12月8日三诊:咳减,晚上已能安睡,但有痰不利,舌、脉同前。考虑肺气未平,有痰热内生。治以清化痰热、调畅肺气为法,方用定喘汤加减。处方:生麻黄3g,白果9g,款冬花12g,姜半夏12g,桑白皮15g,黄芩12g,炒苏子12g,炒杏仁12g,僵蚕12g,蝉衣9g,射干15g,浙贝母12g。2剂水煎服。

药后咳止痰除,痊愈。

按:春温、夏热、秋凉、冬冷,这本来是自然更替,但我们发现我们有意无意在远离着这种规律。2008年太原的冬天,至12月仍然无雪,燥而少寒,门诊上发热、咳嗽患者逐日递增。尤其是小儿和素体偏弱者,几无幸免。本案患者宿病缠身,西医建议住院治疗。患者笃信中医,坚持不使用抗生素。首诊以达原饮方加减,二诊以小青龙汤方加减,三诊以定喘汤方加减,疗效当属不错。但从理论上似难说通。如属温病,似不当用小青龙汤;如属伤寒,似不当用达原饮。喜用经方者不会想到用定喘汤;善用定喘汤者不易想到用小青龙汤。标准化的试题中绝不会有类似的题目,搞理论的人很少会认可这样的辨证论治。但,真实的临床就是这样,以方治证,方随证转,哪管你门派之分与学术隔阂。

喜用经方者不会想到用定喘汤;善用定喘汤者不易想到用小青龙汤。标准化的试题中绝不会有类似的题目,搞理论的人很少会认可这样的辨证论治。但,真实的临床就是这样,以方治证,方随证转,哪管你门派之分与学术隔阂。

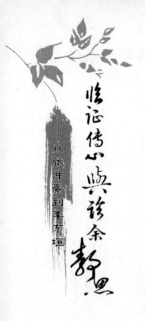

临证传心与诊余静思
——从张仲景到李东垣

散尽陈寒，方可言补

——哮喘医案一则

陈某，女，68岁，2007年6月2日初诊。

患"支气管哮喘"30余年。近几年病情明显加重，全年以口服中、西药物和局部使用激素类气雾剂维持。近1月来，出现霉菌性口炎、咽炎，激素不适宜继续使用，但停用激素哮喘无法控制。诊见：形体偏胖，精神欠佳，面色晦暗，时有咳嗽，喘促痰鸣，纳食尚好，大便偏干，口干咽痛，常喜饮水而不喜多饮。舌质暗衬紫，舌苔薄白水滑，脉沉细弦。证属阳气虚馁，寒饮内伏。治以通阳散寒化饮为法，方用小青龙汤加减。处方：生麻黄3g，桂枝3g，细辛3g，干姜3g，姜半夏9g，生白芍9g，五味子9g，桔梗9g，射干12g，炙甘草3g。5剂水煎服。

开方之际，患者说自己"火特大"，常服"三黄片"下火。方开出，患者看到方中有干姜，问："有火敢用干姜吗?用了下火的药了吗?"患者儿子为中医师，看了处方后说："这是小青龙汤呀。大夏天敢用小青龙汤?久病必虚，为啥不补反散? 肾不虚吗? "

我耐心解释：①患者火证明显，但这种火用泻法、泻药是不管用的，如果管用，早已被"三黄片"泻走了。这种火是由陈寒久伏所化，寒为本，火为

这种火是由陈寒久伏所化，寒为本，火为标，需要温通、温散才能彻底治愈。

标,需要温通、温散才能彻底治愈。②中医处方时需要注意季节,但中医是治证的,不是治季节的,有是证,用是药,夏天也可用小青龙汤,这是不用怀疑的。③"你母亲虚,并且大虚,但暂时不能进补。多年来,人参、蛤蚧、鹿茸、熟地黄进服无数,而哮喘不减反增,我继续进补,必然失败。古人说:'散尽陈寒,方可言补',第一步必须散尽多年痼留之陈寒,麻黄、桂枝、干姜、细辛,就是针对陈寒而设。"

中医是治证的,不是治季节的。

2007年6月7日二诊:药后诸症有减,患者高兴地说:"我吃了干姜不仅没上火,反而舒服多了。"上方加人参6g,5剂水煎服。

此后连续使用小青龙汤方加减,病症持续好转,所加药物主要有人参、制附子、熟地黄、补骨脂等,生麻黄、桂枝、干姜、细辛4味药始终未去。至8月22日第15诊,共服80剂,诸症渐平。处以"河车大造丸"善后。

或问:"小青龙汤不可多服、久服,恐拔肾根,敢服80剂?"答:"方剂贵在加减善用。陈寒闭锢日久,非三、五剂可成功,总以散尽陈寒为度。"

散尽陈寒,方可言补,实际上强调的是治虚用补之前要顾实祛邪,因"正虚之处,邪聚之所。"对于部分慢性病、虚劳病的治疗,清代医家陈修园在《医学从众录》中的一段话值得临床重视。他说:"……况虚劳之人,必有痰嗽,亦最易感冒。若重用频用熟地,又佐之以参、术,则风寒闭于皮毛而不出,痰火壅滞于胸膈而不清,药入病增,谓非人人之共见乎?"

散尽陈寒,方可言补,实际上强调的是治虚用补之前要顾实祛邪,因"正虚之处,邪聚之所。"

治上焦如羽,非轻不举

——哮喘医案一则

叶某,女,52岁。

患"哮喘"10余年,近2年来每次哮喘发作,都经笔者诊治,给予中药控制,2年来未用过西药。2008年1月8日晚上打来电话,突发咳嗽、气紧明显。电话中处方:生麻黄3g,炒杏仁12g,白果9g,僵蚕12g,蝉衣9g,射干12g,生甘草3g。嘱抄下处方后急配1剂水煎分2次服。次日就诊,自诉昨晚

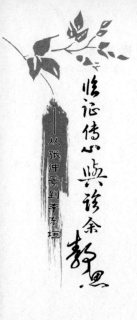

服下 1 次,咳嗽、气紧即大减,一夜安睡。诊见舌质淡红,舌苔薄润,脉细缓。上方加干姜 1g,细辛 1g,五味子 3g,接服 3 剂。药后无不适,停药。

按:中药控制哮喘发作有其独特优势,其疗效之好、之快,往往让西医、患者甚至部分中医不信!

上方实由三拗汤方加味而成。三拗汤方由麻黄、杏仁、甘草三味药组成,出自《太平惠民和剂局方》,是中医治疗咳、喘、哮的基本方,根据表里、寒热、虚实可随证加味使用。清代医家徐灵胎对本方的方解是"麻黄开发肺气以逐邪,杏仁疏豁寒涎以降气,甘草和胃以缓喘急也。"并指出本方"此开表逐邪之剂,为风寒郁遏喘逆之崇方。"(《医略六书·杂病证治》)

本案病症初发,考虑风邪为诱因,故加用僵蚕、蝉衣祛风利咽,同时加用射干治"咳逆上气"。因属"哮家",首方加用白果,次方又加干姜、细辛、五味子,意在平喘止哮。药少量少,因病初发,病在肺,肺居上焦,为娇脏,即清代医家吴鞠通所谓"治上焦如羽,非轻不举"。

另,电话中之所以可以开中药,是基于对患者体质和病情的熟悉(老病人)。传统中医为一方百姓服务的模式是可贵的,也是科学的。

> 传统中医为一方百姓服务的模式是可贵的,也是科学的。

气虚痰喘者,六君主之

——哮喘医案一则

白某,男,35 岁。2008 年 4 月 13 日初诊。

患哮喘 10 余年,近 1 年来进行性加重。服用多种中、西药物治疗效差。近 2 月来每日依赖静滴"氨茶碱"(每次 2 支),有时每日需静滴 2 次。症见:咳嗽,气喘,动则喘甚,胸憋胸闷,痰多色白,晚上喘憋较甚,不能入睡。纳差,大便不成形。面青唇暗,舌质暗红,舌苔薄白,脉虚数。胸片提示"双肺支气管炎"。肺功能检查提示"阻塞性通气功能障碍,通气功能明显减退,扩张试验(+)"。证属肺脾气虚,风痰壅滞。治以补气化痰、祛风平喘为法,方用六君子汤合三拗汤加减。处方:人参 6g,炒白术 12g,姜半夏 9g,橘红 9g,茯苓

12g,生麻黄 3g,炒杏仁 12g,白果 9g,桔梗 9g,浙贝母 12g,葶苈子(包煎)12g,僵蚕 12g,蝉衣 9g,炒莱菔子 12g,赤芍 9g,生甘草 3g。4 剂水煎服。

2008 年 4 月 17 日二诊:药后诸症明显缓解,咳、喘、憋俱减,痰转利,色白泡沫样,口干不喜饮。舌质淡嫩,舌苔薄白,脉稍静。已停用氨茶碱。上方稍作调整,处方:人参 6g,炒白术 12g,茯苓 12g,姜半夏 9g,陈皮 9g,干姜 1g,细辛 1g,五味子 3g,僵蚕 12g,蝉衣 9g,葶苈子(包煎)12g,射干 12g,浙贝母 12g,炙甘草 3g。5 剂水煎服。

2008 年 4 月 22 日三诊:诸症进一步好转,面色转润泽,面见喜色,晚上可以安睡,纳食好转,走路快时气紧,咳嗽不多。舌象同前,脉细缓。上方去浙贝母,继服 7 剂。

2008 年 4 月 29 日四诊:咳喘渐不明显,体力进一步恢复。上方去射干,继服 7 剂。

2008 年 5 月 6 日五诊:无明显不适,精神恢复较好。上方加补骨脂 9g,继服 7 剂。

后以上方加减,渐加补肾之品,治疗 2 月余,诸症皆失,生活如常。

按:明代医家吴昆在《医方考》中谈到六君子汤时说:"气虚痰喘者,此方主之。"但在哮喘发作阶段,医生心中常存"急则治其标",即使辨为气虚痰喘,也很少会径直投用六君子汤,致使治哮名方常受冷落。本案治疗始终以六君子汤为主,首诊加用治标药,随着病情好转,逐渐减用治标药,取效倒也捷速。

> 《张氏医通》在论喘时指出:"气虚而火入于肺者,补气为先,生脉散;有痰,六君子汤。"

痰热喘哮,清气化痰

——哮喘医案一则

任某,男,22 岁。2008 年 5 月 19 日初诊。

自幼间歇性喘憋,每年发于春、夏、秋三季,以夏季较甚,冬季不发作。近 1 月来症状进行性加重,气喘,胸憋,胸热,痰鸣,咽痒,但不咳嗽,晚上症状加重。纳食尚可,喜食梨,大便调。舌质暗红,舌苔薄白腻,脉濡。正虚为本,

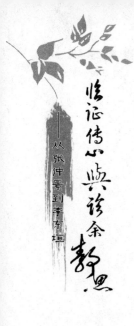

痰热为标。治以清化痰热为法。方用清气化痰丸加减。处方：姜半夏12g，橘皮12g，茯苓12g，枳实9g，全瓜蒌30g，黄芩12g，浙贝母15g，桔梗12g，生石膏（先煎）30g，炒莱菔子12g，生甘草3g。7剂水煎服。

2008年5月26日二诊：药后诸症俱减，尚有胸热，脉显细滑。原方继进7剂。

2008年6月2日三诊：白天已无不适，凌晨2时左右有短时咽干、咽痒、呼吸声粗。舌质淡暗，舌苔薄白，脉细弦滑。痰热未尽，交时而发，小柴胡汤加减。处方：柴胡9g，黄芩12g，姜半夏12g，干姜3g，细辛3g，五味子9g，桔梗12g，枳实9g，全瓜蒌30g，生石膏（先煎）30g，生甘草3g。7剂水煎服。

药后无不适。嘱饮食清淡，至冬季丸剂调补。

按： 对于痰喘、痰哮，常规思维经常会使用到麻黄剂，或麻杏石甘汤加减，或小青龙汤加减，或定喘汤加减等，总不离麻黄平喘定哮，中西医结合叫"扩张支气管"。但"有是证，用是药"这句话始终是指导临证的第一准则。本案辨证抓住"胸热"、"喜食梨"、"天热症加"等特点，结合舌苔薄腻（尽管不是舌红苔黄腻），断为"肺家痰热"，经用石膏、黄芩、全瓜蒌及"二陈"等清气化痰，取得较好疗效。从始至终并未使用麻黄，甚至连杏仁也舍而未用。

清气化痰丸，治咳名方。明代医家吴昆在《医方考》中说："此痰火通用之方也。气之不清，痰之故也，能治其痰，则气清矣。是方也，星、夏所以燥痰湿；杏、陈所以利痰滞；枳实所以攻痰积；黄芩所以消痰热；茯苓之用，渗痰湿也；若瓜蒌者，则下气利痰云尔。"本案用其治疗喘、哮，收效亦佳。只是案中并非"气之不清，痰之故也"，而是痰由热生，符合《医方集解》中所说"气能发火，火能役痰"，治疗用药也符合"故化痰必以清气为先也"。

"肺为娇脏"，"治上焦如羽"，笔者治咳、喘、哮，麻黄、干姜等药常用3g，绝不重用。但对于痰热盘踞病症，非重剂清化方收佳效。本案剂量，在笔者处方中已属重剂。

另外，初诊脉濡而不滑，二诊脉转细滑，与药后气机转畅有关。气机转畅，本脉方显。

转方用小柴胡汤加减，是因交时而发。用"姜、辛、味"，是因夜半症发。

思考本案"肺家痰热"的成因，可能与禀赋有关，也可能与前医早用、滥用补药有关。

"有是证，用是药"这句话始终是指导临证的第一准则。

治病之要诀,在明白气血

——喘证医案一则

张某,男,63岁。1998年2月13日初诊。

患喘证20余年,每逢冬季即发,近几年呈明显加重趋势。去年入冬以来,喘证又发,治未及时、有效,致卧床不起,饮食不进。中药治肺、治肾俱不应,开胃运脾法遍试,徒增脘腹胀满。诊视,患者卧床,喘促呻吟,不咳,胸廓膨隆,双肺满布干鸣音,脘腹板硬。自诉胃脘部饱胀刺痛而不得饮食。舌质暗红,舌苔黄白腻,脉浮大。气血不和,胃纳何以得开?先予血府逐瘀汤方疏气和血以"开胃"。处方:柴胡9g,当归12g,赤芍12g,生地黄9g,川芎9g,桃仁9g,红花9g,枳壳12g,桔梗9g,怀牛膝9g,炙甘草9g。3剂,每日1剂,水煎早晚温服。

1998年2月16日二诊:药后患者胸脘饱胀大减,能进稀粥。考虑脉浮大为虚极之象,亟待补之。上方加人参9g,炙黄芪30g,熟地黄18g,再进3剂。

1998年2月19日三诊:病情进一步好转,上方熟地黄改为30g,继服。

之后渐减行气活血药力,渐加扶正药力,患者胃口渐开,喘满渐平,精神渐复,终以补肾活血收功。

按:实喘治肺,虚喘治肾,中土衰者培土为急。然"喘家"久病,金、水、土三脏俱衰,治金、治水碍土,治土又不应者,当以条达气血为急务,气血和畅,诸脏才能得到温煦、濡养,才可能恢复生机。清代医家王清任在《医林改错》中说:"治病之要诀,在明白气血",洵不虚言。

本案正气虚极,理当急以扶正。但气血不运,补药徒增胀闷。而疏调气血一旦见效,扶正之药必须及时跟进,否则正气不支,气血终不得行。方书中多说黄芪、熟地黄进服易腻膈胸闷,那是正虚不甚,似本案大虚,越是进大剂黄芪、熟地黄,胃口越是大开。中医的很多认识和理论只是在一定范围、一定条件下适用,而非普适。

"喘家"久病,金、水、土三脏俱衰,治金、治水碍土,治土又不应者,当以条达气血为急务。

中医的很多认识和理论只是在一定范围、一定条件下适用,而非普适。

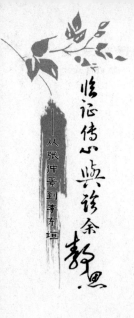

胃气得振，百病向愈

——疑诊肺结核医案一则

郭某，男，78岁。2005年4月28日初诊。

患者近2月来胸脘憋闷，不思饮食，精神欠佳。从乡下到省城，就诊于多家医院，胸片检查提示中等量胸水，经多次抽取化验，不考虑恶性病变。转诊于结核病医院，疑诊"肺结核"，住院治疗已3周。肺结核病尚未能确诊，抗痨药和广谱抗生素联用，胸水已得到控制。但患者胃脘胀满，恶心干呕，饮食几废，精神日差。家属邀笔者去病房诊治。诊见：身体消瘦，面色黄白少泽，双目懒睁，语声低微，胃脘胀满，恶心干呕，不饥不渴。舌质淡白，舌苔薄腻，脉缓无力。证属正气虚衰，运化失职，痰湿内滞。治以和中开胃为先。方用二陈汤加味。处方：姜半夏9g，陈皮9g，茯苓9g，枳实9g，竹茹9g，炒谷、麦芽各15g，炙甘草3g。5剂水煎服。

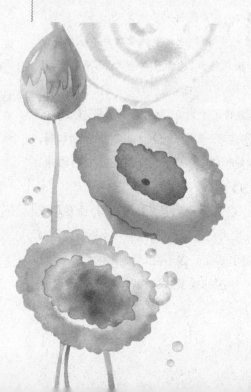

处方后，出了医院，在车上我和家属谈了我的想法：①停用抗痨药。目前并不能确诊是肺结核病，老人不咳嗽，不盗汗，结核菌素试验阴性。从中医角度看，结核病多体瘦、颧红，而患者面色黄白。何况患者高龄、体弱，不可能耐受至少6个月的抗痨治疗。与其等4～5个月后被迫停药，倒不如现在停用。②停用抗生素。高龄体弱，绝不可以长期静滴大剂量广谱抗生素，更不可以和抗痨药长时间合用。③老人究竟得的是啥病,至今不能定论。临床上经大量检查后仍不能确诊的疾病并不少见,何况许多情况下是"多病缠身"。可以继续观察,定期复查。但不应该让老人"不死于病,而死于医与药"。④建议出院。只有出院才能中止"药害",咱们的老祖宗叫"药邪"。如果为尽孝心,多花点钱,老人死了,子女也不遗憾,可以不出院,继续目前治疗方案。⑤坚持中药治疗。只要老人能吃、能喝、能长肉,说不定病能自去,即使有病,治疗也有资本、较容易。这也就是中医常说的"先治人,后治病"。

老人次日即出院回家,停用所有西药。上方服完4剂后自觉舒服许多,进食增加。电话中嘱原方加炒白术12g、鸡内金12g,继续服用。

2005年5月14日老人来门诊开药,笑着说:"我的病基本好了,我现在能吃了。能吃,病就好了。"复查胸片,胸水已无。第二方去炒谷、麦芽,加人参9g,继服。后以上方为基础加减,制成蜜丸,健脾和胃,长期服用。3年后至其家,老人在大门外晒太阳,身体状况良好,一眼就能认出给他治病的医生。

"能吃,病就好了",我始终记着老人说的这句话以及老人说话时的表情。老人的话是朴素的,也是科学的。无奈,搞科学的人反倒经常不知道什么是科学了!

《临证指南医案·不食》华玉堂在按语中写道:"有胃气则生,无胃气则死,此百病之大纲也。故诸病若能食者,势虽重而尚可挽救;不能食者,势虽轻而必致延剧,此理亦人所易晓也。"语不惊人,但极实用。

或谓如此难治重症,既有正气虚极,又有胸水内滞,且为专车接送之特诊,处方仅以二陈汤加味,岂非"用药如儿戏"?清代医家费伯雄在《医醇賸义·序》中说过这么一句话:"天下无神奇之法,只有平淡之法,平淡之极,乃为神奇;否则眩异标新,用违其度,欲求近效,反速危亡……"临证越久,越能体会到这句话的分量。

只要老人能吃、能喝、能长肉,说不定病能自去,即使有病治疗也有资本,较容易。

有胃气则生,无胃气则死,此百病之大纲也。

天下无神奇之法,只有平淡之法,平淡之极,乃为神奇。

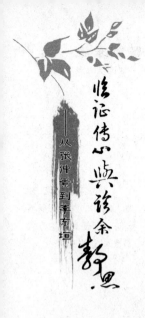

气虚外感非中风

——感冒医案一则

何某,女,28岁。2006年3月2日初诊。

素体不健,感冒后杂用治感冒药和抗生素,半月不解。诊见恶风、自汗、神疲、纳差。舌质淡红,舌苔薄白,脉细缓。证属气虚邪留。治以益气升散为法,方用补中益气汤。处方:生黄芪15g,党参6g,当归12g,生白术9g,陈皮6g,升麻6g,柴胡6g,炙甘草3g。3剂水煎服。嘱药液趁热服,服后捂被休息。

药后病愈。

或问:患者主症恶风、自汗,明为太阳中风桂枝汤证,为何不用桂枝汤方?

答:脉不浮。《伤寒论》明言:"太阳之为病,脉浮,头项强痛而恶寒。"脉不浮,不可认作太阳中风。

或问:补中益气汤为补虚之方,为何能治感冒?

答:李东垣在补中益气汤方后"四时用药加减法"中已提及可治感冒,"以手扪之而肌表热者,表证也。只服补中益气汤一二服,得微汗则已。"后世医家也每用本方治疗气虚外感。王旭高曾说:"补中益气汤原为外感中有内伤一种者设,所以补伤寒之未及,非补虚方也。今人于外感中毫不敢用,而于内伤辄任意用之,则失东垣之遗意矣。"虽为片面之说,但不失可取之处。

或问:脉有如此重要?

答:临床辨证不可单凭脉,但无脉象断不可下药。《伤寒论》中以脉定治法、用方的条文颇多,比如"结胸证,其脉浮大者,不可下,下之则死。""假令尺中迟者,不可发汗。"……李东垣凭脉分别外感、内伤,坦言"以此辨之,岂不明白易见乎。"曾见有人捎方治疗感冒,热作寒医,药后大衄,急救始生。

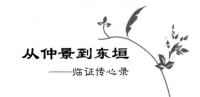

感冒常见湿热证

——感冒医案二则

案1 耿某,女,61岁。2009年1月20日初诊。

主诉间歇性发热、恶寒5天。患者于5天前劳累后(春节前收拾家)出现恶寒、发热,自服"正柴胡饮冲剂"缓解。于昨晚恶寒、发热又作,先恶寒,后发热,伴见咽痛、无汗、全身不适。舌质暗红,舌苔黄白腻,脉濡数。证属湿热内郁,气机不畅。治以清化湿热、调畅气机为法,方用甘露消毒丹加减。处方:藿香12g,白蔻仁(后下)6g,生薏苡仁15g,滑石(包煎)18g,木通3g,石菖蒲9g,黄芩12g,连翘15g,浙贝母12g,射干12g,柴胡12g,桔梗9g。2剂水煎服。

2009年1月21日二诊:服上药后全身舒适,已无寒热,尚觉咽痛,口黏。舌质红,舌苔尚薄黄腻,脉缓。表里气机已和,湿热尚未清利。继以清化湿热为法,方用苍麻丸加减。处方:生麻黄3g,苍术9g,桔梗12g,炒莱菔子12g,浙贝母12g,射干15g,滑石(包煎)15g,黄芩12g,木通3g,竹叶3g,生甘草3g。3剂水煎服。

药后无不适,舌苔转薄白,痊愈。

按:理论上讲,北方气候干燥,外感湿热机会极少。于是,医生临证治疗感冒,多重视风寒、风热、燥邪、正虚等,往往不重视湿热。甚至明明见舌苔黄腻,也常常会视而不见。考湿热来源,可以外感,而更多的见于内生,或因饮食不慎、不节,或因脾运不足,或因药误,或因体质等。判定湿热的重要指征为舌苔腻,或黄或白,或黄白相间。而脉象往往多变,不足为凭,正如古人所说"湿热为病,脉无定体"。治疗上,笔者多用甘露消毒丹方化裁。若发热、体痛等全身症状较重时,可暂用达原饮方。若全身症状已解,以咽喉部及呼吸道局部症状为主时,或可选苍麻丸方加减。

本案患者病发于腊月,诱因为劳累,症状为恶寒、发热,当为外感风寒

判定湿热的重要指征为舌苔腻,或黄或白,或黄白相间。而脉象往往多变,不足为凭。

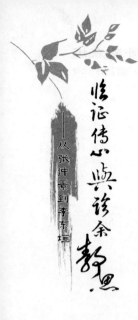

表证。本宜辛温解表而解。自服"正柴胡饮"解而复作,舌苔腻黄白,当为邪未解散而内郁的结果。正柴胡饮方出自明代医家张景岳之手,很受部分后世医家的推崇。但笔者体会,本方治感冒见效极易,如不善加减留邪也极易,实为为"下医"而作。从理论上来讲,邪在太阳,不当随意使用柴胡,这是原则,这是中医临床的规矩。如果能随意打破这种规矩,我们会发现我们的临床效果真的远不如人意。用方用药的"礼崩乐坏",对中医、对中医临床者,绝对是灾难!

首诊方用甘露消毒丹加减,加用柴胡配黄芩有调畅三焦气机之意。二诊方用苍麻丸加减,重在清化痰湿热,恢复肺气宣降。湿热内郁,极易在肺系化痰而成痰湿热。首诊方重在缓解全身症状,二诊方重在缓解局部症状。患者初诊时咽痛明显,按常法使用银翘散方绝对可以见效,但助邪、留邪,不能治愈。初诊选方投药如着眼于缓解咽痛,也容易见效,但笔者每遇局部症状伴有全身症状时,往往着眼于先治疗全身症状,再缓解局部症状,疗程较短而不易留邪、不易反复。

案2 张某,女,33岁。2008年4月29日初诊。

"感冒"半月不愈。口服多种中、西药物及静滴抗生素,似越治越重。诊见:全身不舒,乏力自汗,寒热往来,口苦咽干,不思饮食,鼻窍不畅,渴喜热饮,大便偏干。舌质暗红,舌苔黄润腻,脉弦数。证属湿热内蕴,表里失和。治以清化湿热、和解表里为法,方用甘露消毒丹加减。处方:藿香12g,白蔻仁(后下)6g,生薏苡仁15g,滑石(包煎)18g,通草3g,石菖蒲9g,黄芩12g,连翘12g,浙贝母12g,射干12g,柴胡9g,桂枝9g,桔梗9g。2剂水煎服。

2008年5月1日二诊:药后寒热已无,他症俱减,近半月来从未如此清爽过。舌苔腻明显减轻,脉转弦缓。表里已和,湿热未尽。上方去柴胡、桂枝,继服5剂而愈。

按:本案症状表现极似"太少两感"证,柴胡桂枝汤当为的对之方,但被舌象一票否决。只能据舌用药,选用甘露消毒丹加减,加柴胡、桂枝以和解表里。

从本案中也可以得到启示:中医没有舌象、脉象是绝对开不出处方的。

笔者每遇局部症状伴有全身症状时,往往着眼于先治疗全身症状,再缓解局部症状。

中医没有舌象、脉象是开不出处方的。

小儿为稚阳之质

——小儿发热医案一则

患儿刘某,男,2 岁。2004 年 3 月 14 日初诊。

主诉发热、咳嗽、纳差 3 周,中、西药物治疗未效。诊见:面色黄白,精神不振,时有咳嗽,有痰,不思饮食,大便偏少,腹无不适,体温波动于 37℃~38℃之间。舌质淡,舌苔薄白,指纹略紫。前服方药不外小柴胡汤、麻杏石甘汤、清气化痰丸等方加减。证属肺寒邪恋。治以温肺散邪为法,方用小青龙汤。处方:生麻黄 1g,桂枝 1g,细辛 1g,干姜 1g,生白芍 1g,五味子 1g,姜半夏 3g,炙甘草 1g。2 剂水煎热服,每日 1 剂,2~3 次分服。

药后热退咳止,胃开纳增。

按:《伤寒论》第 40 条说:"伤寒,表不解,心下有水气,干呕、发热而咳,或渴,或利,或噎,或小便不利、少腹满,或喘者,小青龙汤主之。"明言小青龙汤可以治疗发热。而临床上,小青龙汤治咳喘人多熟知,小青龙汤治发热人多易忽视。且多数医者被"外寒内饮"印定耳目,于是目中小青龙汤证临证罕见,致使千古名方常遭冷落。

小儿为纯阳之体人多熟知,而小儿为稚阳之质人多忽视。寒凉杂进(包括中、西药物及民间习用之梨水等),阳气极易受损,常使邪伏极不易解,舍温通甚至温补别无他法。

人多知小青龙汤方外解表寒,内化水饮,而不知其功在温通。

大剂大方治病人多习用,小剂小方治病人多不信。医者的不信任、不放心导致方剂越用越大。也许剂量大小和用药多少与疗效的关系,与我们通常认为的并不一样。上方 1 剂药仅 10g,相当于大方中 1 味药剂量(2 岁),药也仅用 8 味,2 剂痊愈,这是大方大剂无法做到的。家长说:"这是我煎过的药中最少的药,也是最有效的药。"

> 小儿为纯阳之体人多熟知,而小儿为稚阳之质人多忽视。

> 大剂大方治病人多习用,小剂小方治病人多不信。

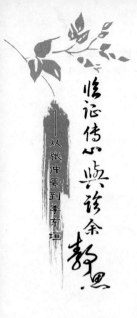

脾已伤,不可以再以药伤

——小儿发热医案一则

患儿余某,男,3岁。2008年4月27日初诊。

发热1周,经口服中药及抗生素,疗效欠佳。现症见:发热(每日口服2次"泰诺灵"控制体温),精神欠佳,纳食欠佳,时有呕恶,腹胀便稀。检查见双扁桃体有散在脓点,但充血不明显。舌质淡红,舌苔薄白腻,脉细缓。证属脾伤不运,残邪不去。治以运脾开胃为主,兼以清解残邪为法,方用平胃散合小柴胡汤加减。处方:苍术4g,厚朴4g,陈皮4g,焦山楂6g,姜半夏4g,柴胡4g,黄芩4g,生甘草1g。2剂水煎服。

2008年4月29日二诊:上方服1剂热退,纳食有增。服2剂精神好转,腹胀已无,大便正常,纳食尚欠佳。双扁桃体脓点已无,舌苔转薄白。转方开胃运脾为法,处方:生白术9g,鸡内金9g,焦山楂6g,桔梗4g。3剂水煎服。

药后纳食正常,停药。

按:小儿脏腑娇嫩,形气未充,抗邪能力较成人明显偏弱。加之"脾常不足",生病后邪气、药物极易损脾伤胃,主要表现为饮食和大便的异常。此时用药,如继续祛邪治病,较少顾及脾胃,往往会进一步损伤脾胃,可引起变证或久病不复。李东垣针对过用消导药曾告诉后学者,"脾已伤,不可以再以药伤。"这句话同样适用于我们容易过用、误用的各种"治病"的中、西药物。笔者诊治此类患儿,极其注重恢复和保持患儿的饮食和大便正常。用方常选用平胃散、二陈汤、保和丸等方,多合用小柴胡汤加减。

对于发热性病变而见脾胃损伤者,书中多载有使用补中益气汤治疗。李东垣笔下的补中益气汤即可治疗"气高而喘,身热而烦,其脉洪大而头痛,或渴不止,皮肤不任风寒而生寒热。"这也就是后世医家推崇的"甘温除大热"。但在临床上,笔者观察到小儿发热性病变多有见到脾胃损伤者,如纳差、呕恶、腹胀、便稀等,而通常不适宜使用补中益气汤加减。究其原因,可能

李东垣针对过用消导药曾告诉后学者,"脾已伤,不可以再以药伤。"这句话同样适用于我们容易过用、误用的各种"治病"的中、西药物。

与病因的改变有关。李东垣构建"内伤脾胃学说"的三大病因是"饮食失节"、"劳役所伤"和"喜怒过度"，补中益气汤更适宜于长期体劳而营养不足的患者。而现在的患儿，尽管也表现为脾胃不足，但这种脾胃不足并非营养不足而是过剩、并非劳役过度而是过逸所引起的，加之更重要的一个原因，药伤。时移世易，"古方今病不相能"，多不宜用补中益气汤，甚至连小柴胡汤中的人(党)参、大枣、炙甘草都是不适宜的。

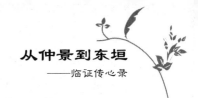

时移世易，"古方今病不相能。"

首诊处方即用平胃散合小柴胡汤加减，去温补之人参、大枣、生姜，甘草用生不用炙，加消食开胃之焦山楂，脾运枢转，即热退纳增。二诊方是从"易水张先生枳术丸"方加减而来。李东垣用枳术丸加减，变化出10余首不同的方剂，可谓活用枳术丸方的典范。笔者临证喜用枳术丸方治疗久病或病后脾胃不足者，多用鸡内金，而不用枳实，缓中取效，也颇为应手。

中医不是"慢郎中"

——"传单"医案一则

会诊一住院患者。患者女性，13岁，发热2周。入院诊断为"急性化脓性扁桃体炎"。经静滴广谱抗生素治疗，发热、咽痛不减，每日午后体温可升至39.5℃以上，加用皮质类固醇激素类药物体温始降。入院后，经行相关检查及请血液科会诊，行"骨穿"，诊断为"传染性单核细胞增多症"。告知患者家属本病有自限性，发病后2～3周体温可自行恢复正常。但家属着急，不愿"拖"，请中医会诊。诊见患儿精神欠佳，下地眩晕，午后发热，发热前有恶寒感，口苦，咽干咽痛，纳食欠佳，时有呕恶，大便一周未行，脘腹有胀满感。舌质红，舌苔薄黄腻，脉细弦数。证属邪在少阳，兼阳明腑气不畅。治以和解少阳为主，兼通利阳明，方用小柴胡汤合升降散化裁。处方：柴胡12g，黄芩12g，姜半夏9g，僵蚕12g，蝉衣9g，酒大黄(后下)9g，牛蒡子12g，炒莱菔子12g，桔梗9g，生甘草3g。3剂水煎服。

药后便畅纳开，热退咽清。电话中嘱清淡饮食调养。

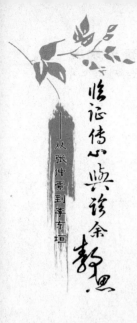

按：传染性单核细胞增多症(简称"传单")是由飞沫传染 EB 病毒引起的急性传染病,可见全身多系统表现,儿童及青少年多见咽峡炎类型,常见临床表现为初起恶寒发热,继而出现咽痛,乏力,咽黏膜充血肿胀,扁桃体充血肿大,表面见溃疡或白膜,颈部淋巴结肿大,也可见全身淋巴结及肝脾肿大。血细胞分析可见白细胞总数及淋巴细胞增高,尤其是单核细胞增高明显,并有异常淋巴细胞出现。

也许西医认为本病痊愈不一定全是中药的作用。但有一点可以肯定:不服中药,即使再过几天发热自愈了,消化系统功能的恢复也不会同步。如果病变早期就用中药治疗,也许不用等两周,病变早就痊愈了。

对于大便不通,西医也很关注,教科书上都会写"保持大便通畅"。但在临床上,往往得不到足够的重视,不比中医直接通泻。

经常听到口头语:"中医来得慢","中医是慢郎中",这是一种误解,中医治急性病,一点儿都不慢。麻黄汤治高热头痛,半剂即愈,输液绝对没有这么快。

发热当审病因

——"布病"医案一则

白某某,男,32 岁,兽医。2005 年 9 月 12 日初诊。

主诉不规则发热近 3 个月,或是低热,或是高热,经用多种抗生素治疗无效。伴见神疲乏力,动则汗出,头昏头痛,关节酸痛,颈项不舒,纳食欠佳,脘腹有时胀满,大便尚调。舌质暗红,舌苔厚腻,脉虚数。实验室检查:血细胞分析正常,血沉 30mm/h。按"内伤发热"治疗,考虑湿热蕴伏募原,弥漫三焦。虽正气耗损,但祛邪为先。处方:厚朴 9g,草果 6g,炒槟榔 12g,黄芩 12g,柴胡 9g,知母 12g,青蒿(后下)15g,生甘草 3g。5 剂水煎服。

服药期间,发热减退。但原方继服 4 剂,则发热如前。

2005 年 9 月 21 日二诊:纳食稍有好转,舌苔稍退,其余同前。考虑到发热长期不退,伴头痛、关节痛,且丧失劳动能力,结合其兽医职业,问及有长期接触羊群史,想到相对少见的"布鲁氏杆菌病",建议行"布氏杆菌凝集试验。"下午化验结果回报:布氏杆菌凝集试验阳性(1:400)。确诊为"布鲁氏杆菌病"。治疗以中、西医结合。西药用"利福平胶囊"口服,每次0.3g,每日2次,饭前服;"强力霉素片"口服,每次0.2g,每日1次,饭后服,连服21天为1疗程。中药治疗重在化湿畅中,恢复脾胃运化升降功能,以达原饮、二陈汤等方合方化裁。至9月26日体温正常,诸症渐减。10月12日复查"布氏杆菌凝集试验"为阴性,尚有头昏、乏力等不适。停用西药,以李东垣清暑益气汤加减,小剂调治月余,无明显不适,恢复工作,停药。

2006年4月26日再次复查,"布氏杆菌凝集试验"阴性。

按:布鲁氏杆菌病简称"布病",是一种发生于人畜之间的传染病,有一定的职业性和地域性。可迁延不愈或反复发作,可致患者丧失劳动能力。中医治疗久病发热,较西医有着明显的优势。但对于这类由特异性病原微生物感染引起的发热,有时疗效欠佳,似以中、西医结合治疗为最优选择。本例从确诊至治疗,疗程并不算长,如果单以中药治疗,恐怕不会有如此好的效果。从学术上来讲,中医应该发扬自己的特色,任何一门学科,自身特色是其存在的价值,有特色才有生命力。但作为一个临床医生,不应抱狭隘的门户之见,无论中医、西医,给患者使用最佳治疗方案是其本职。对患者来讲,用中医(药)还是西医(药)并不重要,重要的是如何用最小的代价(包括时间、金钱及健康)换取最好的结果(康复)。中、西医学自身各有其明显的长处和短处,关键是使用者如何去选择应用。

> 从学术上来讲,中医应该发扬自己的特色。但作为一个临床医生,不应抱狭隘的门户之见,无论中医、西医,给患者使用最佳治疗方案是其本职。

欲畅心血,先振心阳
——冠心病医案一则

杜某,男,68岁。2006年9月19日初诊。

患"冠心病"20余年,近3年来"心绞痛"时发,中、西药物屡进,短期似

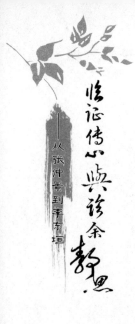

皆有效，但胸痛症状发作渐频，身体状况日渐衰退，不得已住院治疗。但住院近1月，病情无明显改善。诊见：形体偏胖，面色淡暗，精神欠佳，心前区时发闷痛（每日数发，含服"速效救心丸"可缓解），纳食欠佳，大便偏稀。舌质暗红，舌苔白润，脉结代。前服方药，多以活血化瘀通络为主，有时合用生脉散，静脉点滴药物多为中成药活血化瘀药。考虑病之标为心血瘀阻，病之本为心阳不振。治病求本，治疗以温振心阳为法，方用桂枝甘草汤加附子。处方：桂枝9g，制附子（先煎）15g，炙甘草9g。3剂水煎服。

2006年9月22日二诊：药后症减，上方桂枝、炙甘草各加为12g，5剂水煎服。

以上方加减，逐渐加用生脉散，但始终未用活血药，治疗2月余，心前区闷痛不发，精神明显好转，结代脉消失，停药。

按：心主血，久病入络，久病多瘀，治疗冠心病，活血化瘀通络为最常用治法之一。但"心为太阳"，心血的运行须赖心阳、心气的推动。年高之人，心阳、心气多显不足，如一味滥用活血化瘀通络方药，或可暂效，久则阳气日衰一日，瘀阻日甚一日，无异于饮鸩止渴。张仲景治疗胸痹、心痛等病症，特别重视阳气的不足、不畅，值得临床注意。

桂枝甘草汤方见于《伤寒论》第64条："发汗过多，其人叉手自冒心，心下悸，欲得按者，桂枝甘草汤主之。"用于发汗过多、损伤心阳的救误，后世医家多以本方作为治疗心阳虚证的主方。原方桂枝、甘草用量为2:1，本案用方时取等量且加附子，实为桂枝甘草汤合附子甘草汤。

清代医家徐灵胎在谈到桂枝甘草汤方时说："二味扶阳补中，此乃阳虚之轻者，甚而振振欲擗地，则用真武汤矣。"本案用方也可这样理解，本证不属"阳虚之轻者"，但也未到真武汤证之重者，因此选用桂枝甘草汤方，借用真武汤方中之附子。

年高之人，心阳、心气多显不足，如一味滥用活血化瘀通络方药，或可暂效，久则阳气日衰一日，瘀阻日甚一日，无异于饮鸩止渴。

伤寒之中有万病

——冠心病医案一则

李某,男,58 岁,干部。2007 年 2 月 26 日初诊。

主诉时发心中懊恼、烦躁不适近 2 月。发无定时,持续数小时可自行缓解,发时伴有汗出。在某西医院"心内科"住院诊治 1 月余,初步诊断为"冠心病",但治疗一无效用。病发前有"感冒"病史。

诊见体瘦肤暗,面呈忧郁,胸部不适,烦躁每日皆发,纳食、睡眠欠佳,大便尚调。舌体偏瘦,舌质淡暗,舌苔薄白满布,脉象浮弦。证属心阳不足,热扰胸膈。治以温振心阳、清宣郁热为法,方用桂枝甘草汤合栀子豉汤加减。处方:桂枝 9g,炙甘草 6g,淡豆豉 12g,栀子 12g,茯苓 12g,桔梗 9g。3 剂水煎服。

2007 年 2 月 29 日二诊:近 3 日懊恼、烦躁未发,睡眠好转,但昨晚腹胀、呕吐。舌质淡暗,舌苔薄腻黄白,脉弦缓。证属中焦不清。先予清化中焦为治,方用小柴胡汤合平胃散加减。处方:柴胡 9g,黄芩 9g,姜半夏 9g,苍术 9g,厚朴 9g,陈皮 12g,茯苓 12g,炒槟榔 12g,炙甘草 3g。3 剂水煎服。

2007 年 3 月 4 日三诊:上方服 1 次(半剂)后大便通下,腹胀即平,但服 5 次(2 剂半)后心烦懊恼又作,双肩及胃脘部俱不舒,发时有汗出,有气上冲感,小便欠利。舌质淡暗衬紫,舌苔白,脉弦。证属心阳不足,水饮上逆。治以温振心阳、化饮降逆为法,方用桂枝甘草汤加茯苓、白术。处方:桂枝 9g,炙甘草 9g,茯苓 18g,炒白术 9g。2 剂水煎服。

2007 年 3 月 6 日四诊:药后大效,仅昨日晨起发作 1 次,持续时间较短。上方桂枝改为 12g,2 剂水煎服。

之后病情平稳,方中或因夜尿多加制附子,或因烦躁反复加栀子、淡豆豉。至 2007 年 4 月 8 日十二诊时,患者自觉身体状况良好,精神明显转好,体重增加,偶有胸部不适,但并不影响生活、工作。而舌体偏瘦,寸脉稍显不

"伤寒杂病,治无二理,咸归六经节制。"(《伤寒来苏集》)

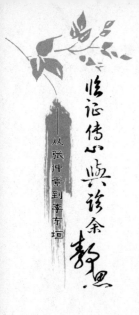

足，从舌象、脉象考虑，仍非健康之态。从胸痹论治，以桂枝甘草汤合瓜蒌薤白白酒汤加减。处方：全瓜蒌15g，薤白12g，桂枝12g，炙甘草12g，姜半夏9g，黄酒50ml合水同煎。7剂水煎服。

之后稍作加减，持续服至2007年7月29日，因患者移居异地而停药。身体状况良好，舌象、脉象基本正常。

按： 回顾本病整个治疗过程，病变根本在于心阳虚，这是贯穿整个治疗过程的主线。"感冒"后发病与外感有关。治疗上没有及时、彻底祛邪外出，反留邪致内陷于胸中(郁热)，正气偏虚，邪气不盛，正邪交争，于是时发心中懊恼、烦躁不安。之所以持续2月之久而病证不传、不变，与胸中心阳虚不无关系。于是首诊方一方面以桂枝甘草汤扶持心阳，一方面以栀子豉汤清宣郁热。初诊得效，但突发腹胀、呕吐，似与服用栀子豉汤不无关系，改方平胃散合小柴胡汤暂复中焦升降。尽管方中温多清少，但得效后继服，则心烦、懊恼、气逆、汗出又作，足证阳气虚甚，也足证首方合桂枝甘草汤的重要性，急转方用桂枝甘草汤加味。三诊方仍属桂枝甘草汤加味，加茯苓、白术治中焦上逆之饮，而非苓桂术甘汤方。之后始终以桂枝甘草汤加味，或加附子温壮元阳，或合栀、豉清宣残邪，而更多的是合用瓜蒌薤白剂廓清胸廓阴邪。

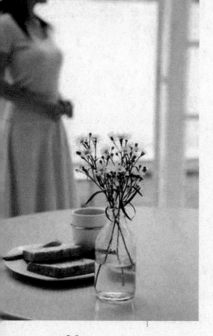

本案被中、西医视为疑难病。患者自觉病变特重，而西医基本上认为不需要治疗，中医治疗又不得效果。患者初诊时，由两位中医博士陪同，当看到方中开出栀子豉汤时，两位博士大为吃惊，因为在这之前他们只想到"冠心病"、"心血管病变"，从来没有想到过和伤寒、和外邪有关。前贤说："伤寒之中有万病"，全在临证者识与不识。

《伤寒论》第76条说："发汗吐下后，虚烦不得眠；若剧者，必反复颠倒，心中懊恼，栀子豉汤主之。"本案患者所表现的症状与文中记录极为吻合。尽管没有明确汗、吐、下史，但病发前确实使用过"治感冒药"(汗法)。单从中医角度来看，辨证似乎不难，但若受中、西医结合思想影响，就很不容易想到这一证上。辨出栀子豉汤证，若忽略心阳虚证的存在，单用栀子豉汤也会一无效用，甚至变证纷出，用方之难紧跟辨证难之后。

气血不和,心神不安
——失眠医案二则

案1 赵某,女,45岁。1999年8月12日初诊。

主诉失眠多年,深以为苦。入睡困难,入睡后易惊醒,不得眠时手足烦热,咽干舌燥。诊见体质壮实,精神尚好。舌质红,舌苔薄白,脉弦细。证属气血瘀滞,郁热扰心,心神无以得宁。治以疏气和血,佐以开郁安神为法,方用血府逐瘀汤加减。处方:柴胡9g,当归12g,赤芍15g,生地黄12g,川芎9g,桃仁9g,红花9g,枳壳12g,桔梗12g,怀牛膝9g,生甘草9g,合欢皮15g,夜交藤30g。6剂水煎服。

上方服后即可入眠。此后每有睡眠不佳,即以此方自行配服,收效甚好。

按: 失眠成因颇多,诸法不乏佳效。临证体会,顽困难愈之失眠,多与胸府气血失和有关,其或为失眠之成因,或为失眠持续之因。临证不必待气滞血瘀之征明显,皆可以疏气和血法达到安神入眠之效。清代医家王清任在《医林改错》中说:"夜不能睡,用安神养血药治之不效者,此方(血府逐瘀汤)若神。"

案2 郑某,女,32岁。2008年9月22日初诊。

近5天来每晚身热,心烦,不得眠,晨起口苦。经行5日,点滴不畅。病前有情绪波动,平素体健、经调。舌质淡红,舌苔薄白,脉弦。证属气血瘀滞,治以疏气和血为法,方用血府逐瘀汤加减。处方:柴胡12g,当归12g,赤芍12g,生地黄12g,川芎9g,桃仁9g,红花9g,枳壳9g,桔梗9g,怀牛膝9g,炙甘草3g。3剂水煎服。

药后当晚即能安睡,服3剂后,经畅症失而痊愈。

按: 用血府逐瘀汤治疗失眠,学自杨建屏老师。近代浙江名医范文甫用血府逐瘀汤治失眠,多去桔梗,加三七。笔者学习杨老师使用原方,或加合欢皮、夜交藤,亦每每获效。案中身热、经不畅可为使用血府逐瘀汤的佐证。

顽固难愈之失眠,多与胸府气血失和有关。

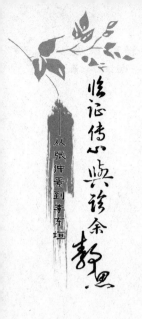

内伤脾胃，百病由生

——失眠医案一则

温某，女，68岁。2007年9月28日初诊。

主诉失眠近半年。患者多年来睡眠欠佳，近半年严重失眠，每晚必须借助口服"安定"类药物才可勉强入睡2～3小时。伴见烦热，汗出，畏寒，晚上口干较甚，长期便秘(依赖泻药)，纳食欠佳，饮食不慎易胃脘不适。既往有"糖尿病"病史、"胆汁反流性胃炎"病史。舌质淡暗，舌苔薄腻滑，脉弦大。证属痰饮内滞，脾胃升降失司。治以理气化痰、温化水饮为法，方用温胆汤合苓桂术甘汤加减。处方：制半夏12g，橘皮12g，茯苓15g，枳实12g，竹茹12g，桂枝6g，炒白术12g，鸡内金12g。3剂水煎服。

2007年10月1日二诊：服上药后当晚即睡眠明显好转，全身较前舒适些。舌质淡暗，舌苔黄白薄腻，脉弦大。证属痰气内滞，湿热中阻，脾胃升降失司。治以辛开苦降合理气化痰为法，方用半夏泻心汤合温胆汤加减。处方：制半夏12g，干姜6g，黄芩12g，黄连6g，党参6g，吴茱萸3g，枳实9g，竹茹9g，茯苓12g，陈皮6g，焦神曲9g。7剂水煎服。

2007年10月8日三诊：上方服后诸症渐减，睡眠进一步好转，已停用"安定"类药物，每晚可睡5小时左右。便秘也明显减轻，不需依赖泻药。舌质淡暗，舌苔薄白腻，脉弦大。上方黄连减为3g，去党参，加人参4g，7剂水煎服。

此后每周就诊1次，上方稍作调整，共服药59剂，饮食、睡眠、大便基本正常，烦热、汗出等症已无，气色明显好转。嘱其停药后注意摄身，尽量避免滥用药物。如有"感冒"、"咳嗽"等小疾，尽量使用中药治疗。

按：本病例初诊时，患者苦于长期不得眠，多方诊治，均无效验。自诉服用很多中药或西药，药后极困，但"心中明亮"，就是不能入睡。伴随症状极多，患者全身几乎无一处没有病痛。主诉失眠，伴见心烦，可以从治心安神入手；有寒热，有汗出，可以从调和阴阳入手；患者女性，多病缠身，症状纷杂、久治效差，也可从解郁安神、调和气血入手。但笔者着眼于纳差、便秘、胃脘不舒，从调治中焦入手，取得较好疗效。李东垣说："内伤脾胃，百病由生"，用这一观点去解释患者多病缠身，症状纷呈，于理即通。

李东垣治脾胃升降失常，着眼于脾胃自身升降机能下降，在此基础上如夹有他邪，处方时兼治。本案患者尽管脾胃升降机能也显不足，但笔者考虑到升降障碍的主因在于邪滞，而非正虚。因此治疗时并没有急于用参、芪、草去补中，而是首先着眼于祛邪。首诊舌苔腻兼水滑，考虑到邪滞以痰饮为主，故用温胆汤合苓桂术甘汤祛痰化饮利气。二诊舌苔转黄白腻，考虑到邪滞以痰湿热为主，故转方用温胆汤合半夏泻心汤辛开苦降，化痰利气。脾胃为一身气机升降的枢纽，伴随着中焦脾胃升降功能的恢复，全身气机升降出入逐渐恢复，心血得畅，心神得安，因此患者感觉诸症渐减，全身舒适，直至痊愈。

脾胃功能初复，极易受损而致病变复发。引起内伤脾胃病变常见的原因，李东垣指出有三种，即饮食所伤、劳役所伤和七情所伤。因此嘱患者注意摄身，包括饮食有节、劳逸有度、怡情悦性。当前临床上，尚有一重要原因，就是"药伤"，中药（包括中成药）不对证和西药的副作用，都有明显伤损脾胃的作用，脾胃偏虚的人更容易受到损害。因此告诫患者避免滥用、误用药物。

升降障碍的主因在于邪滞，而非正虚。因此治疗时并没有急于用参、芪、草去补中，而是首先着眼于祛邪。

同床同梦夫妻病

——多梦医案二则

会做美梦是幸福的，乱梦一宿是痛苦的。
同床异梦是痛苦的，同床同梦也有不高兴的。

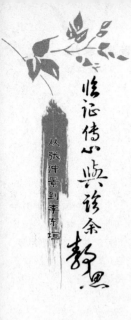

案1 代某,男,31岁。2007年11月12日初诊。

近1年来睡眠欠佳,梦多。入睡较慢,入睡后梦多纷扰,醒后不知梦的内容,晨起头身疲困,余无不适。舌质暗红,舌苔黄白腻,脉弦缓。证属痰湿内滞,胆腑不宁。治以清化胆腑为法。处方:柴胡9g,黄芩12g,姜半夏9g,陈皮9g,茯苓15g,枳实9g,竹茹9g,生甘草3g。3剂水煎服。

2007年11月19日二诊:药后无明显变化。上方去柴胡、黄芩,加生龙、牡(先煎)各30g,炒谷、麦芽各15g,丹参9g,7剂水煎服。

2007年12月3日三诊:药后做梦明显减少,晨起无明显疲困。舌质暗红,舌苔薄腻,脉弦缓。上方加苍术4g,7剂水煎服。

2007年12月12日四诊:药后入睡较快,无梦可做,身体状况良好,舌苔已转薄白。近2天口气稍重,上方去苍术,加焦山楂12g,7剂水煎服。

案2 张某,女26岁。2007年11月12日初诊。

近1年来睡眠欠佳,梦多,同代某。近3日咽痛。舌质红,舌苔薄白腻,脉弦。先治新病,予清利咽喉。处方:生麻黄3g,桔梗9g,苍术6g,炒莱菔子12g,浙贝母12g,射干12g,全瓜蒌15g,郁金12g,僵蚕12g,蝉衣9g,牛蒡子12g。3剂水煎服。

2007年11月19日二诊:咽不痛,眠差,多梦同前。舌质淡红,舌苔薄白腻,脉细弦。处方:姜半夏9g,陈皮9g,茯苓15g,枳实9g,竹茹9g,柴胡9g,赤芍9g,郁金9g,石菖蒲9g,生甘草3g。7剂水煎服。

2007年12月3日三诊:上药服后睡眠稍有好转。补诉素体手足冷,舌脉同前。处方:苍术9g,厚朴9g,陈皮9g,制附子(先煎)9g,炒枣仁30g,磁石(先煎)40g,焦神曲12g,炙甘草3g。5剂水煎服。

2007年12月12日四诊:药后入睡较快,偶有做梦,睡眠质量良好。舌质淡红,舌苔薄白,脉细缓。上方制附子改为12g,炒枣仁减为15g,继服7剂。

按:上两案患者为夫妻俩,有如下特点:①同是入睡慢,做梦多,睡眠质量差。同床共枕,脑电波相互干扰?并且经过治疗先后伴随好转。②二人舌苔偏腻,也许夫妻生活习惯的同化,体质也会有所影响。既然有"夫妻相"的存在,"夫妻体质"也是存在的。是否存在"夫妻病"?③代某的首诊、张某的二诊见效较差,但紧接的代某二诊和张某三诊效果都很明显。前后方的差异在于前方以调和为主,后方加入了重镇。尽管所用重镇方药不同。④二人都

听老人说,鸦片是可治百病的灵丹妙药。肚子痛,拉肚子,全身不舒服,只要用一点,马上就好。可是,大家都知道,鸦片只能让人短寿。急功近利,立竿见影,医患皆大欢喜。不论中医还是西医,医生手中的"鸦片"还少吗?

没有连续服药,都是在服完药观察一段时间后再次就诊。这倒也便于医生对疗效判断。⑤即使存在"夫妻体质"、"夫妻病"倾向,中医治疗时方案也不可能雷同。个体化治疗是中医取得疗效的前提。

个体化治疗是中医取得疗效的前提。

凡郁首责中焦
——慢性胃炎医案一则

白某,女,48 岁。2002 年 8 月 23 日初诊。

近一周来,胃脘胀痛,嘈杂嗳气,不欲饮食,胸胁不畅,神疲乏力。病发于生气后。既往有反复发作,1 年前行纤维胃镜检查提示"慢性浅表性胃炎"。舌质暗红,舌苔黄白腻,脉弦。证属痰湿热郁,中焦气滞。治以开郁畅中为法,方用越鞠丸加减。处方:苍术 12g,香附 9g,川芎 9g,焦神曲 12g,栀子 12g,黄芩 12g。4 剂水煎服。

2002 年 8 月 27 日二诊:药后诸症俱减,纳食增加,舌苔尚欠清利。上方继进 5 剂。

2002 年 9 月 2 日三诊:胸脘畅利,纳食正常,舌苔已转薄白,脉转细弦。转方六君子汤加减调治。

越鞠丸方治郁是立足于中焦。

按:本案辨为郁证,顺理成章。治用越鞠丸方,似也并非难事。只是病起于生气之后,见证中有胸胁不畅,有时会误辨为肝郁而以治疗肝郁为主。尽管有治肝郁可统治诸郁之说,但毕竟属治不对证,疗效易打折扣。

关于越鞠丸方,出自《丹溪心法》,是朱丹溪在"人身诸病,多生于郁"、"凡郁皆在中焦"的认识理念指导下创制的一张治郁名方。全方组成着重于祛除各种邪滞,恢复中焦升降,从而达到治郁的目的,这与一般常用的疏肝理气解郁之方有截然分别。也就是说,越鞠丸方治郁是立足于中焦,以治疗湿痰、瘀血、食积等有形之郁为主。方中集辛、苦、寒、温于一炉,明显带有张元素处方风格的影响。

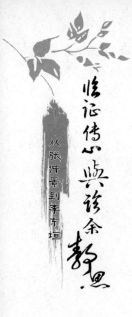

经方不朽须神会

——胃痛医案一则

赵某,男,38岁,教师。2007年4月15日初诊。

间歇性胃痛3月余,晚上多发,影响睡眠。伴见胃脘嘈杂灼热,有时两胁不舒,有时脘腹胀闷,纳食欠佳,大便偏稀。曾于2月6日行纤维胃镜检查提示"慢性浅表性胃炎伴疣状隆起"。服用多种中、西药物治疗效差。舌淡衬紫,舌苔薄白,脉弦缓。考虑胃痛日久,权用"三合汤"方加减治疗。处方:百合15g,乌药9g,丹参9g,砂仁(后下)9g,降香9g,高良姜9g,香附9g,吴茱萸3g,黄连3g,乌贼骨24g,浙贝母12g。3剂水煎服。

2007年4月18日二诊:药后口干、咽燥明显,胃痛、嘈杂一无减轻。舌脉同前。治从寒火胃痛,方用半夏泻心汤加减。处方:姜半夏9g,干姜6g,黄芩12g,黄连3g,党参6g,射干15g,枳实9g,浙贝母12g,炒谷、麦芽各15g,乌贼骨24g,炙甘草3g。2剂水煎服。

2007年4月20日三诊:患者喜形于色,上方服2剂诸症减轻许多,晚上可以安然入睡。舌、脉同前。上方党参改为9g,继服。

患者持上方返乡。服一周后电话告知病情进一步好转,嘱以人参6g代党参继服。2周后电话告知纳增、便调,偶有胃脘不适。嘱人参改为9g,去射干,2日1剂,服2周停药。

按:本案初诊,无足够证据辨为半夏泻心汤证,而用时方三合汤方一无效用。个中差异,也许只有临证日久才能逐步神会。经方与时方之别,不单单是在主治病证和用药上,更主要的是制方之意的境界不同。清代医家陈修园在《医学三字经》中谈到水肿的治疗时,用时方五皮饮加减通治,但指出这仅仅是"从俗好",而高境界的在于"五水辨,金匮详。补天手,十二方。"

经方与时方之别,不单单是在主治病证和用药上,更主要的是制方之意的境界不同。

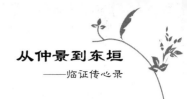

补虚降逆,参赭建功

——术后久呃医案一则

温某,女,48岁,2002年2月19日初诊。

主诉左乳腺癌术后打呃不已4月余。诊见:体瘦,面晦,少气乏力,时时打呃,呃声尚有力,纳食欠佳,脘胀腹满,大便不畅,睡眠欠佳。舌质淡暗衬紫,舌苔薄白,脉沉细弦。证属土虚木乘,痰饮中阻,升降违和。治以补虚降逆为法,方用旋覆代赭汤。处方:旋覆花(包煎)12g,代赭石(先煎)18g,人参(另炖)12g,姜半夏12g,炙甘草3g,生姜5片,大枣5枚。3剂水煎服。每日1剂,3次分服。

2002年2月22日二诊:药后纳增呃减,上方继服6剂。

2002年2月28日三诊:精神、气色明显转好,脘腹已无胀满,纳食增加,打呃偶发。上方增损,渐减旋覆花、代赭石,加白术、鸡内金等,调理月余而愈。

按:旋覆代赭汤方出自《伤寒论》,第161条说:"伤寒发汗,若吐、若下,解后,心下痞硬,噫气不除者,旋覆代赭汤主之。"本方治疗因胃虚气逆所致诸症,如呃逆、呕吐等,非后世方所能及,可以说"无出其右"。

患者侄子为中医师。问及本证为何用香砂六君子汤方无效?问及前医也开过旋覆代赭汤方,为何不效?

本案处方,重点在于代赭石和人参两药上。患者打呃,不单胃气上逆,肝气、冲气也上逆。代赭石降胃气、降肝气、降冲气功效甚捷,是香、砂、夏、陈诸药无法取代的,因此香砂六君子汤不效。患者不单胃气虚,元气也大损,与癌症及手术损伤有关,前医用党参不能大补元气,因此使用旋覆代赭汤不效。

近代医家唐容川在《血证论》中说:"若久病发呃,形虚气弱者,为胃中空虚,客气动膈。所谓客,即痰、火、气也。治痰气,宜旋覆代赭石汤,或二陈汤

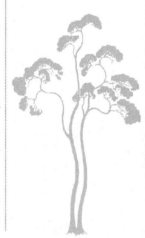

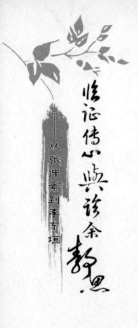

加丁香、枳壳……""(旋覆代赭石汤)此方治呃逆,人皆知之,而不知呃有数端,胃绝而呃不与焉。一火呃,宜用承气汤;一寒呃逆,宜理中汤,加丁香、柿蒂;一瘀血滞呃,宜大柴胡,加桃仁、丹皮,此方乃治痰饮作呃之剂,与诸呃有异,不得见呃即用此汤也。"言语中肯,颇合临床实际。

饮停心下,心下逆满

——胃脘痞满医案一则

张某,女,72 岁。2007 年 5 月 26 日初诊。

主诉近一月来半夜胃脘痞满难耐,影响睡眠,打呃后渐觉宽松,伴见两胁胀痛不舒,口干明显,但半夜及晨起饮水则呕逆。纳食、精神尚可,小便欠畅,近 2 周大便偏干。舌质嫩红,无苔而水滑,脉象弦缓。证属饮停心下。治以温化寒饮为法,方用苓桂术甘汤加减。处方:茯苓 15g,桂枝 9g,炒白术 12g,炙甘草 6g,小茴香 9g,车前子(包煎)15g。5 剂水煎服。

2007 年 6 月 2 日二诊:药后大便通畅,胃脘痞满明显减轻,口干减轻。上方继服 7 剂。

2007 年 6 月 9 日三诊:诸症俱不明显,舌上渐生薄白苔。上方去车前子继服 7 剂。无不适,停药。

按:本案从脏腑辨证分析很容易辨为肝胃不和,前医用疏肝降胃方药,一无效用。从六经辨证分析,半夜症加,似与阳气不足有关,但别无任何"三阴病"见症。呃逆、胁痛、脉弦似与"少阳病"有关,但口不苦,咽不干,也非少阳病。尽管有大便偏干,但也无任何"阳明病"的佐证。从"太阳病"考虑,胃脘痞满多见泻心汤证,但舌象不支持。舌苔水滑,脉见弦,当属饮病,结合病变部位在胃脘部,表现为痞满,呃逆后减轻,类似于《伤寒论》中所说的"心下逆满"。饮病见心下逆满,当属苓桂术甘汤证。《伤寒论》第 67 条说:"伤寒若吐、若下后,心下逆满,气上冲胸,起则头眩,脉沉紧,发汗则动经,身为振振摇者,茯苓桂枝白术甘草汤主之。"患者未出现"气上冲胸"、"起则头眩",可视为本证之轻者。

饮停心下,津液不得正常布化,故上见口干,下见便干。药后口干、便干逐渐缓解,即饮邪渐化、津液得布之征。如见干即润、即清,津液永无布化之时。

寒饮为患,变动不居

——胃脘痞满、呃逆医案一则

王某,女,75 岁。2005 年 12 月 12 日初诊。

主诉胃脘痞满、时有呃逆数年,服药无数,始终不愈。纳食尚可,大便尚调,但时有腹胀,矢气较多。容易反复出现口舌疼痛,鼻窍干燥,小便不舒。有高血压病史 20 余年,时有头晕,平素腰膝酸软。舌质嫩红,舌苔薄少而润,脉象弦大。证属少阴不足,寒饮内停。治以温阳化饮为法,方用真武汤加减。处方:制附子(先煎)9g,生白术 12g,生白芍 12g,茯苓 15g,怀牛膝 9g,车前子(包煎)15g,炒槟榔 12g,生姜 5 片。3 剂水煎服。

2005 年 12 月 15 日二诊:药后诸症有所减轻,上方制附子改为 12g,7 剂水煎服。

2005 年 12 月 22 日三诊:多年呃逆已止,脘痞、腹胀渐不明显,小便畅利。改用桂附地黄丸久服缓图。

按:本案主诉"胃脘痞满、呃逆",治疗极易以和胃、降胃为法。但治胃仅为治标,非为治本,前医不效原因就在于入此误区。舌象、脉象似能提示寒饮为患,如重视患者主诉,也极易误辨为饮停心下而误用苓桂术甘汤。细思本案,患者除有胃脘部症状外,上有头晕,下有腰膝酸软(这两个症状,患者和医生都极易误认为高血压病引起而交给西药治疗),还有腹胀、小便不舒

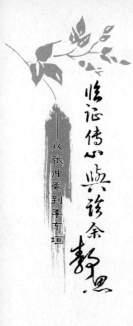

等表现，诸症纷呈，虚实互见，从少阴不足、水饮泛滥似可解释。至于口舌疼痛、鼻腔干燥，可从饮聚化热解释。治疗先以真武汤加减治疗饮邪为主，接用桂附地黄丸治虚以善后。

方书中常将真武汤方列为温补肾阳之剂，方歌中也说"真武汤壮肾中阳"。其实在《伤寒论》中，真武汤是治疗少阴病"有水气"者，第316条说："少阴病，二三日不已，至四五日，腹痛，小便不利，四肢沉重疼痛，自下利者，此为有水气。其人或咳，或小便利，或下利，或呕者，真武汤主之。"文中提到有在内的腹痛，在外的肢重，在上的咳、呕，在下的大、小便变化，可见真武汤证见症较杂，这与寒饮变动不居、随气机升降随处为患有关。临床体会，真武汤证所见症状远不止文中所述，尚可见到头晕、头昏、耳鸣、心悸、浮肿等。本案中见胃脘痞满、呃逆、腹胀也就不足为奇了。而真武汤正是治疗寒饮为患之方，从补虚、泻实角度来分析，真武汤侧重于泻实以治寒饮，而非侧重于补虚。因此，得效后需以肾气丸（桂附地黄丸）善后。

首方真武汤加怀牛膝、车前子，乃仿济生肾气丸组方。加炒槟榔重在调气、降气。

真武汤侧重于泻实以治寒饮，而非侧重于补虚。

少苔并非皆阴虚

——少苔、无苔医案二则

案1 张某，女，55岁。2003年12月2日初诊。

近半年来纳食欠佳，胃脘痞满不舒，时有打呃、泛酸，无胃痛，大便偏干，口干不喜饮，精神欠佳，睡眠欠佳，晨起咳嗽白痰。进食稀饭胃脘不舒易加重，有时胃中有泛水音。舌质暗红，少苔而润，脉细弦缓。证属饮停中焦。治以和胃化饮为法，方用苓桂术甘汤加减。处方：茯苓9g，桂枝6g，生白术9g，吴茱萸3g，黄连3g，炙甘草3g。2剂水煎服。

2003年12月4日二诊：药后诸症见减，患者面有喜色。上方茯苓改为12g，桂枝改为9g，5剂水煎服。

以上方加减调治近一月,患者纳食较好,体重增加,诸症皆消,舌苔渐转薄白。

案2 张某,女,64岁。2004年10月9日初诊。

近2年来纳食欠佳,脘腹胀满,大便不调,体瘦,乏力,口淡不喜饮。舌质淡暗,无苔而不燥,脉沉细缓。证属中焦虚寒,运化失职。治以温补中焦为法,方用理中汤加减。处方:党参9g,干姜9g,炒白术9g,厚朴6g,炙甘草3g。3剂水煎服。

2004年10月12日二诊:药后症减,谓前服中药多为"牛药"(大剂药,兽医善用),感觉从没有这么好(前医方药多为养阴)。上方党参、炒白术、炙甘草各加3g,5剂水煎服。

以上方加减调治月余,舌苔渐生,诸症渐减,后以温补中焦丸剂善后。

按: 阴虚多见少苔、无苔,此语不错。但反过来说,少苔、无苔多为阴虚,这话就不一定正确了。而我们的思维中,经常会这样反过来认识。临床上,饮证常见少苔、无苔,气虚、阳虚也可见少苔、无苔,如一概视作阴虚而用温养或清养,病愈无期当是必然。在舌苔的望诊中,舌苔的润与燥是很重要的一个内容,阳证不润,阴证不燥,颇合实际。

阴虚多见少苔、无苔,此语不错,但反过来说,少苔、无苔多为阴虚,这话就不一定正确了。

在舌苔的望诊中,舌苔的润与燥是很重要的一个内容。

方有规矩用在巧
——腹胀、腹大医案一则

张某,男,69岁,干部。2007年10月9日初诊。

半年前曾患"带状疱疹",后遗"胁痛",多方治疗无效。近半年来自觉腹部明显胀大,小便欠清利。尿常规和腹部B超检查未见异常。初诊处以四逆散合牵正散方加减,次诊处以温胆汤合牵正散方加减,三诊处以温胆汤合牵正散、旋覆花汤方加减。每诊皆有效,诸症逐步减轻。于2007年10月23日四诊:胁痛已不明显,小便已转清利,但腹胀、腹大不减,腰部有胀闷感。舌质淡暗,舌苔黄白,脉弦缓。湿邪始终未去,故腹胀、腹大依然,平胃散方

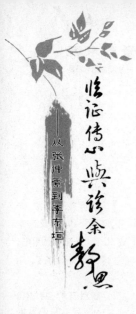

当为合适方选。但考虑到此湿邪沉痼（患者年高，病程较长，前服二陈汤对苔腻未效），也许杂有阳虚、寒邪与血瘀（血不利也可为湿），非平胃散独力所能奏效。遂以平胃散方加减。处方：制附子（先煎）12g，干姜 6g，厚朴 12g，陈皮 9g，生薏苡仁 30g，僵蚕 12g，全蝎 6g，土元 12g，益母草 30g，茜草 12g，炙甘草 3g。5 剂水煎服。

2007 年 10 月 28 日五诊：自诉上方大效，腹胀、腹大明显减轻。患者的这种欣喜之情是前几诊所未有的。苔腻也减。上方加杜仲 9g，继服 4 剂。

药后无明显不适，停药。

按：古法古方，在于使人与规矩。要想临证时方证合拍，效如桴鼓，用方者必须使以巧。反思本方见效，可为治疗顽固性湿邪和苔腻提供了一种处方思路。平胃散方出自于《太平惠民和剂局方》，清代医家费伯雄称其为"治脾胃之圣剂"。有人误以为本方出自李东垣之手，但李东垣善用平胃散方却也是事实。张景岳以干姜代苍术，变平胃散为和胃饮。尽管其出发点并不在阳虚与寒邪，但受此影响，笔者在上方中去苍术加干姜，不单加干姜，同时又加制附子，变平胃散中以四逆汤代苍术。同时加用利湿之生薏苡仁，活血化痰通络之土元、僵蚕、全蝎，活血利水之益母草、茜草，不期见效倒也捷速。

虚中有实，虚实必当兼顾

——腹胀、腹满医案二则

案 1 赵某，女，53 岁。2006 年 9 月 6 日初诊。

主诉腹胀、腹满 2 周。发病前有"感冒"病史，经口服中药治疗（具体不详），"感冒"已愈，腹胀、腹满明显，时轻时重，矢气多，大便畅，纳食尚可。经前

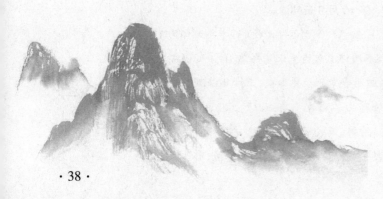

医用藿香正气散、平胃散等方,效不显。诊见面白体瘦,手足畏寒,小便清利,舌质淡,舌苔白润,脉弱。证属中焦虚寒,湿气壅滞。治以化湿消胀、温中补虚为法,方用厚朴生姜半夏甘草人参汤加减。处方:厚朴 12g,姜半夏 12g,人参 6g,炙甘草 3g,生姜 5 片。3 剂水煎服。

2006 年 9 月 9 日二诊:药后腹胀、腹满明显减轻,改以温补中焦为法,方用附子理中汤,处方:制附子(先煎)12g,干姜 9g,人参 9g,焦白术 9g,炙甘草 6g。6 剂水煎服。

2006 年 9 月 15 日三诊:自诉全身舒畅许多,精神好转,腹无不适。嘱口服附子理中丸 2 盒善后。

案 2 高某,女,34 岁。2006 年 11 月 5 日初诊。

近一年来腹胀、腹满,大便不调,或 2～3 天 1 行,或 1 天 2～3 行,大便黏滑白浊,有时胃脘不舒,口苦,不喜饮,纳食尚可。肠镜检查提示"慢性结肠炎"。舌质淡红有齿痕,舌苔白腻,脉弦缓。证属脾虚湿滞,前有阳气虚馁,后有肠腑积滞。治以运脾化湿、温阳导滞为法,方用平胃散合薏苡附子败酱散加减。处方:苍术 12g,厚朴 12g,陈皮 12g,制附子(先煎)15g,生薏苡仁 30g,败酱草 30g,生大黄(后下)9g,炙甘草 3g。5 剂水煎服。

2006 年 11 月 12 日二诊:药后脘腹舒畅许多,大便较前畅行。上方生大黄减为 6g,继服 5 剂。

以上方加减共服用 35 剂,脘腹舒畅,大便基本正常。后以附子理中汤合平胃散方加减制成丸剂善后。

按:案 1 当为素体中焦不足,加之过用寒凉攻伐,中焦更伤,寒湿内滞,引起腹胀、腹满。前医治用藿香正气散、平胃散,只顾邪实,不顾正虚,因此不效。案中所用厚朴生姜半夏甘草人参汤出自《伤寒论》第 66 条:"发汗后,腹胀满者,厚朴生姜半夏甘草人参汤主之。"治疗外感误治(或过治)后腹胀满者。本方开中夹补,泻实顾虚,辨证要点为腹胀满时轻时重而大便不秘。本案若舍本方而用后世时方,甚或中、西医结合之方,往往疗效不佳。药后邪滞已开,接方以附子理中汤治虚为主。当然,如首方只顾正虚而径用附子理中汤也是无效的,因忽略了邪实。

案 2 脾虚无疑,但虚中夹实,治疗必须注意邪实积滞。本案久治不愈,与前医未重视积滞有直接关系,方中附子配大黄,当为取效关键。还有,即

"方证不相对,经年亦不治。"(《皇汉医学》)

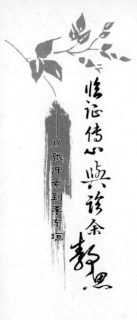

使是治疗脾虚,开首也只能祛湿运脾,而不可以直接补脾。人(党)参不可用,即使是白术,也不可早用。个中差异,需临证处方时仔细斟酌。

清代医家程钟龄在《医学心悟》中说:"医家误,昧虚实,显然虚实何难治,虚中有实实中虚,用药东垣有次第(《脾胃论》《内外伤辨》,补中、枳术等方,开万世无穷之利)。"言极浅显,实为临床真言。

明代医家张景岳在《类经》中说:"设有人焉,正已夺而邪方盛者,将顾其正而补之乎?抑先其邪而攻之乎?见有不的,则死生系之,此其所以宜慎也。"日常门诊上,"死生系之"并不太多,但攻补失宜,直接关系到病人的健康、方药的疗效,也是"宜慎"的。

热药伤阴可致"诸胀腹大"

——腹胀医案一则

刘某,女,38 岁,农民。1998 年 10 月 26 日初诊。

自诉头顶闷痛如压 10 余年,有时连及颈项僵硬不适。头顶怕冷畏风,出门喜戴帽,天冷易流清涕,口中和,不喜饮,食冷则胃脘不舒,大便偏干。察其体瘦,面黄,舌质淡,苔白润,脉沉细。辨证为阳气不足,风寒湿痹。治疗先予祛风散寒胜湿为法,方以羌活胜湿汤加减。处方:羌活 10g,防风 10g,藁本 10g,蔓荆子 10g,川芎 15g,荆芥穗 6g,白芍 12g,炙甘草 6g。3 剂水煎服。

患者服上药 3 剂后,自觉头顶闷痛明显缓解,于是照原方自行配服。10 余年顽疾一朝得效,喜不自胜,自以为多服即可除此病根。当服完 14 剂时,出现脘腹胀满不适,自以为受寒引起,冲服干姜粉 1 匙。服后脘腹胀满难忍,整日不减,遂第 2 次来就诊。

1998 年 11 月 10 日二诊:自诉头顶闷痛、颈项不适已全无,唯脘腹胀满难忍,饮食不得少进。按其脘腹胀满膨空,诊其六脉,沉细之象。然察其舌,见舌质红,几近无苔,知其燥热伤阴之故。治以养阴清热为法,少佐通降腑气。方以增液汤加味。处方:生地黄 12g,玄参 12g,麦门冬 12g,知母 12g,炒

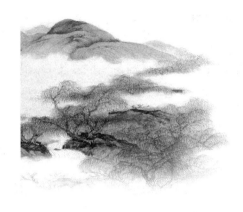

槟榔12g。3剂水煎服。

1998年11月13日三诊:脘腹胀满已解,要求继续调补身体,以十全大补汤加减治疗。

按:《素问·异法方宜论》中说:"脏寒生满病",《金匮要略》中说:"腹胀时减复如故,此为寒,当与温药。"李东垣明确地指出:"大抵寒胀多而热胀少"。腹胀满之症,临床多责之于寒。

腹胀也有属热者。《素问·至真要大论》"病机十九条"中有一条为"诸胀腹大,皆属于热"。张景岳说:"热气内盛者,在肺则胀于上,在脾胃则胀于中,在肝肾则胀于下……"但临床上,腹胀腹大而责之于热者,多见于湿热、痰热、水饮蓄热、肠腑积热等热与有形之邪相合者。无形之热与有形之邪相合,壅滞腹气,致腹胀腹满,此属"有余之证","泻之则胀已"(李东垣语)。而本案属温热药伤阴致腹胀腹满,此为"不足之证",需滋之润之,清润以复其生化则愈。方书多言有余之证,而少论及不足之证。

患者素体阴液不虚,短期药物伤阴,恢复较易。阳明阴伤,故用增液汤加知母清润阳明。症显腹胀,加用炒槟榔顺气除胀。

病皆与方相应者,乃服之

——腹痛、发热医案一则

赵某,女,78岁。2008年3月25日初诊。

患者于昨晚右下腹疼痛不适,至半夜开始发热,服用"感康"、"正柴胡饮颗粒",发热缓解,腹痛渐加重。今日请外科医生诊治,暂时不考虑"阑尾炎"。患者笃信中医,要求用中药治疗,下午邀笔者为其诊治。诊见:发热(体

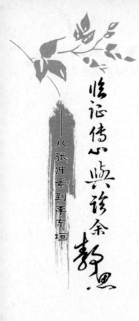

温 37.8℃），恶风，汗出，乏力，右下腹胀痛，昨日至今未大便，平素即口干喜饮。既往有糖尿病史。舌质暗红，舌苔薄白，脉浮缓。证属外有太阳中风表虚证，内有腑实证。治以解肌祛风、调和营卫、通下腑实为法，方用桂枝汤合小承气汤加减。处方：桂枝 12g，生白芍 12g，枳实 12g，厚朴 12g，芒硝（分冲）9g，炙甘草 3g，生姜 3 片，大枣 3 枚。1 剂，水煎两次分服。嘱药液热服，服下后接服热稀粥 1 小碗，搭被静卧。

患者如法服用第一次后，发热、恶风即解，大便通下一次，内有燥屎数枚。3 小时后服第二次，大便又行一次，即安然入睡。次日起床，诸症俱已缓解，无不适。电话中告知停药，观察 2 日。2 日后无不适，继续为其治疗"糖尿病"。

按：患者高龄，有"消渴病"（糖尿病），发热、腹痛并见，且精神欠佳，无论从中医或西医角度来看，本病病情都不能算轻，随时都有"变证"出现可能。从辨证的结果来看，似属太阳、阳明合病，属"伤寒病"，属"外感病"。但从起病来看，先有腹痛，后有发热，结合"宿病"（糖尿病），可以认为内有的腑实证似为"内伤"而非"外感"，也就是说，本病先有内伤，后有外感，属内伤基础上的外感，与"太阳阳明"是不同的。明确这一点的意义在于，治疗上可以径直采用表里同治法，而不需要过多地考虑"邪陷"的问题。还有，即使没有典型的阳明病的舌象和脉象，单凭腹痛、不大便，都可以按腑实证去治疗。

关于用方，患者有比较典型的桂枝汤证，故取用桂枝汤方以及桂枝汤方的服用法。腑实，合用小承气汤。因为没有小承气汤证的典型表现，故舍用清热通便的大黄，而取用润肠通便的芒硝。因腹痛且胀，故用枳实、厚朴下气除胀。本方也可以理解为桂枝汤加枳实、厚朴除胀，加芒硝通便。《伤寒论》中有桂枝加大黄汤而没有桂枝加芒硝汤，但"少阳篇"中有柴胡加芒硝汤。既然小柴胡汤可以加芒硝，那么桂枝汤加芒硝也当在情理之中。

考虑到患者高龄体弱，次日停药，乃"候其气之来复"，静观其变。既不祛邪，也不扶正，只以糜粥自养，这是《内经》中的临证理念，不可忽视。

《伤寒论》317 条通脉四逆汤方后注说："病皆与方相应者，乃服之。"意为在使用通脉四逆汤时，要随证加减，如"面色赤者，加葱九茎。腹中痛者，去葱，加芍药二两……"方与证合，才能取得佳效。临证使用前人方剂，包括经方，机圆活法，随证加减，为取效所必需。

"然从来古方后世折衷家，每每对于古方活用上往往有不彻底之短。"
（《皇汉医学》）

气虚腹痛,补气何疑

——术后腹痛医案一则

刘某,女,58 岁。2008 年 3 月 24 日初诊。

患者于 8 个月前行"左肾切除术",术后小腹下坠、胀痛,昼夜无片刻舒适,经多方治疗无效。站立较久或稍干家务活即坠痛加重,有时刺痛。凌晨醒来往往腹痛较甚,痛甚汗出。伴见全身乏力,肩背酸困,畏风自汗。纳食好,大便干(多食水果可保持通畅)。舌质暗红,苔白,脉细弦。证属元气受损,中气下陷,痰瘀滞络。治以补中益气升陷、化痰活血通络为法。方用补中益气汤加减。处方:炙黄芪 15g,人参 6g,当归 9g,生白术 9g,升麻 3g,柴胡 3g,陈皮 6g,瓜蒌仁 15g,桃仁 12g,麻子仁 15g,枳实 9g,炙甘草 3g。3 剂水煎服。

2008 年 3 月 27 日二诊:患者面带喜色,自述服药当晚即能安睡,次日凌晨醒来发现痛、汗未作。药后精神也明显改善。上方去麻子仁,瓜蒌仁改为 24g。5 剂水煎服。

2008 年 4 月 21 日三诊:药后诸症进一步好转,因外出旅游停药,近几日诸症又有反复。首方生白术改为 12g,继服。

2008 年 5 月 27 日四诊:上方间断服用 25 剂,早晨几无不适,晚上 7～10 时有少许小腹坠痛,但位置明显下移,缩小。近来发现腹部小了许多。上方稍作调整,处方:炙黄芪 15g,人参 9g,当归 9g,生白术 12g,升麻 3g,柴胡 3g,陈皮 6g,瓜蒌仁 15g,桃仁

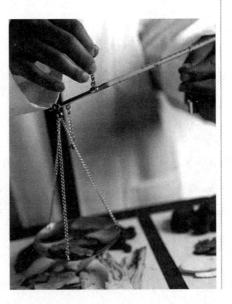

治病是需要资本的,当病人的身体整体衰败下来时,想要让病变治愈且不复发是不可能的。

陈苏生:"凡病多参郁,治郁当以调气为要。"

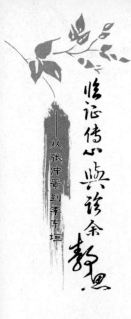

12g,枳实 9g,炙甘草 3g。7 剂水煎服。

2008 年 6 月 7 日五诊:诸症俱失,精神转好,纳食好,二便调。上方隔日 1 剂,继服 7 剂。

按:本案病起于术后,气虚见症明显。之所以长期误辨、误治,在于临证时总有一部分习用的"成见"横亘于胸中,如痛则不通、痛无补法、术后腹痛多为络阻瘀滞等。于是,明明辨出了气虚证,治疗时总也不敢以补为主,而是寄希望于先祛邪、后扶正。不知正气不复,邪即不去,且祛邪越多,正虚越甚,邪聚也越甚。

本案虚实夹杂,治疗时补虚扶正为主,佐以泻实。处方时,在补中气的基础上着重注意到恢复气机的升降,腑气下降,脏气才可得升。考虑到元气受损,故径用人参而不用党参代替。考虑到瘀阻络滞(术后,刺痛,痛甚),但病变关键在于气分,故只选用了一味具有润肠作用的活血药桃仁,因血药多用不利于气虚的恢复。

血药多用不利于气虚的恢复。

老人病重,勿忽食积

——老人食积病案一则

2004 年春节后,应邀至家中为一老人诊病。自述春节前后胃满胃逆,乏力头晕,胸闷气短,卧床不起。老人居住乡下,年已 90 有余,行动不便,因此未进医院。诊病时,老人问其是否寿期已满。诊见语不低微,神气不衰,脉象有力,断非危证。视其舌象,舌苔厚腻,口气较重。莫非食积?治以消导,方用保和丸加味。处方:焦神曲 12g,焦山楂 15g,炒莱菔子 12g,茯苓 9g,姜半夏 9g,陈皮 9g,连翘 9g,生大黄(后下)6g。3 剂水煎服。

老人也极易食积。

服药 3 剂,大便畅行,诸症俱减。上方去大黄,加焦白术 9g,继服 3 剂,诸症皆除。

按:食积多言小儿,不知老人也极易食积。患者高龄,如进医院必定会进"监护室",做大量检查,进大量液体(静脉),说不定真能查出一大堆病来

（年近百岁，查不出"病"来才是怪事）。见病治病，真有出不了医院的。其实胃腑不畅，六腑皆滞，故现症较多且重。胃腑畅行，诸症皆止。

保和丸出自朱丹溪之手，《丹溪心法》中说："治一切食积"。《医方考》中说："伤于饮食，故令恶食，诸方以厉药攻之，是伤而复伤也。是方药味平良，补剂之例也。故曰保和。"该方方极平淡，且有成药，易被医者忽视，实为临床常用之良方。

以家为病房，家人做护理，这种中医治病模式，对医生、对病人，至今都有其积极和现实意义。

阳虚溏泻，补气无益

——溏泻医案一则

赵某，男，17 岁，学生。2005 年 8 月 1 日初诊。

主诉大便溏泻 1 年余，多发生在三餐后。诊见面白，体瘦，畏寒，乏力，纳食尚可，食后即泻，腹部时有胀满，喜温喜按，口中和不喜饮。舌质淡嫩，舌苔薄白润，脉弱。视其前服方药，以参苓白术散方加减为多，多不离参苓术草。服药多效，停药则反复。证属脾肾阳虚。治以温脾运脾为主，兼以温肾，方用附子理中汤。处方：人参（另炖）9g，干姜 9g，焦白术 12g，炙甘草 6g，制附子（先煎）12g。5 剂水煎服。

2005 年 8 月 6 日二诊：药后腹中舒适，大便成形，口不干。上方继进 5 剂。嘱冬季坚持丸剂调补脾肾。

该患者连续三个冬季服用双补脾肾之丸剂，身体壮实，大便完全正常。

按：参苓白术散方治溏，附子理中汤方治泻，临床习用。本例久服参苓白术散效而不愈之原因，在于只顾及脾气虚而忽视脾阳虚，用附子理中汤温振脾阳，立效。临床上，脾阳虚表现为溏泻者并不少见，极易误辨为脾气虚而投用参苓白术散。本例就诊时正值暑天，配药时药店的工作人员说："这么热的天敢吃这么热的药？"患者并未犹疑，照方配制服用。这种疑虑在

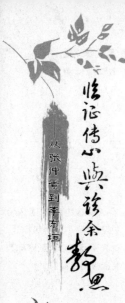

补身体的药最好在冬季服用，治病的药四时都可服用。

医生心里也经常存在。其实，体内环境的寒与热并不一定和体外环境一致，只是一定程度上受些影响罢了。天气再热，阳虚患者的体内仍然是寒，治寒只能用热药。

夏天坐诊时，经常有病人会提出疑问："天热能吃中药吗？"背后的潜台词是"不是说天冷才能吃中药吗？"实际上，老百姓说的天冷(冬天)吃中药是指吃补药。中医认为，冬主收藏，补身体的药最好在冬季服用，治病的药四时都可服用。

腑以通为顺

——便秘医案一则

张某，女，34岁，自由职业者。2007年4月2日初诊。

主诉便秘多年，近2年来唇周潮红、起疹，时轻时重，余无不适。舌质淡红，舌苔薄白，脉弦缓。证属气机失畅，升降失司。治以调畅气机、润肠通便为法，方用四逆散加味。处方：柴胡12g，枳实12g，赤芍12g，瓜蒌仁24g，麻子仁15g，生甘草3g。4剂水煎服。

2007年4月6日二诊：药后无特殊变化，近一周大便未行，腹有胀感，舌、脉同前。结合患者身体壮实，细思调理气机不效，证属"胃家实"无疑，治以通下为法，方用大承气汤合桃核承气汤加减。处方：生大黄(后下)12g，芒硝(分冲)9g，厚朴6g，枳实6g，桃仁(捣)12g，桂枝6g。3剂水煎服。

2007年4月9日三诊：药后大便极畅，每日2~3行，便后全身舒畅，精神清爽，胃纳大增，唇周潮红、起疹明显消退。上方加生白术15g，4剂水煎服。

2007年4月13日三诊：大便每日一行，唇周潮红、起疹渐退，余无不适。舌质淡红，舌苔薄白，脉弦缓。上方生白术改为30g，3剂水煎服。

此后大便每日保持一行，服药由1日1剂渐改为2日1剂、3日1剂，于2007年5月27日停药，前后共服药36剂。停药观察月余大便正常，无不适。

按："进与病谋,退与心谋。"总结这一病例,有以下四点认识。

1.关于便秘。便秘可以是一个独立的病变,也可以是某一病变的一个伴随症状。无论便秘是以症状或以疾病出现,临床中都应该重视首先解决便秘。六腑以通为顺,便秘可致腑气不通,进而影响全身气机的运行及五脏的变化。而引起便秘的病因病机是极为复杂多端的,绝非教科书中三、五证所能囊括。加之部分患者证象不显或无证可辨,更增加了便秘辨证治疗的难度。本案患者曾多方治疗,皆未收效,便秘难治,可见一斑。

2.关于大承气汤的适应证。《伤寒论》一书中,涉及大承气汤的条文有20条之多,不外乎反复强调对大承气汤证的辨识。翻阅历代医家留下的医案,大承气汤方往往是名医手中起死回生的妙方。对于大承气汤的适应证,后世方书多强调"痞、满、燥、实"四症俱全,加上脉实。这种典型表现多见于病情已处于危重期,在我们平日门诊中很少能见到。本案中并无大承气汤方证表现,笔者想到使用且连续使用大承气汤是受清代医家郑钦安的启发。郑钦安曾说:"大承气汤,未至里实之盛者,亦可改分两以施之。"

3.关于大承气汤是否能连续使用。方书中多指出大承气汤为攻下峻剂,中病即止。而本案连用 32 剂,无不适表现。当然与方中药物加减有关,但患者的体质是不容忽视的因素之一。

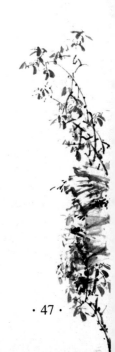

郑钦安曾说:"大承气汤未至里实之盛者,亦可改分两以施之。"

4.关于"承气加术法"。承气汤取效,加大剂白术收功,这是笔者从保和丸加白术法(即大安丸)中悟到的,用于临床,也颇应手。

内伤用药大法,所贵服之强人胃气

——婴儿便秘医案一则

患儿赵某,男,10 个月。2008 年 3 月 26 日初诊。

自出生后即大便燥结,数日不行,需口服"泻下药"及外用"开塞露"才能便下,家长甚为忧急。历更数医,服药即便泻,停药则不便。诊见患儿面白体瘦,进食偏少(出生后即非母乳喂养),精神尚好。考虑脾运无力,不能正

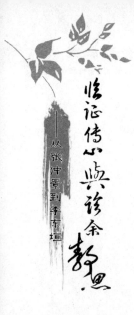

临证传心与诊余静思
——从张仲景到李东垣

常布化津液,致肠燥便结。治以运脾润肠为法。处方:生白术 12g,鸡内金 12g,麻子仁 12g,蝉衣 3g。7 剂水煎服。

2008 年 4 月 9 日二诊:药后大便明显转畅,不需口服泻下药及外用开塞露。上方继服 7 剂。

2008 年 4 月 23 日三诊:患儿母亲甚为欣喜。近来患儿大便成条状,基本可每日排便 1 次。以前所服中药,即使便通,也是稀水中杂以燥屎,从未见这种条状便。嘱上方常备,间断服用。顺便问了一句:如何能给孩子喂下中药?母亲回答是:这孩子喝不下米汤,但能喝下中药。

按:《内经》中说:"魄门为五脏使"。大便的通与不通直接关系到五脏的功能运作,关系到机体的整体状态。临床所见,便秘属多发病,病因病机也较复杂多样。但对于久治不效的便秘,以脾虚多见。或为素体脾虚,或为反复使用泻下药伤脾。诸医皆识脾虚泄泻,而不识脾虚便秘;诸医皆善用参苓白术散治疗脾虚泄泻,而不知何药能治脾虚便秘。苦寒泻下,取效一时,徒伤脾胃;油脂润下,收效也暂,日久困脾碍运,便秘反甚;参芪补脾,转增燥热,热反伤气,脾运更弱。

方书多谓李东垣善用人参、黄芪、炙甘草补中。但读李东垣书,见李东垣治"脾胃不足"是以白术为君药,人参、黄芪仅为臣药。东垣治疗"病久厌厌不能食,而脏腑或结或溏"的白术和胃丸便是重用白术,以白术为君。脾虚便秘,生白术配鸡内金,健脾运脾,日久多见良效。这也颇合李东垣主张的"内伤用药大法,所贵服之强人胃气"的王道治法。也与"易水学派"创制和推崇的枳术丸方有异曲同工之妙。

上案中,因大便燥结较甚,故在生白术配鸡内金的基础上权加麻子仁润燥。小儿脾常不足,肝常有余,诊视患儿双眼灵动,食少而动多,故加小量蝉衣入肝以治风。药后稀水中杂以燥屎,是泻下的结果。而大便成条状,既不见稀水,也不见燥屎,提示脾运恢复,肠道得津液输布而能正常润下。常备久服,希脾运强健,不需药助,即李东垣所谓"但久令人胃气强实,不复伤也。"

久治不效的便秘,以脾虚多见。

李东垣治"脾胃不足"是以白术为君药。

脾胃在人体中非常重要,很多古今大医都这么说。但临床上,并不见得所有的医生都能意识到这句话的重要性。即使意识到,用药时不一定能想到、做到。在脾胃功能正常时,用药的前提也是尽量不伤损脾胃,否则病治没了,人也治死了。不是危言耸听,真小人比伪君子更可怕。

此病不宜大下之

——气虚便秘医案一则

汪某,女,43 岁。2008 年 4 月 25 日初诊。

主诉便秘 10 余年,需常服"泻药"。伴见精神欠佳,面色暗黄,月经不调,有时一月 2 行。舌质淡暗,舌苔白润,脉细缓。证属脾虚失运,升降失司。治以补中益气、升清降浊为法,方用补中益气汤加减。处方:生黄芪 15g,党参 6g,当归 9g,苍术 9g,陈皮 6g,升麻 3g,柴胡 3g,枳实 9g,瓜蒌仁 24g,炙甘草 3g。7 剂水煎服。

2008 年 5 月 3 日二诊:药后大便可维持每日 1 次,不需用"泻药",腹内舒适许多,精神也有好转。上方党参改人参,继服 7 剂。

2008 年 5 月 10 日电话告知大便正常,余无不适。嘱上方隔日 1 剂,再服 7 剂后停药。

按:方书中多有"气虚便秘"一说,但临床实际中,气虚便秘常常被误治。正如本案,患者气虚表现明显,但 10 余年来服"泻药"无数,而绝少服"补气药"。方书中多说补中益气汤方可以治疗气虚便秘,但临床上面对便秘患者能想到用补中益气汤方的医生不算太多,因为常规治疗便秘的思维中,怎么也不会有补中升提一法。当我们一味地指责方书(尤其是现代人编写的方书)只是纸上谈兵、不切实用时,实际上我们忽略了另一个问题,就是自身的问题,总是用自己已经形成的思维去思考、看待中医的临床,于是我们无意中怀疑和摒弃了一大部分实用的东西。

学步容易创新难。有没有人想到过这样一个问题,补中益气汤是李东垣创制的一首名方,那么李东垣面对气虚便秘如何治疗呢? 补中益气汤一方最早见于《内外伤辨惑论》一书中,李东垣在其方后的"四时用药加减法"中有这么一段文字:"大便秘涩,加当归一钱,大黄(酒洗煨)五分或一钱。如有不便者,先用清者一口,调玄明粉五分或一钱,如大便行则止。此病不宜

> 我们总是用自己已经形成的思维去思考、看待中医的临床,于是我们无意中怀疑和摒弃了一大部分实用的东西。

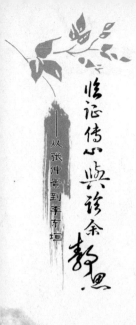

大下之，必变凶证也。"

细细品味这段文字，也许会让我们学会治疗气虚便秘，至少可以减少误治。

认识阳气不伸

——慢性阑尾炎医案一则

高某，女，45岁。2005年8月9日初诊。

主诉"阑尾炎"屡发。反复静脉点滴抗生素，持续口服中药，一年之久，不能治愈。诊见右下腹持续性隐痛，牵掣痛，腹胀，纳差，便溏，形寒乏力，面色惨淡。舌质淡白，舌苔薄腻，脉濡。查其所服方药，或清泻，或渗利，或温阳，但总不离解毒、活血。证属脾胃内伤，阳气不得升发。治以补益脾胃、升发阳气为法。方用东垣升阳益胃汤化裁。处方：生黄芪90g，人参40g，焦白术40g，姜半夏30g，茯苓30g，陈皮30g，炒白芍30g，防风10g，羌活10g，独活10g，柴胡10g，黄连10g，苍术20g，炙甘草20g。上药共研细末，每日早、晚饭前各温水送服5g。

2005年9月15日二诊：药后精神好转，肢体温和，纳增便调，腹无不适，舌苔转薄。上方继服1剂，痊愈。

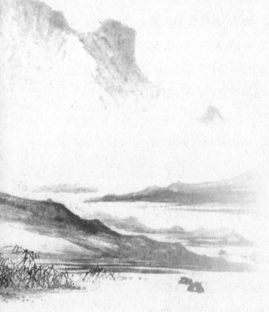

人之所生所长，全赖阳气，阳气的健旺，全赖升发。

按：李东垣说："内伤脾胃，百病由生。"人之所生所长，全赖阳气，阳气的健旺，全赖升发。当今中医临床，擅用清泻解毒者多。细想其中缘由，清泻误用也多能见效或坏证不能立显，而升阳误用坏证立显。且中、西医结合可以认为无毒不成病，无火不成疾。毒、火当清、当泻，全不顾及脾运胃纳和阳气的衰亡。

基于纠偏，当前"温阳学派"的兴起有其必然。但"温阳学派"注重先天肾(元)阳，治疗重在温阳、潜阳、祛寒，与东垣学说注重后天脾胃，治疗重在补中、升清、降浊各有所长，不可偏执、偏废。本案病机关键在于中焦阳气不足，阳气升发不足，即东垣所谓"阳气不伸"，治疗只能补中升散，而不宜温补收敛。

也许有人会问："书中何处载有阑尾炎需用人参、白术和羌活、独活治疗者？""有是证，用是药"，中医辨证处方与阑尾炎何干！如果一定要找，《张琪临床经验辑要》一书中有一句话可供参考："对多种慢性疾病，凡见以脾胃虚弱、清阳不升为主要见证者，每以升阳益胃汤化裁应用而多获良效。"

升阳益胃汤方出自《内外伤辨惑论》，原方主治"脾胃虚则怠惰嗜卧，四肢不收，时值秋燥令行，湿热少退，体重节痛，口干舌干，饮食无味，大便不调，小便频数，不欲食，食不消；兼见肺病，洒淅恶寒，惨惨不乐，面色恶而不和，乃阳气不伸故也。"原方组成乍看似有杂乱之嫌，《医方集解》对其方解为"此足太阴、阳明药也。六君子助阳益胃，补脾胃之上药也，加黄芪以补肺而固卫，芍药以敛阴而调荣，羌活、独活、防风、柴胡以除湿痛而升清阳，茯苓、泽泻以泻湿热而降浊阴，少佐黄连以退阴火，补中有散，发中有收，使气足阳升，自正旺而邪服矣。"《删补名医方论》在本方后有一段按语值得临床医生一读："人参属补，不知君于枳、朴中，即为补中泻也。羌、防辈为散，不知佐于参、芪中，即为补中升也。近世之医，一见羌、防辈，即曰：发散不可轻用。亦不审佐于何药之中，皆因读书未明，不知造化别有妙理耳。"

活血治胀，治发机先

——胁胀胸憋医案一则

某女，40岁。2004年9月27日初诊。

主诉胁胀胸憋2月余，病起于"生气"，伴见双乳胀憋、时有叹息、心烦失眠，视其面色少泽，闷闷不乐。舌质淡暗，舌苔薄白，脉弦。服药近2个月，迭更数医，皆无寸效，郁闷更甚。检视所服方药，多以柴胡疏肝散、逍遥散、

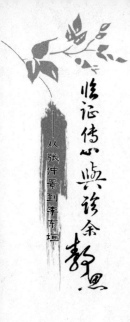

柴平汤等方化裁。证属肝气郁结，为何疏肝理气不效？想到清代医家王旭高在书中提到疏肝不应当疏肝通络。尽管本病证尚无明显"络阻"表现，不妨一试。遂处血府逐瘀汤方加减。处方：柴胡12g，当归12g，生地黄12g，川芎9g，赤芍12g，桃仁9g，红花9g，桔梗9g，枳壳9g，怀牛膝9g，茯苓12g，炙甘草3g。3剂水煎服。

2004年9月30日二诊：药后大效，胸、胁、乳皆畅，失眠也失。继服3剂，痊愈。

按：本案见效之速，实出意料之外。通常辨证，胀属气滞，痛为血瘀。本案只胀不痛，却属络阻血瘀，似提示"隐性病机"的存在，治疗也符合"治发机先"。

清代医家王旭高在《西溪书屋夜话录》一书中指出："一法曰：疏肝通络。如疏肝不应，营气痹窒，络脉瘀阻，兼通血络，如旋覆、新绛、归须、桃仁、泽兰叶等。"也就是说，临床上治疗肝郁，当疏肝理气法无效时，应该考虑使用疏肝通络法。用药为旋覆、新绛、归须、桃仁、泽兰叶等，实为《金匮要略》治"肝着"之旋覆花汤方加减。笔者临床喜用血府逐瘀汤方加减，自觉尚为应手。

人身诸病，多生于郁

——痹证医案一则

王某，女，61岁。2007年12月7日初诊。

患者近2年来手足指趾近、远端关节麻木、疼痛、晨僵，无变形，热水熏洗可减轻症状。类风湿因子、抗链"O"试验都为阴性。伴见腰痛、头昏、目糊、眠差、脘腹痞满、纳食欠佳、打呃，大便日1次。舌质淡暗，舌苔薄白腻，脉沉弦。

患者年高久劳，脏腑功能低下，气血津液失畅。先予逍遥散方加减，疏肝调脾，通行脉络。处方：柴胡9g，当归12g，赤芍12g，茯苓12g，生白术12g，丹参 15g、细辛 3g、全蝎 6g、僵蚕 12g、炙甘草 3g。3 剂水煎服。

2007 年 12 月 10 日二诊：药后自觉全身舒畅许多，脘腹痞满不减。逍遥散方已见功，改用半夏泻心汤方恢复中焦气机升降。处方：姜半夏 12g、干姜 6g、黄芩 12g、黄连 3g、党参 6g、枳实 9g、枳壳 9g、炙甘草 3g。4 剂水煎服。

2007 年 12 月 14 日三诊：诸症轻减，口苦，舌苔左侧条状浮黄。改用小柴胡汤方加减调畅胆胃气机。处方：柴胡 9g、黄芩 12g、姜半夏 12g、党参 9g、青皮 9g、陈皮 9g、砂仁（后下）9g、丹参 9g、生甘草 3g。3 剂水煎服。

2007 年 12 月 17 日四诊：经 3 次用药，关节不适明显缓解，其余诸症渐不明显，纳食增加，精神明显转好。舌质淡暗，舌苔薄白，脉沉缓。转方以六君子汤方加味"执中州以运四旁"。处方：党参 12g、炒白术 12g、茯苓 12g、姜半夏 9g、陈皮 9g、全蝎 6g、僵蚕 12g、丹参 9g、炙甘草 3g。7 剂水煎服。

患者持方返回老家。

按：痹，即痹阻不通，不通则痛，因此常说痹痛。中医对痹痛的认识，不外乎邪滞经络，气血阻滞，治疗也以驱邪扶正，恢复经络气血通畅为要。清代医家程国彭在《医学心悟》中总结治痹之法可谓要言不烦，颇合实用。书中说到："治行痹者，散风为主，而以除寒祛湿佐之，大抵参以补血之剂，所谓治风先治血，血行风自灭也。治痛痹者，散寒为主，而以疏风燥湿佐之，大抵参以补火之剂，所谓热则流通，寒则凝塞，通则不痛，痛则不通也。治着痹者，燥湿为主，而以祛风散寒佐之，大抵参以补脾之剂，盖土旺则能胜湿，而气足自无顽麻也。通用蠲痹汤加减主之，痛甚者，佐以松枝酒。"但这种治法仍然是言其"常"，中医学鲜活的生命力往往体现在临床的"知常达变"。纵观中医学治疗史上百家争鸣，百派纷呈，争论的核心往往不在于治疗之"常"，而在于治疗之"变"上。后学者"守常"而"达变"，往往可达"一以贯之"之效。

本案属于痹证无疑，以治痹常法祛风湿，通经络，止痹痛，也可在一定程度上缓解症状，但病症会时时反复，终不能治愈。笔者接诊时，虽然留意到局部的痹阻，但更关心的是全身的气机不畅。全身"痹阻"得不到治愈，局部气血岂能畅行无阻？因此，每诊只小量参用祛风湿、通经络之品，而治疗着力点主要在于恢复全身气血的正常循行。初诊用逍遥散方调肝脾，解郁滞；二诊用半夏泻心汤方调中焦，复升降；三诊用小柴胡汤方调胆胃，畅三焦；四诊以六君子汤方壮旺"气血生化之源"，以期"壮者气行则已"，从而达到彻底治愈的目的。

中医学鲜活的生命力往往体现在临床的"知常达变。"

纵观中医学治疗史上百家争鸣，百派纷呈，争论的核心往往不在于治疗之"常"，而在于治疗之"变"上。后学者"守常"而"达变"，往往可达"一以贯之"之效。

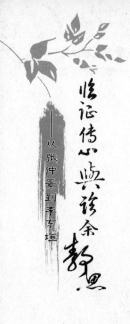

朱丹溪在《丹溪心法》里说："气血冲和，万病不生，一有怫郁，诸病生焉。故人身诸病，多生于郁。"实为临床有得之言。

阴阳失和，诸症百出

——头晕医案一则

张某，女，45岁，农民。2007年9月2日初诊。

主诉发作性头晕3年余，头晕甚时伴恶心、呕吐，不发作时头昏欠清。近一月来发作频繁。伴见乏力，汗多，畏寒，畏热，睡眠欠佳，时有打呃，有时脘腹不舒，大便秘结。月经尚规律，量较多。舌质淡红，舌尖有瘀斑，舌苔薄白，脉象细弦缓。内科及耳鼻喉科相关专科检查未见异常。证属阴阳失和，气机紊乱。治以调和阴阳为法，方用柴胡加龙骨牡蛎汤加减。处方：柴胡9g，桂枝9g，生白芍12g，黄芩12g，生龙、牡（先煎）各30g，炒谷、麦芽各15g，姜半夏9g，茯苓15g，酒大黄（后下）9g，党参9g，枳实9g，炙甘草3g。4剂水煎服。

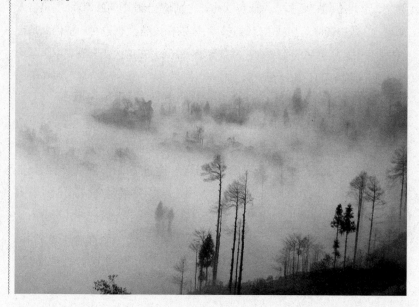

2007年9月6日二诊：药后诸症明显减轻，上方酒大黄减为6g，党参改为人参4g，7剂水煎服。

患者带药返回老家，1周后电话告知诸症已无，精神、睡眠俱好，停药。

2007年11月4日三诊：近1月来"感冒"后杂药乱投，身体又感不适，自觉头昏，腹胀，全身不舒，自汗，便秘。舌质淡红，舌苔白，脉细弦。

证属三阳合病，治以柴胡桂枝汤合小承气汤方加减。处方：柴胡9g，桂枝9g，黄芩12g，生白芍12g，厚朴9g，枳实9g，酒大黄（后下）6g，桔梗9g，党参6g，炒谷、麦芽各12g，生甘草3g。2剂水煎服。

2007年11月6日四诊：药后诸症明显减轻，全身不适感已无。继以柴胡桂枝汤加减，携方返回老家。

按：《伤寒论》中柴胡加龙骨牡蛎汤治疗"伤寒八九日，下之，胸满烦惊，小便不利，谵语，一身尽重，不能转侧者"（见107条）。柴胡加龙骨牡蛎汤证，确实是邪弥三焦，周身均病，但病机关键是少阳枢机不利。尽管很难有确切的贴近临床的证解、方解，但历代医家对本方的疗效是肯定的，正如陆渊雷所说："方虽杂糅，颇有疑其不可用者，然按证施治，得效者多，经方配合之妙，诚非今日之知识所能尽晓也。"

临床体会，本方适应证确实是三焦俱病，诸症纷出。这种病变可以有外邪侵扰，但以内在气血阴阳失调为主，主要表现为气机升降出入的紊乱与障碍，这种紊乱与障碍的根源在于阴阳失调。本方实际可以看成是在小柴胡汤和桂枝汤的合方基础上加减而成，用方成败的关键在于掌握方中升与降、出与入、寒与热、补与泻诸多力量与病症的合拍程度，不在大补大泻，而在巧妙调和，不使蛮而使巧。

> 用方成败的关键在于掌握方中升与降、出与入、寒与热、补与泻诸多力量与病症的合拍程度，不在大补大泻，而在巧妙调和，不使蛮而使巧。

本案初诊病症不可谓不重，患者和家属已无奈到不知如何去看病，到哪里去看病。药后诸症控制也不可谓不速，方书中惯用的"方证合拍，诸症如失"也许就是这个意思。可见本方的疗效确有不可思议之处。二诊改党参为人参的用意在于人参可补元气而党参不能。

我们熟知"有是证，用是药。"三诊中三阳病合见，于是合小柴胡汤、桂枝汤、小承气汤三方并治，见效尚称满意。临床太少合病用柴胡桂枝汤的机会极多，可惜诸医不识，徒以温病方或时方越治越乱，甚至治至不起。

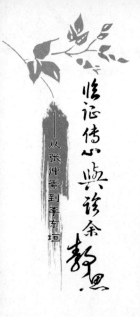

调和阴阳治头痛

——头痛医案二则

案1 赵某,男,13岁。2002年8月1日初诊。

主诉头痛2年余,时发时止,近一月来每日晨起头痛较重,以右侧头痛明显。经行头颅CT检查、鼻窦CT检查未见异常。纳食尚可,大便调,睡眠好。舌质淡红,舌苔薄白,脉弦缓。证属阴阳失和。治以调和阴阳为法,方用柴胡加龙骨牡蛎汤加减。处方:柴胡9g,黄芩9g,党参9g,桂枝9g,姜半夏9g,茯苓12g,赤芍9g,生龙、牡(先煎)各20g,炒谷、麦芽各12g,生大黄4g,生姜3片,大枣3枚。7剂水煎服。

2002年8月8日二诊:近3天头痛未发,余无不适。舌、脉同前。上方继服7剂。

2002年8月19日三诊:上方服11剂,近来头痛未再出现。上方去炒谷、麦芽,加焦神曲9g,鸡内金9g。7剂,2日1剂,水煎服。

1年后以他病就诊,头痛未再发作。

案2 赵某,男,15岁。2003年3月5日初诊。

主诉发作性头痛3年余。患者3年前无明显诱因出现发作性头痛,呈刺痛,持续时间短,20余日发作一次,尚不影响睡眠、学习。今年开学后(2月28日)头痛加重,呈持续性,自觉头痛如裂,如刀割。部位位于头顶正中督脉循行处,自觉疼痛处发热。伴见目眩(视物变远、变小),无呕恶,痛剧时双肩酸软不适,头部及手心出汗。平时无近视,身无发热,纳可,便调。舌体大,舌质淡暗,舌苔白,脉动不宁。自述面部类痤疮样丘疹先自小腿而发,后转至大腿、躯干及上肢,后转至面部,转至面部后开始发作头痛,自述头痛甚时面部丘疹会缓解。口中和,不喜饮。头痛

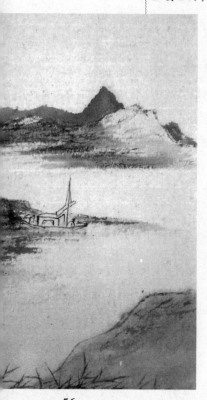

时唇干,但不喜饮。平素喜食偏凉食物,脘腹无不适。证属阴阳失和,肝经风动。治以调和阴阳,祛风通络为法,方用柴胡加龙骨牡蛎汤加减。处方:柴胡12g,姜半夏12g,黄芩12g,党参9g,桂枝9g,茯苓15g,酒军(后下)3g,生龙、牡(先煎)各18g,菊花12g,蔓荆子9g,地龙12g,僵蚕12g,生甘草6g,生姜3片,大枣5枚。2剂水煎服。

2003年3月7日二诊:药后头痛略缓,头热有增,均以下午为甚,余同前。舌质淡暗,苔白欠润,脉弦动不宁。上方生龙、牡改为各30g,加怀牛膝9g、生石膏(先煎)15g,2剂水煎服。

2003年3月9日三诊:患者自昨日开始头痛缓解,余无不适。舌质淡暗,舌苔白,脉弦。为便于服用,遵前法制蜜丸,每服12g,日2次,口服2个月。

2006年12月18日以他病就诊,自述上次服药后头痛未再发。

按:头痛为临床常见病症,儿童以鼻窦炎多见,成人女性以偏头痛多见。笔者临证注意到,8～15岁的孩子容易出现一种头痛,通常发作于前额部或两太阳穴处,也可见于头顶部或全头痛。可以呈昏痛,也可以表现为发作性剧痛。通常头颅CT检查和鼻窦CT检查无异常,脑电图检查可以见异常,也可以见正常。发作间歇期一般不伴有其他症状,舌象、脉象也可以表现为正常。也就是说,经常无证可辨。考虑到这一年龄段孩子身体和心理的成长较为迅速,头痛可能与成长期引起一定程度的阴阳不谐有关。基于此,笔者治疗这种头痛,常选用柴胡加龙骨牡蛎汤方加减调和阴阳,多能取得很好的疗效。如果患儿因学习原因不能用汤剂治疗,也可用柴胡加龙骨牡蛎汤配制成丸剂服用,较易坚持治疗,疗效亦佳。

《胡希恕伤寒论讲座》:"柴胡剂这类的药与脑系就有关系。"

痰阻气滞百病生
——凌晨汗出医案一则

孙某,女,48岁,家庭主妇。2007年3月26日初诊。

主诉近半年来时有烦躁,胸憋气紧,每日凌晨4～5时汗出。纳食尚可,

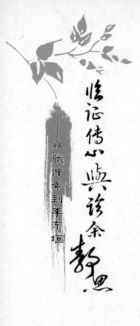

二便调，精神尚可。3年前发现有高血压病、冠心病。诊见舌质淡红，舌苔薄白腻，脉缓。证属痰阻气滞，气血失和。治以化痰行气，调和气血为法。方用温胆汤合四逆散。处方：制半夏12g，陈皮12g，茯苓15g，枳实12g，竹茹12g，柴胡9g，赤芍12g，炙甘草3g。5剂水煎服。

2007年4月4日二诊：近一周来烦躁、汗出明显减轻，胸憋气紧尚时轻时重。舌质暗红，舌苔转为薄白，脉缓。依法继进，上方稍作调整。处方：制半夏9g，陈皮9g，茯苓15g，枳实9g，竹茹9g，柴胡9g，赤芍9g，郁金12g，石菖蒲12g，浮小麦12g，炙甘草3g。5剂水煎服。

2007年4月17日三诊：药后胸憋气紧及凌晨汗出都已缓解，只是偶有心烦。舌质暗红，舌苔薄白，脉缓。上方去浮小麦，加桑寄生30g，7剂水煎服。

药后痊愈。2007年10月28日陪夫前来看病，病症未反复。

按： 中医秉承中国传统文化的整体恒动观，认为人体是一个有机的整体，整个机体内部时刻不停地在运动着、变化着。一旦某一局部失去运动之常，甚或转为静止，机体就会出现病变。整体静止，也就意味着死亡。人体内运行着诸多物质，但毫无疑问，气、血、津液当是主要的物质，三者无处不到。一旦气、血、津液运行失常，气停为气滞，血停为血瘀，津液停滞为痰、为饮、为湿，病变即生。同时三者又可彼此影响，如气滞可引起瘀阻、痰滞，痰滞可引起气滞、瘀阻，瘀阻可引起气滞、痰滞。治疗时需分清主次、先后。临床上，较气滞血瘀而言，痰阻气滞每每引不起医者的重视。本案气、血、津液运行皆已受累，但以痰阻为关键因素，判断依据为苔腻、脉缓。治疗应以化痰为主，切不可多用活血药。案中值得注意的是，凌晨4～5时汗出，机理何在？前医百治不效，却以一张普通的温胆汤方加减，竟能在较短时间内使其汗减直至不汗出，且之后不复发，也实出意料之外。

《丹溪心法》："百病中多有兼痰者，世所不知也。"

《杂病源流犀烛》："痰为诸病之源，怪病皆由痰成也。"

· 58 ·

中医是理论医学

——足跟痛医案一则

　　毋庸讳言,临床医生论治前的辨证是允许推理的,在中医理论指导下。中医是理论医学。

　　姚某,女,31 岁。2008 年 6 月 6 日初诊。

　　主诉足跟痛三年,病起于产后,呈胀痛、掣痛,晨起较甚。余无不适。舌质淡红,舌苔薄白,脉细弦。证属肾气不足,湿滞瘀阻。治以补肾祛湿,活血通经。处以四妙散合桃红四物汤加减。处方:苍术 9g,黄柏 9g,生薏苡仁15g,怀牛膝 15g,当归 12g,白芍药 12g,川芎 9g,桃仁 12g,细辛 3g,骨碎补15g。3 剂水煎服。

　　2008 年 6 月 9 日二诊:药后症状稍轻,上方黄柏减为 6g,继服 4 剂。

　　2008 年 6 月 13 日三诊:足跟痛明显减轻,舌脉同前。治以补肾为主。处方:生白术 30g,生薏苡仁 30g,骨碎补 15g,杜仲 15g,怀牛膝 15g。3 剂水煎服。

　　2008 年 6 月 16 日四诊:足跟痛已无,运动后足跟部稍有酸困感。上方加枸杞子 15g,菟丝子 15g。4 剂水煎服。

　　按:本案患者年轻,除主诉足跟痛外,别无任何伴随症状,并且从神、色、形、态方面也无法捕捉到明显的体质偏性。舌质淡红、舌苔薄白为正常舌象,脉细弦也可为女子正常脉象。也就是说面对患者几乎无证可辨。而没有证也就谈不到治法、处方,处方的前提是必须有证。从理论推测,足跟属肾经所络,病起于产后,久立久行加重,且病变已历三年,考虑有潜在肾虚;足跟痛晨起较甚,且呈胀痛、掣痛,考虑与邪实阻滞、经络不畅有关;病在下

临床医生论治前的辨证是允许推理的,在中医理论指导下。

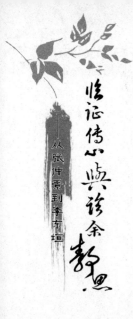

焦足跟,湿邪趋下,易走下焦,考虑邪实当有湿邪,湿郁日久,化热似乎也在情理之中;邪滞日久,经络不畅,瘀滞自然而生,何况病变得之于产后,考虑邪实也与瘀阻有关。综合上述推理,辨证当属肾虚为本,湿热瘀滞、经络不畅为标。首方以桃红四物汤合四妙散加减散瘀滞、除湿热。地黄之滋腻不利于通利,红花之轻散不利于走下,故舍而不用,同时加骨碎补、细辛补肾通络。全方组合,重在祛邪滞,除痹阻。二诊黄柏减量,恐苦寒伤正。服7剂足跟痛大减,提示邪滞渐除,痹阻渐开。三诊改以骨碎补、牛膝、杜仲等补肾为主。用白术"输精于肾","利腰脐间血";用薏苡仁祛湿通络,取其清利,不使邪去复聚。此时用药,最忌太静,留邪滞邪,常使病证反复或缠绵。全舍血药,因血药不利于补肾气、祛湿滞。晨痛已无,提示邪滞已去,故四诊时加大补肾力量。

关于白术,部分学者认为补肾药中不可加用白术,因白术不利于补肾药直趋下焦。但以张元素、李东垣为代表的一部分医家认为白术有"输精于肾"的功效。笔者临证体会,白术确有"输精于肾"之功,但用量需大,量小也确有不利于补肾药趋下之弊。

或问,本案中毫无湿象可言,为何始终不舍薏苡仁,且用量较大?下焦病证大多兼湿郁,这在临床历验不爽。并且,患者无明显肾虚舌脉的症状,单用补肾方药,极易造成下焦湿郁,故薏苡仁始终加用且重用。

穿山甲通络独擅

——腰痛医案一则

杨某,男,74岁,干部。2000年5月14日初诊。

患者2天前坐公交车,未坐下而车走开,不慎腰部撞向座椅靠背,致腰痛不能少动,呻吟于床榻之上,大、小便皆需家人护理。自忖"伤筋动骨一百天",但眼下疼痛难忍,希服药能减轻痛苦即可。诊见卧床不敢少动,舌、脉无明显异常。治从外伤瘀阻着眼,方用复元活血汤加减。因炮山甲价昂而易以"破血逐瘀，续筋接骨"之土元。处方：柴胡 9g，当归 12g，桃仁（捣）12g，红花 12g，土元 12g，酒大黄（后下）9g，天花粉 12g，续断 12g，炙甘草 6g。3 剂水煎服。

2000 年 5 月 17 日二诊：服药 3 剂效果不显，仍疼痛难忍，呻吟不止。上方去土元，改用炮山甲（捣）12g，3 剂水煎服。

2000 年 5 月 20 日三诊：患者谈笑于床榻之上，自述服第二方 1 剂后即腰痛明显减轻，服 2 剂后可翻身、起坐，服 3 剂即能下地活动。见效之速，笔者始料未及。

按：穿山甲作为一味虫类药，其功能主在通络，与其他活血化瘀药有着较大的区别。按照叶天士对虫类药的认识，飞者升，走者降，有血者入血，无血者走气，穿山甲是"走者"、"无血者"，当属"走气"、"性降者"。笔者临证体会，穿山甲与众不同之处确在于其"走气"，能通络中之气，气通血活，气帅血行，而起到通经活络作用。同时，穿山甲不独性降，人体上、中、下皆能通达，正如《本草从新》所说："善窜，专能行散，通经络，达病所。"穿山甲与土元同为虫类药，也同列活血化瘀药中，但穿山甲偏于通络中之气，土元偏于通络中之血，二药功用不同。因此，临证不可用价廉之土元代替价昂之穿山甲。

复元活血汤，出自李东垣的《医学发明》，治疗"从高坠下，恶血留于内，不分十二经络。"因"血者，皆肝之所主，恶血必归于肝，不问何经之伤，必留于胁下，盖肝主血故也。"临证体会，治疗一切外伤所致疼痛病症，不论病位在何经、何处，都可首选本方加减。本案患者表现为腰痛，且年高，故加用一味续断以补肾治伤。

穿山甲偏于通络中之气，土元偏于通络中之血。

肾虚脾困膀胱寒

——淋证医案一则

李某，女，52 岁。2007 年 11 月 26 日初诊。

1 周前突然出现尿频、尿急、尿痛，经西医诊断为急性泌尿系统感染，给

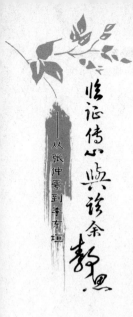

予静滴抗生素 7 天，小便已无不适，尿常规化验正常。但腰困明显，小腹坠痛，畏寒乏力，纳食欠佳，大便尚调。舌苔薄白黏腻，脉沉细。证属脾肾不足，寒湿内困，阳气不得升浮。治以运脾升阳、温化寒湿为法，方用平胃散加味。处方：苍术 9g，厚朴 9g，陈皮 9g，小茴香 12g，续断 15g，羌活 3g，防风 3g，车前子（包煎）15g，生甘草 3g。4 剂水煎服。

2007 年 11 月 30 日二诊：药后诸症明显减轻，上方生甘草改为炙甘草，继服 3 剂。

2007 年 12 月 3 日三诊：腰困已无，小腹无不适，精神、纳食明显好转，尚有畏寒，近 2 日时有咳嗽。舌质淡红，舌苔薄白，脉沉细缓。患者每年冬季易出现反复咳嗽。证属阳虚寒凝。治以温阳散寒为法，方用四逆加人参汤加味。处方：制附子（先煎）12g，干姜 6g，人参 6g，细辛 3g，五味子 9g，炙甘草 6g。5 剂水煎服。

药后咳止，畏寒不明显。嘱服桂附地黄丸善后。

按：对于淋证，中医有"五淋"之分，本病起病当属"热淋"。但就诊时已经使用抗生素治疗 1 周，"膀胱热"已转为"膀胱寒"，且凸显"肾虚"（《诸病源候论·诸淋病候》："诸淋者，由肾虚而膀胱热故也。"）。临证见部分"热淋"患者，起病后多首选西医、西药治疗，待转诊中医时，往往湿热之证不显，而多可见到"肾虚而膀胱寒"。此时治疗，既不可因循清热利湿以治"炎"，也不可大温大补以治肾。前者易伤脾损肾致久淋不复，后者恐"灰中伏火"，诸症复起。本案首方着眼点在于寒湿，同时考虑到了脾运、脾升、肾虚及可能的湿热残余。药后腰困很快缓解，反证此腰困并非单纯由肾虚引起。三诊转为温阳散寒，善后转为温补肾气，整个治疗过程由治标始，治本终，次第井然。

首诊方用羌活、防风，为李东垣手法。或谓东垣治淋不用风药，《兰室秘藏·小便淋闭门》以通关丸治疗"不渴而小便闭"，清肺饮子治疗"渴而小便闭涩不利"，二方并未用到风药。其实，这两方为东垣治急、治标之用，非为治本而设。如治淋顾本，东垣必用升阳，因降泄之品只宜"暂用"、"从权"，"不可以得效之故而久用之"。况且，《内外伤辨惑论》中东垣治淋尚有补中益气汤加泽泻一法，并谓"非风药行经则不可"。

临证见部分"热淋"患者，起病后多首选西医、西药治疗，待转诊中医时，往往温热之证不显，而多可见到"肾虚而膀胱寒"。

气虚水停,温阳无益

——双下肢浮肿医案一则

阮某,男,85 岁。2008 年 4 月 20 日初诊。

主诉双下肢浮肿近一年,午后为甚。伴见精神欠佳,双下肢酸困、憋胀,双足发冷干燥,纳食尚可,大便数日一行。舌质淡暗,舌苔薄白满布,脉沉缓无力。实验室检查:血总蛋白、白蛋白偏低,空腹血糖 9.46mmol/L,尿糖(＋＋),尿蛋白(＋＋)。证属阳虚水停。治以温阳利水为法,方用四逆加人参汤加味。处方:制附子(先煎)12g,干姜 6g,人参 6g,茯苓 12g,猪苓 12g,泽泻 15g,怀牛膝 9g,炙甘草 6g。4 剂水煎服。

2008 年 4 月 30 日二诊:药后诸症不减,大便偏干。证属气虚水停。试进益气利水之品,方用补中益气汤加减。处方:人参 6g,生黄芪 15g,生白术 12g,车前子(包)15g,当归 9g,陈皮 6g,升麻 3g,柴胡 3g,瓜蒌仁 24g,鸡内金 15g,炙甘草 3g。5 剂水煎服。

2008 年 5 月 7 日三诊:药后下肢浮肿尽消。大便 10 余日未行,腹无

源远流长的中医学,圣贤辈出,流派纷呈。作为一个医生,最关注的是如何能把面前病人的病治好,"流派"似乎是次要的。我始终这样认为,始终这样坚守。

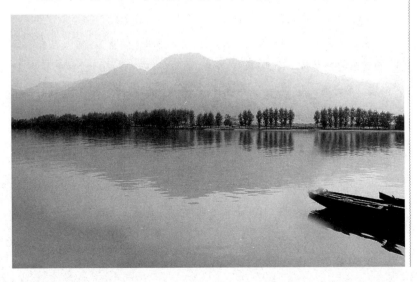

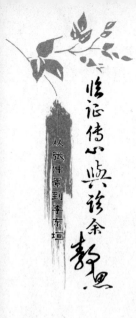
不适。上方加减继进。处方:人参 10g,生黄芪 15g,生白术 15g,当归 12g,陈皮 6g,升麻 3g,柴胡 3g,瓜蒌仁 24g,鸡内金 15g,枳实 9g,炙甘草 3g。5 剂水煎服。

2008 年 5 月 15 日四诊:精神进一步好转,大便畅行。上方稍作调整,患者持方返回乡下。

按:患者年逾八旬,足冷肢肿,六脉无力,阳虚无疑。而温阳乏效,益气却效捷,个中差别,非细细品味不得知。

另,温阳利水无益,可有四种接方方式:一是病久非短期可效,原方继续服用,日久功效自见;二是病重药轻,姜、附倍量继投;三是方药选用不确,进一步加减或改投他方温阳利水;四是辨证有误,重新辨证选方。

处方难,接方更难。不囿门户之偏,广收博取,择善而从,可能更接近于中医的圆机活法。

通阳化气治尿频
——前列腺炎医案一则

温某,男,51 岁,农民工。2007 年 10 月 17 日初诊。

患者近 3 年来尿频、尿急、尿等待,有时尿痛,诊断为"前列腺炎",经中、西医治疗效欠佳。诊见:尿频、尿急、尿等待,夜尿 5～6 次,口干多饮,饮不解渴。平时易反复"感冒"。纳食好,大便调。舌质暗红,舌苔薄白润,脉弦大。证属膀胱气化不利。治以通阳化气为法,方用春泽汤加味。处方:茯苓 15g,猪苓 15g,泽泻 15g,炒白术 12g,桂枝 6g,党参 12g,车前子(包煎)15g。4 剂水煎服。

药后有效,电话告知原方继服。

2007 年 11 月 14 日二诊:上方共服 16 剂,症状基本缓解,小便偶有不适。嘱服"济生肾气丸"善后。

按:本案为气化失职,水饮内停,治疗当用五苓散方。考虑到患者为体力劳动者,平时易"感冒",脉见大,故加补气之党参为春泽汤。有时尿痛,故加利水通淋之车前子。症解后,以补肾化气利水之济生肾气丸善后。方、证、治并无可奇之处。但患者忍受病痛折磨已3年余,多处治疗无效,考虑与前医太过专业有关,诊治时把重点始终放在了"前列腺炎"上,而没有在意"气化"二字。

春泽汤见于《医方集解》,书中五苓散条下有"本方加人参,名春泽汤;再加甘草,亦名春泽汤。"

《金匮要略》:"病痰饮者,当以温药和之。"

中气不足,则溲便为之变

——前列腺肥大医案一则

崔某,男,75岁。2008年5月19日初诊。

主诉小便淋漓不尽1年余,精神欠佳、自汗4月余,未行正规诊治。伴见夜尿频多,每晚5~6次,畏寒,纳食尚可,大便偏稀,口不干,不喜饮。舌质暗红,舌苔白润,左脉细弦,右脉缓大。彩色超声检查提示:前列腺增生,大小4.4cm×3.4cm×3.2cm,残余尿量增多。西医建议手术治疗,患者及家属不接受手术治疗,改诊中医。证属脾虚气陷。治以补气升陷为法,方用补中益气汤加减。处方:炙黄芪15g,人参4g,炒白术9g,当归9g,陈皮6g,升麻3g,柴胡3g,茯苓15g,炒白芍12g,炙甘草3g。3剂水煎服。

2008年5月22日二诊:药后精神有所好转,夜尿明显减少,每晚2~3次。上方去白芍,加枸杞子15g,3剂水煎服。

2008年5月25日三诊:诸症渐退,自认为已经痊愈。精神好转,汗出减少,畏寒已不明显,小便正常。舌质暗红,舌苔薄白,右脉转细弦。初诊方去茯苓、白芍,7剂水煎服。

患者带药返回老家。

按:本病西医诊断为"前列腺肥大",如辨病论治,必用活血化瘀、化痰软坚散结之品,或加补肾之剂。舍病而辨证论治,方用补中益气汤,全不考

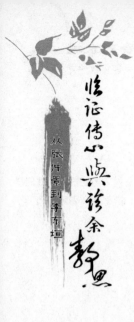

虑增生与肥大,也不考虑肾与肾系,取得了较好的疗效。

　　患者高年,夜尿频多,畏寒,大便偏稀,辨证时极易考虑到肾阳肾气不足,或者误辨为少阴病。但一般来说,肾阳肾气不足脉多见沉,少阴病脉多见微细,二者很少会见到右脉缓大。本案辨证时,主要着眼于右脉缓大,辨为脾虚气陷。正如《黄帝内经》中所说:"中气不足,则溲便为之变。"当然,老人肾阳肾气本也不足,但并非引起本病症之关键。

　　处方时,考虑到老人元气不足,因此用了温补元气的人参,而没有用党参代替;考虑到左脉细弦,因此首诊方加用了柔养肝木之白芍,二诊方改用了平补肝肾之枸杞子,但三诊时总感觉有画蛇添足之嫌,故去之;考虑到水停,故加用了利水之茯苓,但茯苓淡渗,不利于脾升,只可从权暂用,因此三诊方去掉了茯苓。补中益气汤原方加减法中有"如淋,加泽泻五分"一法。但本病并非淋病,故未加泽泻,而只加用了茯苓。

用药当识次第

——早泄医案一则

李某,男,28 岁。2003 年 3 月 23 日初诊。

　　结婚 4 年,婚后性生活不和谐,早泄严重。补肾及补脾诸药遍尝,一无寸效。更奇者,腰酸困明显,而服补肾方药反而腰困加重。诊见:精神欠佳,面白体瘦,纳食欠佳,小便有沫,大便不爽。舌质淡暗,舌体厚大,舌苔白腻,脉缓大。证属先天不足,后天失养,脾肾两虚。脾居中土,土运四旁,治疗先以运脾和中为要。处方:苍术 9g,厚朴 9g,陈皮 9g,姜半夏 9g,石菖蒲 12g,茯苓 12g,鸡内金 12g,炙甘草 3g。5 剂水煎服。另外,使用五倍子 20g,水煎,每晚熏洗阴茎半小时。

　　2003 年 3 月 28 日二诊:药后纳食有所好转,苔腻稍减,上方加炒白术 9g,继服 7 剂。外用药继用。

　　2003 年 4 月 4 日三诊:纳食增加,精神好转,舌苔转薄白。上方稍作调整,由运脾为主转为补脾为主。处方:党参6g,炒白术15g,鸡内金15g,苍术9g,茯苓12g,姜半夏9g,陈皮9g,石菖蒲9g,炙甘草3g。7剂水煎服。

2003年4月11日四诊:精神好,饮食、大小便正常,腰困尚明显,早泄稍见好转。舌质淡暗,舌苔薄白,脉弱。治脾渐佐治肾。处方:人参6g,炒白术15g,鸡内金15g,茯苓12g,姜半夏9g,陈皮9g,杜仲15g,狗脊15g,炙甘草3g。7剂水煎服。

2003年4月18日五诊:腰困、早泄明显好转,上方加巴戟天12g,继服7剂。

2003年4月25日六诊:腰困不明显,性生活较为和谐,精神状态较好。停用汤剂,改为丸剂缓补脾肾。处方:人参30g,炒白术120g,茯苓40g,姜半夏30g,陈皮30g,鸡内金120g,熟地黄90g,狗脊(去毛)60g,杜仲(炒断丝)60g,仙茅30g,五味子30g,炙甘草30g。1剂,共研末,炼蜜为丸,每丸重10g,每日早、晚空腹各服1丸。

药后诸症痊愈,纳旺体壮。

按:本案辨证用药并不难,难在对用药先后、次第的把握上。先后诊治六次,处方用药次第井然,逐步推进,病症也逐步好转,未见波折。整体治疗依次为:治法上,先运脾,渐补脾,再补肾;用方上,先用平胃散方,渐转六君子汤方,后加肾气丸方意;用药上,先用苍术,继用白术,渐加人(党)参,渐加杜仲,后用熟地黄。前医辨证似也无误,但不识用药次第,只知补而不知用补之前先运脾和中,终属无效,甚或加重病症。

关于用药识次第,见于张子和《儒门事亲》。原文谓:"高评事,中风稍缓,张令涌之。后服铁弹丸,在《普济》加减方中。或问张曰:君常笑人中风服铁弹丸,今自用之,何也?张曰:此收后之药也,今人用之于大势方来之时,正犹蚍蜉撼大树,不识次第故也。"

用药识次第,在临床上有一定的指导意义,在学习、使用专病专方、古今名方验方时尤显重要。即使所用方剂功用、主治与疾病基本病机相合,由于使用时机不当,也会造成"效方无效"。而在慢性病的治疗中,用药不识次第,常可导致病机复杂,病症缠绵难愈。如慢喉痹(慢性咽炎)一病,中医传统认为多以阴虚为本,甘寒养阴为治疗常法,所见专方、验方也多以养阴为主。但在治疗用方用药过程中,如不注意外邪的入侵(如风热、燥热之邪),

前医辨证似也无误,但不识用药次第,只知补而不知用补之前先运脾和中,终属无效,甚或加重病症。

用药识次第,在临床上有一定的指导意义,在学习、使用专病专方、古今名方验方时尤显重要。即使所用方剂功用、主治与疾病基本病机相合,由于使用时机不当,也会造成"效方无效"。

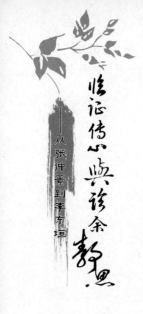

内邪的化生（如痰阻、瘀滞、热毒蕴生），以及胃纳脾运是否强健等，开手即漫投甘寒，或可有效，但常致邪气内伏，中焦失健而病症缠绵难愈。翻阅古代医家医案，无论外感门还是内伤门，多可见先表后里，先标后本，立法用药，次第有序，层次井然，值得临床借鉴。

脾肾可以双补

——性欲减退医案一则

赵某，男，36 岁。1999 年 4 月 26 日初诊。

笔者返乡相遇，特邀为其诊治。自诉近 2 年来身体状况明显衰退，性欲几无，早泄滑精，腰膝酸软，餐后困乏，大便偏稀，1 日 2 次。诊见舌质淡衬紫，舌苔白腻，脉弱。证属脾肾两虚，治以补脾益肾为法。处方：人参 40g，炒白术 40g，茯苓 40g，炙甘草 30g，陈皮 30g，姜半夏 30g，生山药 60g，仙茅 30g，仙灵脾 40g，狗脊 60g，韭子 40g，芡实 40g，鹿茸 20g，炒白芍 60g，枸杞子 60g。1 剂，研细末，炼蜜为丸，每丸重 10g，每次空腹服 1 丸，每日 2 次。

1999 年 11 月 5 日电话告知：上次药后诸症明显改善，要求再配一剂服用。上方加锁阳 60g，继服一剂。

按："补肾不如补脾"，"补脾不如补肾"，这两种说法皆从临床中来，各有千秋。但胃纳脾运不振时，必须以恢复胃纳脾运为先。常见类似男性病，长期补肾，全然不顾舌苔已腻，大便不爽，结果收效几微。本方以平平淡淡的六君子汤方为基础，加用补肾药时避开了腻补的熟地黄。也许景岳见了会责不能阴中求阳，东垣见了会责忽视阳气升浮。

也许有人会注意到，患者舌苔腻，而径用参、茸、枸杞等，有无妨碍中焦运化之嫌。关于这一点，一方面，处方时避开腻补，尽可能照顾到中焦的运化。另一方面，也是很重要的一点，就是本案患者为体力劳动者。体劳在一定程度上有流通中焦气机的作用，李东垣在方后嘱"小役形体"就有这一层意思。再者，家乡的体力劳动者常年多以米、面素食为主，加之劳动对体力

胃纳脾运不振时，必须以恢复胃纳脾运为先。

的消耗,往往需要补、可以补。假如患者为脑力劳动者或养尊处优者,这样用药,必然坏事。

温胆汤也可治阳痿

——阳痿医案一则

一男体壮,36 岁。本当年富力强,无奈勃起不能,性事几废。经友人介绍求治。自谓遍求名医,服补肾之品无数,越治越痿,信心全失。问及其他,饮食乏味,脘腹不畅,大便不调。视其舌质偏红,舌苔白腻,切其脉象缓弱。中焦为痰湿所阻,治肾无益。处以温胆汤加味:姜半夏 12g,陈皮 12g,茯苓 12g,枳实 12g,竹茹 12g,生白术 12g,鸡内金 12g,郁金 12g,石菖蒲 12g,炙甘草 3g。7 剂水煎服。

问:"不虚?""不需要补?"

答:"至少现在不需要补。"

问:"广告里某某药,我能不能和汤药一起吃?"

答:"不能。如属食品、营养品,没必要,普通饮食足够了;如真属药品,必须对证,必须在医生指导下使用,广告不可盲信。"

问:"有人送我两条鹿鞭,我该如何吃?"

答:"你再送给别人,你不能吃。"

问:"为什么?"

答:"如能吃,你的病早就好了,为啥始终不能悟,你的病不是能补好的。"

学生问:"中焦病变如何能引起阳痿?"

答:"李东垣说:'内伤脾胃,百病由生',百病不包括阳痿吗?'脾胃为人体后天之本','土旺四旁',这一类理论在临床是很实用的,不可轻易忽视。"

一周后复诊,自述全身舒畅许多,纳食明显增加。上方稍作增损,调治一月痊愈。

"脾胃为人体后天之本","土旺四旁",这一类理论在临床是很实用的。

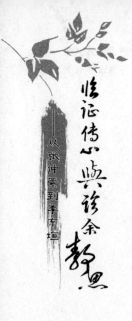

学生说："阳痿从肾、从肝论治，书中多有论述，从中焦论治似也能见到，但温胆汤治疗阳痿，未曾见闻。"

笑对："方不治病，只治证。哪本书上说温胆汤不能治阳痿？不要忘了叶天士说的那句话，'治病当活泼泼地，如盘走珠耳。'"

纵有仁心，无力回天

——慢性肾小球肾炎医案一则

王某，女，38岁，农民。2002年11月25日初诊。

主诉眼睑浮肿2年余，气短胸闷1年余，左眼视物模糊2周。患者于2000年6月母亲去世后出现眼睑浮肿，时轻时重。2001年秋天农忙时出现干活时气短胸闷，以后进行性加重。2周前突然发生左眼视物模糊伴头晕，测量血压为240／130mmHg，口服降血压药后症状有所减轻。为明确诊治，来省城看病（发病后首次到正规医院看病）。诊见：面色灰黄不泽，精神欠佳，言语无力，眼睑及颜面浮肿，双下肢不肿，动则气短胸闷，时有头晕，左眼视物模糊，纳食欠佳，时有恶心，胃脘不畅，大便尚调，晨起有口干口苦，腰酸困。舌质淡红，舌苔黄腻，脉沉弦浮取细弦。

血压175／100mmHg，现口服"尼群地平片"，每次20mg，每日3次。

眼底检查提示：右视神经乳头边糊，静脉充盈，动脉细，黄斑中心凹欠清。心脏彩超提示：左房增大，左室后壁及室间隔稍厚，符合高血压心脏改变。左室松弛性降低，二尖瓣关闭不全（轻度）。甲状腺功能系列未见异常。肾脏B超提示：双肾弥漫性病变，双侧肾上腺区未见异常。尿常规：PRO±，GLU5.0。肾功能：Scr195.3mmol／L，BuN13.5mmol／L，CO$_2$CP23.1mmol／L，GLU5.26mmol／L。

多家医院建议即刻住院治疗。因患者家庭条件原因请求门诊治疗时被拒绝。

辨证从脏腑虚损、水湿痰瘀停滞入手，治疗以治标祛邪为先，稍佐补益

"桂枝下咽，阳盛则毙，承气入胃，阴盛则亡"。

肾气之品。处方:桑寄生 30g,杜仲 15g,怀牛膝 12g,益母草 30g,地龙 15g,钩藤 15g,土茯苓 15g,石苇 15g,白茅根 30g,茯苓 12g,生薏苡仁 15g,丹参 15g,槐花 9g。7 剂水煎服。

2002 年 12 月 16 日二诊:上方服 7 剂后,自觉诸症有所减轻,精神好转,又原方接服 14 剂。现患者精神明显好转,可适当干部分家务。头晕、胸闷不明显,偶有气短。眼睑、颜面不肿,但视力无改善。纳食明显增加,已无恶心。血压波动于 160~130 / 100~75mmHg(服用降压药)。肾功能检查较前有所好转。治法同前,处方稍作改动。处方:桑寄生 30g,怀牛膝 12g,益母草 30g,地龙 15g,黄芩 15g,丹参 15g,槐花 9g,鸡内金 12g,姜半夏 9g,桃仁 9g,红花 9g,生大黄(后下)3g,生姜 3 片。30 剂水煎服。上方服 30 剂后去桃仁、红花、半夏,加生黄芪 30g,赤芍 12g,生大黄改为 9g,接服 30 剂。患者带 60 剂药返回老家。

2003 年 3 月 3 日三诊(上方第二方服 40 剂):病情平稳,纳食好,精神好,面色已润泽。不干重体力活时自己已不觉为有病的人。但肾功能检测仍不能正常,Scr180.4mmol / L,BuN11.24mmol / L,舌苔仍黄白黏腻,脉转细弦。上方第二方继服 30 剂。

服 30 剂后,以上方为基础稍作加减,又间断服用 67 剂,病情基本平稳。之后患者日常生活无大碍,自行停止治疗。至 2005 年秋季病情又有反复,但因"农忙"未能及时就诊,拖延 2 月余干完农活后才再次来省城看病。经人介绍,慕名就诊于某某专科医,经治疗 1 月余,病情进一步恶化,于是接受住院治疗建议。但住院 1 周,"血液透析"2 次,患者即无力支付治疗费用,自行出院,放弃治疗。返回老家前笔者仿赵绍琴手法给患者开了一张处方。处方:荆芥 6g,防风 6g,白芷 6g,生地榆 10g,丹参 10g,茜草 10g,赤芍 10g,紫草 10g,藿香 10g,佩兰 10g,白鲜皮 10g,紫花地丁 10g,生大黄(后下)2g。2 周后接到电话,患者服用上方 14 剂,病情有所好转。嘱原方加制半夏 10g,继续服用。此后再无消息,患者于 1 个月后去世。

按:本病患者当为"慢性肾小球肾炎高血压型",就诊时即合并有"心衰",经治疗在较长一段时间内(2 年余)病情得到控制,但终因客观原因,既不能持续治疗,又不能得到较好的休养,加之医生乏术,死于肾功能衰竭。

医学治疗上,经常会提到患者的"依从性",对于贫困山区的农民来说,

"不恋玉墀走穷山,惟向民间施丹散"的孙思邈被后人尊称为"药王"。

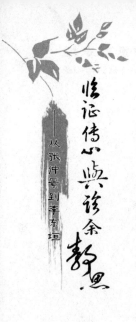

这一点显得更为突出,经济基础直接决定了他(她)的依从性。他(她)们希望医院的专家们给出的治疗方案是他(她)们力所能及的且有效的,而我们的专家们经常无意中疏忽了他(她)们这一丁点儿最起码的要求。本案患者前有不住院拿不到治疗方案,后有出院后绝不给一张处方,哪怕是安慰性的。

本案前期治疗所服方剂,皆为常用套方,基本手法学自老师杨建屏。最后一张处方"抄"自赵绍琴的医案中,实出于无奈之举。隐约感觉到赵老在这方面用药境界非同寻常,苦于始终不得参透。

久漏多瘀生化灵

——经漏医案一则

武某,女,30岁,已婚。2007年7月8日初诊。

主诉:阴道淋漓出血一月余。上环5年,平时月经7/30天,末次月经2007年6月7日。

妇科检查:外阴:(-);阴道:通畅,分泌物中;宫颈:光,可见"T"环尾丝;宫体:中后位,常大,压痛(-);附件:(-)。妇科建议月经干净后取环。

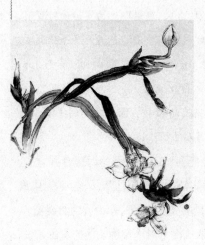

患者不接受取环,改服中药治疗。病属"漏证",除精神欠佳、小腹不适外,余无明显不适。舌质淡暗,舌苔薄白腻,脉象沉缓。证属瘀滞胞宫,夹以肾气不足,寒湿内滞。方以生化汤加味。处方:当归12g,川芎6g,桃仁(捣)12g,炮姜6g,益母草30g,炒杜仲15g,茯苓15g,生薏苡仁15g,炙甘草6g。4剂水煎服。

药后电话咨询,经血已止,问是否

可以保留环。告知患者可以保留,如再有不适,中药治疗。随访半年,未复发。

按:古人说的"久漏多瘀"确从临床中来,笔者临床历验不爽。但瘀的背后多有肾气的不足和他邪的滞留,如寒湿、湿热。处方补肾不宜太过与滋腻,祛邪当分寒热且灵动。生化汤方见于《景岳全书》和《傅青主女科》,药物组成和用量稍有出入,不唯治产后诸疾神效,笔者常加减用于涉及血瘀的经病、带病及妇科杂病,也多效佳。

生化汤不唯治产后诸疾神效,笔者常加减用于涉及血瘀的经病、带病及妇科杂病,也多效佳。

胞宫为清洁之地
——同房出血医案一则

王某,女,39岁,职员。2008年4月13日初诊。

主诉近3个月来每次同房后阴道出血,伴见带多色黄,小腹不舒,便秘。经检查,妇科彩超提示"盆腔积液",阴道内窥镜提示"宫颈糜烂",宫颈细胞学检查未见异常。既往有"胆囊炎"病史10余年,有时右胁不舒。舌质淡红,舌苔薄白,脉缓。证属瘀浊热毒蕴滞胞宫,治以清化胞宫瘀浊热毒为法。方用生化汤加味。处方:当归12g,川芎9g,桃仁(捣)12g,炮姜6g,小茴香12g,益母草30g,败酱草15g,紫花地丁15g,生甘草3g。7剂水煎服。

2008年4月20日二诊:大便转调,2天前同房未见出血。上方生甘草改炙甘草,继服7剂。

2008年4月27日三诊:带下明显减少,午后右上腹不舒,近一周同房未见血。舌质淡红,舌苔薄白,脉细弦。改用柴芩温胆汤加减疏胆和胃为主。处方:柴胡9g,黄芩12g,枳实9g,竹茹9g,姜半夏9g,陈皮9g,茯苓12g,炮姜6g,瓜蒌仁15g,乌药6g,益母草15g,炙甘草3g。7剂水煎服。

2008年5月11日四诊:正值经前,小腹胀,腰坠困,大便不畅。舌质淡红,舌苔薄白,脉细弦。治以逍遥散加减疏肝理脾为主。处方:柴胡12g,当归12g,赤芍12g,茯苓12g,生白术12g,怀牛膝9g,瓜蒌仁15g,麻子仁15g,炒

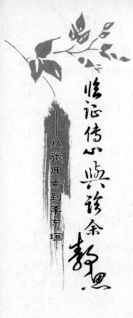

方不治病而治证。

槟榔12g,鸡内金12g,益母草15g,生甘草3g。5剂水煎服。

2008年5月18日五诊:上方服药2剂经行,今日已净,无不适。舌质淡红,舌苔薄白,脉细缓。继以生化汤加减清利胞宫。处方:当归12g,川芎9g,桃仁12g,炮姜3g,益母草30g,瓜蒌仁15g,生甘草3g。10剂水煎服。

2008年5月28日六诊:近1月余同房未见出血,带下已止,小腹无不适。妇科彩超提示盆腔积液已无。停药继观。

按:同房出血,即《傅青主女科》中所谓"交感出血",可见于新婚初夜、妇科恶性病变及肾气亏虚或阴虚火旺之体。该患者体质尚壮,舌脉无明显异常,检查除外恶性病变,考虑与胞宫瘀滞不清有关。胞宫为清洁之地,易受寒侵,寒凝血瘀,滞而化热,或交合撞红、交合不洁等,均易导致瘀浊热毒蕴滞。治疗以生化汤方加味,去旧生新,清利胞宫,出血自止,带下亦除。五诊较一诊、二诊减用清热解毒之品是因热毒渐去,带下已止。三诊、四诊改法易方,是因方不治病而治证,方随证转的体现。

瘦人也可多"阴火"

——带证头昏医案一则

赵某,女,32岁,农民。2002年9月28日初诊。

主诉近1年来白带量多,色白清稀,头昏时轻时重。伴见体瘦,乏力,身热(体温不高),纳食量少,大便偏稀。舌质淡红,舌苔薄白,脉缓偏大。证属脾虚气弱,清阳失升,阴火上炎。治以补中气、升清阳、泻阴火为法。方用益气聪明汤加减。处方:生黄芪15g,党参12g,炙甘草6g,升麻6g,葛根12g,蔓荆子9g,生白芍12g,黄柏9g,生山药12g。5剂水煎服,每日1剂,早晚分服。

2002年10月3日二诊:药后带下、头昏有所减轻,原方继服10剂。

2002年10月13日三诊:带下、头昏进一步好转,身热已无,脉和缓不大。上方去黄柏,加生白术12g,继服7剂。药后诸症渐平,精神明显好转,嘱其接服补中益气丸善后。

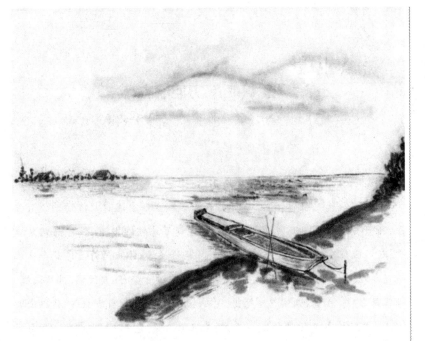

按：脑为髓海，肾主经带，瘦人多火，带多、头昏伴体瘦、身热，极容易误辨为肾虚失摄，内生虚火。但仔细辨诊，胃纳不强，大便不干，舌不干红、脉不细数等，是用肾虚失摄、内生虚火不足以解释的。若误投熟地、山茱萸，足可致胃呆不纳；误投知母、黄柏，足可致腹胀便泻。若注意到纳少、便稀、舌淡、脉大，加之患者为体力劳动者，从东垣"脾胃内伤学说"思考，一切即可迎刃而解。李东垣根据《内经》经旨，参以己见，认为脾胃为人体元气之本，精气升降出入之枢纽。在论述五脏发病时强调气机升降浮沉的失常，治疗时注重调节脾胃升降之机，"脾胃不足之源，乃阳气不足，阴气有余，当从元气不足升降浮沉法，随证用药治之。""其治肝、心、肺、肾有余不足，或补或泻，唯益脾胃之药为切。"同时李东垣认识到，在脾胃气虚的基础上可阴火内生，且"火与元气不能两立，一胜则一负"。本例患者体瘦纳少为脾胃不足，清阳不能上走头窍故头昏，气虚失摄故带下，阴火内生故身热。治疗"唯当以甘温之剂，补其中，升其阳，甘寒以泻其火则愈。"益气聪明汤以补中升阳药为主，佐以泻阴火之品，原治"饮食不节、劳役形体，脾胃不足，得内障耳鸣，或多年目昏暗，视物不能。"病机相投，移用于带证头昏，取效亦佳。

脾胃为人体元气之本，精气升降出入之枢纽。

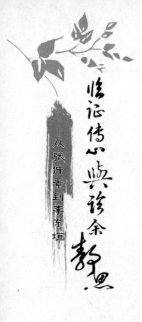

能识证者，方能治病

——产后缺乳医案一则

王某，女，35 岁。2008 年 4 月 18 日初诊。

产后 4 月余，乳汁不足，近一月来明显减少。自述曾就诊于一位老中医，所开中药效果非常明显，每服一剂药都可见乳汁增多，但停药又复减少，断续服药 30 余剂，疗效不能维持，且药价昂贵，终止治疗。诊见身体偏瘦，精神欠佳，面色青黄，面呈忧郁，乳房不胀，纳食尚可，大便调。舌质淡红，舌苔薄白，脉细缓。证属脾虚气弱，气血生化不足。治以补脾益气，佐以通乳为法，方用补中益气汤加减。处方：生黄芪 15g，党参 9g，当归 9g，炒白术 12g，陈皮 6g，升麻 3g，柴胡 3g，王不留行 15g，炙甘草 3g。4 剂水煎服。

2008 年 4 月 22 日二诊：服药后乳汁稍有增多，余无不适。上方守方连服 35 剂，乳汁充足，气色明显好转，停药。

按：产后缺乳，属气血虚弱者，多见体弱、纳差、乳房柔软不胀，治宜补益气血；属肝气郁结者，多见乳房胀憋，胸胁不畅，治宜疏散郁结；属热毒瘀滞者，多见乳房红肿胀痛，治宜解毒散结；尚有属肝肾不足者，治宜补益肝肾。李东垣书中并没有提到补中益气汤可以治疗产后缺乳，但后世医家治产后气虚乳少用补中益气汤已属常法。本案辨证并不困难，选用补中益气汤也无特殊之处，只是处方时容易被胸中成见影响，如乳为血所化，缺乳属虚，自然不忘补血；女子产后，缺乳时间较长，面呈忧郁，自然想到肝郁，用药不忘疏肝理气；"穿山甲、王不留，妇人吃了乳长流"，不可能不用通乳之品。这样想来，处方时早已失去了那种简单、自然的辨证用药，顾虑太多，主次不清，方药越开越大，而疗效并不尽如人意。用药期间，患者多次提及能不能药量开得大一些。患者这种心情，医者可以理解，但切不可顺意患者而随意加大药量，胖子绝不是大吃一顿就能胖的。

《经方实验录》中说："唯能识证者，方能治病。"前医用药有效，但不能

胖子绝不是大吃一顿就能胖的。

痊愈,可能与补益和通乳主次颠倒有关。清代医家徐灵胎称这种治法为"劫剂",取效于一时,临床不足取。

"十八反"也许真"反"

——乳腺增生医案一则

马某,女,47岁,农民。2002年2月21日初诊。

双乳乳腺增生1年余,自觉双乳肿胀憋痛,胸胁不畅,晚上口干口苦,不喜饮,纳食尚可,睡眠欠佳,大小便调。情绪波动时症状加重。月经尚调。舌质淡红,舌苔薄白,脉弦缓。证属肝气郁结,痰瘀阻滞。治以疏肝理气、活血化瘀、化痰散结为法。丸剂缓消。处方:柴胡20g,当归40g,赤芍40g,丹参40g,炒白术60g,茯苓40g,姜半夏20g,陈皮20g,浙贝母40g,海浮石20g,三棱10g,莪术10g,玄参40g,夏枯草40g,海藻40g,昆布40g,生牡蛎40g,全瓜蒌40g,鸡内金40g,青皮10g,炙甘草40g。1剂,共研细末,炼蜜为丸,每丸12g,每服1丸,日2次。

这是我在春节返家时家乡的病人。家乡的病人多为慢性病,很难几剂汤药治好,而我又不能较长时间呆在家乡,于是经常选用丸剂治疗。当时可能因为忙乱,没有注意到方中海藻和甘草开到了一起(对于医生,这是绝对不可以出现、也是不可以原谅的错误)。过了一段时间,病人打来电话,丸剂每服皆吐,吐后也无明显不适。家乡的人最缺的是钱,而最不缺的是淳朴和信任(对人,尤其是医生)。我不忍心让病人扔掉做好的丸药,于是电话里告诉病人,可以再试着吃,看有啥变化,可以随时给我打电话。又过了几天,电话告知,现在吃药已不吐了,胀痛已明显缓解。嘱继续服药。

2003年2月19日再次在家乡相遇。患者说上次服药后乳腺增生彻底好了,胸胁也不堵了,睡眠也好了。最近2个月月经淋漓不尽,可延至10天以上,周期尚准。我诊脉后开归脾丸,嘱每月经行3天后开始服用,服至经净。

中药"十八反"中说:"藻戟遂芫俱战草",当代学者有研究认为海藻和

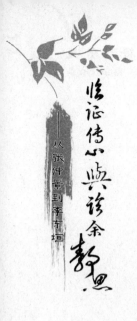

甘草可以同用，相反相承；也有学者研究指出，二药在一定剂量比例范围内使用是安全的。上案是我唯一二药同用的一次，且病人反复验证呕吐是服药引起的，而疗效之好也是出人意料的。

土载万物，主生主化
——不孕医案一则

杜某,女,27 岁,教师。2001 年 3 月 21 日初诊。

主诉婚后 4 年不孕。妇科检查提示子宫发育偏小,其余未发现异常,男方检查未见异常,经多方治疗未效。观其所服中药,不外补肾益精、疏肝理气、养血活血等常法套方。诊见:体瘦、面黄、乏力、纳差,时有脘腹胀满不舒,睡眠欠佳,月经量少,周期正常。舌质淡,舌苔白,脉细弱。证属脾胃不足,气血虚弱。治以健运脾胃为法。方以橘皮枳术丸加鸡内金化裁。处方:焦白术 15g,枳实 9g,橘皮 9g,鸡内金 12g。5 剂水煎服,每日 1 剂,2 次分服。

2001 年 3 月 26 日二诊:服上药后胃纳有增,脘腹胀满减轻。因患者服用汤剂不方便,改用丸剂。处方:生、炒白术各 150g,鸡内金 150g,橘皮 60g,枳实 40g,酸枣仁 150g。上药研细末,炼蜜为丸,每丸重 10g,早晚各服 1 丸。

2001 年 5 月 29 日三诊:服药 2 个月,纳食好,睡眠好,精神明显好转,体重增加,脘腹无不适,尚未孕。嘱调摄饮食,怡情悦性,停药以候。逾 1 月,有孕,后足月产 1 子,母子体健。

按:女子行经、孕、育本为自然之事,多数不需外来因素"补助"、"扶持"。患者婚后 4 年未孕,每以"不孕"就诊,医生也多以"不孕症"治疗。女子以精血为本,肝藏血,肾藏精,故治疗皆离不开补益肝肾精血,不思脾胃为人体气血精微生化之源,生化之源竭,补益又有何益。或有医者顾及脾胃不足,但多以补脾、开胃之药杂于阴血药中,运脾开胃之药力尚不足抵阴柔碍脾腻胃之力。土载万物,主生主化,瘠土岂能孕育! 李东垣指出"百病皆由脾胃衰而生也",在其师"易水张先生枳术丸"的基础上对枳术丸进行了灵活

生化之源竭,补益又有何益。

化裁应用。其中橘皮枳术丸"治老幼元气虚弱，饮食不消，或脏腑不调，心下痞闷。"并谓"此药久久益胃气"。本案患者之所以不孕，即因为"元气虚弱，饮食不消"，治以橘皮枳术丸加鸡内金开胃运脾，绝不用熟地黄、当归、芍药等阴柔滋腻之品。日久胃纳强，脾运健，气血精津生化有源，不治精血而精血自足，怀孕也就在情理之中，自然之事。方中加用酸枣仁，一方面取其养心安神，另一方面丸药方中取其油脂赋形作用。

土载万物，主生主化，瘠土岂能孕育！

韩信将兵，多多益善
——口疮、经少医案一则

王某，女，25 岁。1998 年 5 月 1 日就诊。

近 5 年来口疮屡发，月经罕至。月经 2～3 个月一至，甚或半年不至，色暗量少。口疮屡发，天热无有间断。纳少，体瘦。舌质淡红，舌苔薄白，脉细。证属脾肾不足，胞宫虚寒，瘀热内生。治以补虚祛寒、和中暖宫、化瘀清热为法，方用金匮温经汤加减。处方：当归 40g，生白芍 40g，川芎 20g，牡丹皮 20g，人参 20g，炒白术 40g，茯苓 20g，姜半夏 20g，鸡内金 40g，炙甘草 20g，麦冬 30g，阿胶 30g，吴茱萸 10g，小茴香 30g，香附 20g，红花 20g，泽泻 20g，川牛膝 30g，炒杜仲 20g，黄芩 10g，益母草 20g，肉桂 5g。1 剂，共研细末，炼蜜为丸，每丸重 12g，每服 1 丸，日 2 次。

1998 年 9 月 5 日二诊：服上药后口疮未发，月经 1～2 个月 1 行，纳食明显增加。上方加鹿茸 20g，继服 1 剂。

按："韩信将兵，多多益善"，这是后人对李东垣用药的评语。正面理解是善于用药，能集群药于一方而井然有序，方证合拍；反面理解是组方没有章法，群药堆砌。笔者临证体会，李东垣是调治内伤杂病的高手，是调治病机复杂病变的高手。李东垣的这种处方用药风格完全是临床中形成的，是临床的需要。

本案病机较杂，虚实寒热俱有。以金匮温经汤为基础方，仿李东垣处方手法加减，看上去稍有杂乱之嫌。方中以当归、川芎、芍药、牡丹皮、香附、红

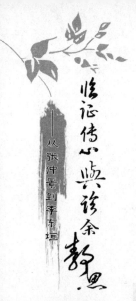

花、牛膝、益母草入肝调经,佐一味炒杜仲补肾调经;人参、茯苓、半夏、白术、鸡内金、炙甘草护持中州,吴茱萸、小茴香入少腹以暖宫,佐一味肉桂温暖中下,引火归元;麦冬、阿胶、黄芩、泽泻清理上焦浮游之火。本案如以治口疮通用套方套法,当无成功之望。

关于处方中药味的多少,《吴鞠通医案》中有一段话值得临证者思考、借鉴。原文如下:"昔李东垣用药有至三十余味者,张仲景鳖甲煎亦有三十几味。后人学问不到,妄生议论,不知治经治以急,急则用少而分量多,治络治以缓,缓则用多而分量少。治新则用急,治旧则用缓;治急可独用,治久必用众;独则无推诿而一力成功,众则分功而互相调剂,此又用药多寡之权衡也。"

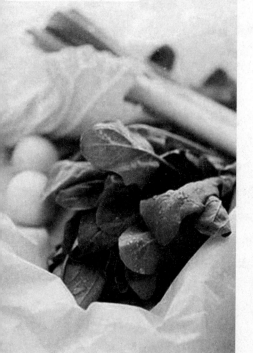

阳气者若天与日

——月经病坏症医案一则

《素问·生气通天论》说:"阳气者若天与日,失其所则折寿而不彰,故天运当以日光明。"明代医家张景岳在《类经》中说:"人而无阳,犹天之无日,欲保天年,其可得乎,内经一百六十二篇天人大义,此其最要者也,不可不详察之。"

高某,女,37岁。2008年4月21日初诊。

近6年来月经不调,经量极少,经期延长,每月月经来潮,点滴而出,伴乳房胀痛,全身憋胀不舒,经行十四五天才可干净。成年累月奔波于各大医院妇科,服药无数,疗效几无。近半年来又增嗜睡,每日沉睡可达十二三个小时,不易被人唤醒。近一月来双足发热明显,常需伸出被外。长期以来畏风、畏寒明显,厚衣暖被,暑天不敢穿短袖,进食极少,很少饮水,脘腹胀满,大便不行,依赖泻药。诊见形体瘦小,面色晦黄暗斑,舌质淡衬紫,舌苔白润,脉缓无力。证属阳气虚极,浊阴弥漫。治疗亟须温振、温补、温运阳气。调经治肝之阴药、血药,绝不敢少许沾唇。即使开胃消食,也不敢轻易下咽。处方:制附子(先煎)12g,干姜6g,人参6g,茯苓15g,厚朴9g,炙甘草3g。4剂水煎服。

2008年4月25日二诊:患者面带喜色,自诉上药下咽入胃有如饮酒感觉,全身舒畅,这种感觉是以前服药从未有过的。这两天"不胀了"、"会便了"、"会醒了"。原法继进,上方制附子改为15g,炙甘草改为6g,接服7剂。

2008年5月5日三诊:服上药诸症继续减轻。近几天睡地下室后腹胀又明显,晚上有口干,晨起有口苦。上方稍作调整继进。处方:制附子(先煎)15g,干姜6g,人参6g,厚朴9g,陈皮9g,黄连3g,炙甘草6g。7剂水煎服。

2008年5月12日四诊:月经已至3天,点滴而出。少佐活血。处方:制附子(先煎)15g,干姜6g,人参6g,炙甘草6g,厚朴9g,桃仁12g,怀牛膝9g。7剂水煎服。

2008年5月19日五诊:药后月经转畅,已止,此次经行9天。腹胀已不明显,大便每日可保持1次,精神明显好转,足热转轻,纳食明显增加。舌质淡暗,舌苔薄白。温阳继进。处方:制附子(先煎)15g,干姜6g,人参6g,炙甘草6g,生白术9g。7剂水煎服。

此后上方为主,稍作加减,每周就诊一次,坚持用药。至7月11日就诊时,患者纳食、睡眠、大便都已正常,精神好,面色已显润泽,体重增加,经行较畅,6~7天可止,可穿短袖、短裙。补诉婚后10余年,全无性欲,不知能不能治疗。脾胃已健,阳气畅通,处以补肾丸剂缓投。

按:本案患者当属先天不足,后天不健,加之前医误治,几成不治。从本案可以看出时下"温阳学派"的兴起有其必然。从本案中也可以看出"治人"、"治病"有别。医者独善"治病",对患者而言,不一定全是福音。

畏寒、嗜睡、不渴、舌淡,加之阴脉,本案辨为阴证似乎不难。而长期被误辨、误治,除与专科医独善"治病"有关外,大概与不善使用阳药有关。前人说过这么一段话,值得我们品味。"虚劳一证,今人概用补阴。惑于'阳常有余,阴常不足'之论。自丹溪作俑,牢不可破,为害无穷,杀人无算,可胜慨哉!盖阳刚一错,立刻见祸;阴柔虽错,旬日月余,甚至数月之久,仍然拖延岁月。世人爱用阴药,一则易于藏拙,不必费心;二则久于信任,兼图名利。不知阳药之错,即时可救;阴药错之既久,则不可为矣。"

医者独善"治病",对患者而言,不一定全是福音。

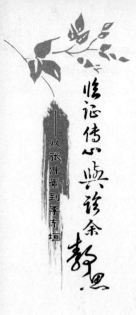

本案辨证不难,难在用药上,难在药物加减和用药度的把握上。如案中在主方四逆加人参汤方的基础上,先后用到了茯苓、厚朴、陈皮、黄连、桃仁、怀牛膝、生白术等药。四逆加人参汤方为笔者常用方剂之一。案中用量也许会被温阳学派讥之为"胆小"。但笔者用小剂似也较为应手。如遇急危重症,笔者多采用日进多剂之法。经方大师曹颖甫说:"予之用大量,实由渐逐加而来,非敢以人命为儿戏也。"(见《经方实验录》)

治病当活泼泼地

——围绝经期综合征医案一则

"治病当活泼泼地,如盘走珠耳"。这是叶天士在《三时伏气外感篇》中说的一句话。尽管很少有人能像叶氏那样活泼泼地从伤寒中走出温病,但中医的特点决定了中医临床必须"活泼泼地",任何扼杀中医灵性的所谓"规矩"的东西都会扼杀中医的临床。八股式的、教条式的文字有助于中医入门时的学习,但无益于临床水平的提高。

焦某,女,52 岁。2003 年 7 月 9 日初诊。

3 个月前"感冒",经"大发汗"后周身不适,诸症纷出,自服"杞菊地黄丸"6 盒,"养阴清肺丸"6 盒,多种抗生素及汤药,病情日重。诊见:头晕,目困,耳鸣,咽干,咽部异物感,咽痒虫爬感,困乏思睡而入睡困难,纳食欠佳,时有呕恶,喜食冷而食入胃脘不舒,腰酸腰困,阵发性汗出。近 3 年来月经紊乱。舌质暗红,舌苔黄白厚腻,脉沉细弦。证属虚实互见,寒热并存,补则助邪,泻则伤正。治以温胆汤方合血府逐瘀汤方加减。处方:姜半夏 12g,陈皮 12g,茯苓 12g,枳实 12g,竹茹 12g,柴胡 9g,赤芍 12g,桔梗 12g,怀牛膝9g,当归 12g,炙甘草 3g。水煎服。2 剂见效,连续 4 诊,共服 13 剂(有加减)。

2003 年 7 月 22 日五诊:头窍、五官诸症俱减,胸、胁、胃脘不畅,舌苔腻有减但尚呈薄黄白。以柴胡加龙骨牡蛎汤方加减。处方:柴胡 9g,桂枝 9g,赤芍 12g,黄芩 12g,茯苓 12g,姜半夏 9g,党参 6g,生龙、牡(先煎)各 30g,炒谷、

任何扼杀中医灵性的所谓"规矩"的东西都会扼杀中医的临床。

麦芽(各)12g,炙甘草3g。连续4诊,共服15剂。

2003年8月12日九诊:诸症俱不明显,唯剩咽部不适。患者开始间断服药。舌苔转薄白。逍遥散方加减。处方:柴胡9g,当归12g,生白芍12g,茯苓12g,炒白术12g,桔梗12g,射干12g,炙甘草3g。连续2诊,服药8剂。

2003年8月26日十一诊:药后已无不适。昨日生气后出现间歇性耳鸣,口苦。舌质淡红,舌苔薄白,脉细弦。小柴胡汤方加减。处方:柴胡9g,黄芩12g,姜半夏9g,党参6g,蝉衣9g,生甘草3g。服3剂,症失,停药。

按:本案治疗成功,全在方随证转,灵活调治,用药灵动而不呆钝。本案可诊断为"围绝经期综合征",也可以被专科医生诊断为"神经性耳鸣"、"慢性咽炎"、"慢性胃炎"、"神经官能症"等,如果用药呆守于"治病",或套用专病专方,要想取得疗效也难。

局限于专病专方和分型论治是医生的悲哀和病人的不幸。也许,这句话是对的。

心在窍为舌

——舌痛医案一则

赵某,男,47岁。2008年5月29日初诊。

主诉舌痛3天,影响进食,余无不适。诊见舌左下方一疖肿。舌质红,舌苔黄白腻,脉弦缓。证属湿热蕴毒。治以清化湿热为法。方用甘露消毒丹加减。处方:藿香12g,白豆蔻(后下)6g,生薏苡仁15g,滑石(包煎)15g,通草3g,石菖蒲9g,黄连6g,连翘15g,浙贝母12g,僵蚕12g,竹叶6g。3剂水煎服。

2008年6月2日二诊:药后舌痛大减,苔腻减轻。上方加鸡内金12g,4剂水煎服。

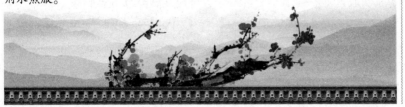

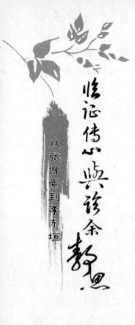

药后病愈。

按:本案辨证不难,用方也无特异。只是在处方时故意去掉了原方中的黄芩、薄荷、射干等,而改用了黄连、竹叶、僵蚕,因病在舌,而心主舌。《内经》中说:"心在窍为舌","心气通于舌"。这些极其基本的理论,在临床上往往是非常有用的。

怪病从痰论治

——舌边尖不适医案一则

霍某,女,30岁,工人。2007年7月18日初诊。

半年前其父因病去世。近半年来睡眠较差,时有"妄想",精神欠佳,纳食一般,时有干呕。近10余天来无明显诱因出现舌边尖不适,常喜牙咬。舌质淡红,舌苔左半薄白腻,右半薄白,脉象细缓。证属心胆痰火内郁。治以清化痰火为法,方用黄连温胆汤。处方:姜半夏9g,陈皮9g,茯苓15g,枳实9g,竹茹9g,黄连3g,炙甘草3g。5剂水煎服。

2007年8月5日二诊:药后舌边尖不适已无,睡眠有所好转。停药后睡眠欠佳又有反复。近二日咽干、咳嗽、痰多、鼻塞。舌质红,舌苔薄白,脉缓。宿病新感,先治新感。证属风邪外袭,肺失宣降。治以疏风散邪为法,方用三拗汤加味。处方:生麻黄3g,炒杏仁12g,僵蚕12g,蝉衣9g,射干12g,连翘15g,炙甘草3g。3剂水煎服。

按:主诉舌边尖不适,临床少见。患者也不能准确说出不适感觉,非麻非木,非痛非痒,但以牙齿轻咬即感减轻。5剂证失,疗效之快,也出意料。治从痰火收效,再一次体会到古人所说"怪病从痰论治"是从临床中来。

首诊脉象细缓,非痰火之脉;二诊脉缓,非外感之脉,在理论上似乎说不通。但笔者在临床体会,常规门诊病人中,表现为典型脉象的似乎不占多数。多数情况下,四诊合参,脉象不反对所辨的证即可理解为支持。当然,对于危重病例,脉象在辨治中往往起决定作用,即古人所说的"决生死"。

常规门诊病人中,表现为典型脉象的似乎不占多数。

舌苔呈两侧条状,或左右不对称,临床并非少见。见此舌象,病证多与肝胆有关。

患者时有"幻想"已近半年,治当精神调摄与药物治疗并重。笔者首诊处方时想到舌苔清利后接用桂枝甘草龙骨牡蛎汤方。可惜的是,因患者原因未能连续治疗。

正方已是从权而立
——复发性口腔溃疡医案一则

白某,男,32岁。2006年4月24日初诊。

患口腔溃疡3年余,近1年来口腔内溃疡此起彼伏,没有间歇,口内灼痛,影响进食。多方治疗,用药无数,了无寸效。诊见:身体瘦削,精神欠佳,进食极少,脘腹不畅,大便不爽。口腔颊侧、口唇内侧及舌边尖多处溃疡,周边红肿,中心凹陷,上覆白膜。舌质暗红,舌苔腻色黄白,脉缓。证属脾胃不足,湿热内蕴,升降失司。治以补中运脾、清化湿热、畅达气机为法。方用东垣清暑益气汤加减。处方:党参6g,生黄芪9g,当归6g,炒白术6g,苍术6g,升麻3g,葛根3g,泽泻9g,焦神曲6g,麦门冬6g,五味子6g,青皮6g,陈皮6g,黄柏6g,焦山楂9g,栀子9g,炙甘草3g。7剂水煎服。

2006年5月1日二诊:药后口内灼痛、口腔溃疡并无明显变化,但脘腹舒适些。口内疼痛没有加重即视为有效,上方去栀子,继服7剂。

2006年5月8日三诊:口内溃疡减少,疼痛减轻,纳食增加,大便较前顺畅些。舌质淡暗,舌苔转薄腻,脉细缓。上方继服14剂。

2006年5月22日四诊:口内溃疡基本平复,纳食好,大便调,舌苔转薄白。上方去焦山楂,黄柏减为3g,黄芪加为12g,7剂水煎服。药后接服丸剂,丸剂方:炙黄芪120g,炒白术120g,鸡内金120g,人参40g,当归40g,苍术40g,升麻20g,葛根20g,泽泻40g,焦神曲40g,麦门冬40g,五味子40g,青皮20g,陈皮20g,黄柏20g,炙甘草20g。1剂,研细末,炼蜜为丸,每丸12g,每日早、晚各服1丸。

药后身体健康，口腔溃疡再未复发。

按：复发性口腔溃疡是临床中的常见病，也是难治病。一般来说，对于久治不愈、病症极为顽固者，病机也多复杂不纯，无疑给临证辨证施治增加了难度。方书中多说"新病实火，久病虚火"，临证远比虚火、实火复杂。明代医家薛己在《口齿类要》中指出口疮"上焦实热，中焦虚寒，下焦阴火"，而临证所见，往往上、中、下不易分清，并且多为错综复杂出现。当代医家干祖望教授推崇《谢映卢医案》中的"椒梅附桂连理汤去甘草"方，方中用到了培土的人参、白术、茯苓，温金的川椒、附子、肉桂，生水的乌梅，泻火的黄连，用治口疮属"土衰水槁，火旺金寒"者，由此也可见本病病机复杂之一斑。

本案病机也极为复杂，有气虚、气滞（升降出入障碍），有湿热、阴火，不除外阴虚、食积。补虚则助邪，正气愈损；祛邪则伤正，邪滞愈甚。治疗需巧妙地解决补虚与祛邪之间的矛盾，使补虚泻邪，各行其是，相得益彰。在这方面，李东垣为我们树立了很好的用药组方典范。李东垣在清暑益气汤方中用到了补中益气的黄芪、人参、炙甘草，和血的当归身，理气的青皮、橘皮，化湿运脾的苍术、白术，消食的炒神曲，养阴的麦门冬，收敛的五味子，升散的升麻、葛根，清降的泽泻、酒黄柏。中气复，邪滞去，升降复，病症自除，本方似专为本案而设。笔者体会，本方在复发性口腔溃疡的治疗中，可使用的机会较多。究其原因，与患者素体脾胃不健有关，而更重要的是，与病后滥用"治火药"（或苦寒，或甘寒）及滥用抗生素有关。

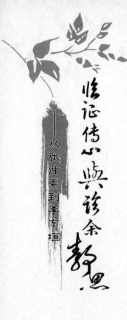

中气复，邪滞去，升降复，病症自除。

清代医家王孟英在《温热经纬》中评价李东垣的清暑益气汤为"有清暑之名，而无清暑之实"，后世医家也多认为王是而李非，这实在有些曲解李东垣。李东垣的清暑益气汤并非治外感中暑，而是治内伤病发于暑天者，《内外伤辨惑论》中在方后即明确写道："此病皆因饮食失节，劳倦以伤，日渐因循，损其脾胃，乘暑天而作病也。"并在《脾胃论》中说："此正方已是从权而立之"。也就是说，李东垣笔下的清暑益气汤，并非独为治疗暑天伤暑而设，而主要着眼点在于内伤病，主要用于好发于暑天的内伤病，也可用于四时皆发的内伤杂病。

天地阴阳者,不以数推

——牙痛医案一则

白某,女,55 岁。"胃病"多年,每届"立秋"节气即胃痛、胃胀,胃脘上泛清水稀涎,每餐只可进食少量流食。经口服中药治疗,"立冬"节气后,症状可逐渐减轻。笔者于 1994 年夏季为其诊治,辨证为中焦虚寒,处以黄芪建中汤加人参、干姜、肉桂等为方,嘱其研为散剂,"立秋"前 10 天开始服用,每次服 5g,每日 2 次,开水送服,服至口干舌燥即停药。患者秋季如法服用,"胃病"未犯,纳食增加,精神明显好于往年。服至冬季时,出现口干舌燥,本当停药,但患者久受病苦折磨,总想除掉"胃病"之根,继续配制服用至春节前,因牙痛逐渐明显才停服。春节过后牙痛逐渐加重,以晚上为甚,患者食用苹果和梨等水果可稍缓解。至阳春三月,牙痛终不可耐,就诊于一当地"老医",处方 3 剂,服后牙痛如失。患者珍藏此方,复写一份送给笔者,处方极其精练、经典:生地黄 12g,玄参 12g,麦门冬 12g,知母 12g。

按:本案非出自笔者之手,但案中那张四味药的处方对笔者影响极大。方极简单,只是增液汤方加知母,但让数月牙痛 3 剂如失,足见中医方证对应之捷妙。

本案又让笔者想到了"天地阴阳者,不以数推"这句话。这句话出自于《素问·五运行大论》,原文是这样的:"夫阴阳者,数之可十,推之可百,数之可百,推之可千,数之可千,推之可万。天地阴阳者,不以数推,以象之谓也"。大致的意思是说,天地万物之规律是无穷无尽的,是不可以数来计的,只能以万物活动的各种表象去推求。也就是说,古人认识天地万物,已经明明白白地知道有两条道可走,一条道是以"数"计,一条道是以"象"推,在构建中医学理论体系时,有意选择了以"象"推。以牙痛为例,西医面对一例牙痛患者,常规会寻找引起牙痛的疾病,比如龋病、牙周病、牙髓病、智齿冠周炎、颌骨骨髓炎等口腔科病变,以及流行性感冒、上颌窦炎、三叉神经痛、癔病、神

古人认识天地万物,已经明明白白地知道有两条道可走,一条道是以"数"计,一条道是以"象"推,在构建中医学理论体系时,有意选择了以"象"推。

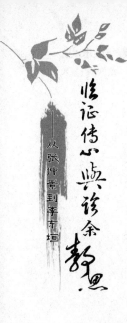

经衰弱、围绝经期综合征等非口腔科病变。这属于古人说的以"数"推。毫无疑问，我们这里提到的仅仅是已知的疾病，有多少可以引起牙痛的未知病，我们不知道。

中医对牙痛的辨证分型论治，大多数书上会分为风火牙痛、胃火牙痛、虚火牙痛等证型，分别配以相应的治法和方药。其实，这也属于以"数"推。因为你可以分为 3 型，也可以分为 5 型、7 型，而临床所见也许绝不止这几型。

反观本案，尽管我们无法知道当时的舌脉见症，但以方测证，方证还是很明确的。这位老医生并不知道这位患者的牙痛是由哪一个疾病引起的，可能思想里也不知道牙痛在中医辨证里面分了几型。他只是凭舌脉及症状，也就是"象"，去整体把握，辨证治疗。以方测证，病证当属阴虚火炎无疑。科班出身的医生都知道牙痛中有虚火牙痛一型，也都知道治疗虚火牙痛应该使用知柏地黄汤方。笔者大胆臆测，很多中医都可能会给患者开出知柏地黄汤方加减。但，这位老医生也许一点都不知道这些分型，不知道这些"数"指导下的分型，只知道凭"象"治疗。此阴虚虚在阳明，而非少阴；此虚火来自中焦，而非下焦。因此，径直使用了清养阳明的增液汤方，加用了清润中焦的知母。既不用滋养下焦的六味地黄丸，也不用清泻下焦的黄柏。也许有人会说阴虚难疗，为何 3 剂即愈？笔者推测，患者素体虚寒，并非阴虚。过用温补阳明之剂伤及阳明之阴（并非肾阴），用此方方证相应，阴复较易，与六味补肾阴截然有别。

暴喑总是寒包热邪

——急性喉炎医案一则

赵某，女，37 岁，教师。2007 年 3 月 21 日初诊。

主诉咽痛 5 天，声嘶 2 天。患者于 5 天前讲课后自觉咽干、咽痛，全身不适。自服"维 C 银翘片"等治疗感冒药，症状无明显缓解。3 天前找中医诊治，处方以银翘散方加大黄、蝉蜕、蒲公英。服药 1 剂，次日声嘶明显，渐至咳嗽、痰多，全身不适更甚，遂停服上方来诊。诊见：声音嘶哑低沉，几至失音，咳嗽痰多，咳声闷重，咽干咽痛，口干乏味，喜饮，清涕，恶寒，发热，有汗，头重，身不痛，纳可，便调。查体：精神欠佳，体温 37.1℃，舌尖红，苔薄白，右脉浮紧，左脉弦。咽黏膜充血，双扁桃体（－），会厌（－），双声带充血肿胀，活动好，闭合欠佳。既往体质较差，易感冒，感冒后多缠绵不愈。诊断：急喉喑（急性喉炎）。辨证：病在太阳，经杂治左手已现少阳之脉。治以两解太阳少阳为法。方用麻黄杏仁甘草石膏汤合小柴胡汤加减。处方：生麻黄 6g、炒杏仁 12g、射干 15g、蝉衣 12g、柴胡 12g、黄芩 12g、姜半夏 6g、僵蚕 12g、连翘 12g、桔梗 12g、生甘草 3g。2 剂水煎服。服药期间注意声休。

2007 年 3 月 23 日二诊：药后诸症俱减，尚余少许咳嗽及声嘶。舌转淡红，脉转和缓。外邪已解，肺气宣肃未复，治以三拗汤加味恢复肺气宣肃。处方：生麻黄 3g、炒杏仁 12g、射干 12g、桔梗 12g、生甘草 3g。2 剂水煎服。

药后痊愈。

按：急性喉炎是一种常见的急性呼吸道感染性疾病，常发生于感冒和\或用声过度之后。本病中医名为"急喉喑"，属"暴喑"范畴，临床上有表证、里证和寒证、热证之别。清代医家张璐在《张氏医通》中说："暴喑总是寒包热邪"，又说："并宜辛凉和解，稍兼辛温散之。"清代医家叶天士在《临证指南医案》中治疗失音的第一则医案便是"外冷内热，久逼失音，用两解法。麻杏甘膏汤。"笔者体会，急性喉炎确以"寒包火"证最为多见，俗语所谓"寒火哑"，麻黄杏仁甘草石膏汤为常用处方。本案即寒火郁闭，邪在太阳。因病程迁延，少阳之脉已现，故合用小柴胡汤。用药上，因表热不甚，而以痰热结于肺系明显，故不用石膏而加用僵蚕、蝉衣、射干、连翘清热化痰，利咽开音；因正虚不明显，故不用人参、大枣、生姜。

本类病患多有用温病理法方药去诊治者，前医用"银翘散"方即为代表。临床体会，此时用"伤寒方"远比用"温病方"效佳。尤其生麻黄一味，似他药无法取代。

急性喉炎确以"寒包火"证最为多见，麻黄杏仁甘草石膏汤为常用处方。

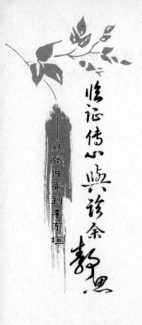

辛甘化阳,可治喉痹
——慢性咽炎医案一则

鞠某,男,46岁。2008年4月28日初诊。

主诉咽痛、咽干3~4个月。多家医院诊断为慢性咽炎,经多种中、西药物治疗效果不显。半月前见某医院广告中宣称可以"根治"慢性咽炎,遂接受治疗1次(射频治疗)。治疗后咽痛、咽干不减,反增心慌、头晕。纳食、睡眠尚可,大小便调。检查:咽黏膜暗红肿胀,咽后壁见一处创面,表面覆盖白膜。舌质淡暗,舌苔水滑,脉沉细。证属心阳不足,痰饮内停。治以补心阳、祛痰饮、利喉关为法,方用桂枝甘草汤加味。处方:桂枝9g,炙甘草9g,姜半夏9g,茯苓12g,射干15g。3剂水煎服。

2008年5月1日二诊:药后心慌、头晕明显好转,咽痛、咽干稍减。咽后壁创面尚未平复。上方加桔梗9g,蒲公英12g,生蒲黄(包)9g。3剂水煎服。

2008年5月4日三诊:诸症渐平,饮水少时尚觉咽干。咽后壁创面已愈合,咽黏膜渐转淡红。舌苔转薄白,脉现缓象。上方2日服1剂,接服4剂。

药后无不适,停药。

按:金元医家张子和在《儒门事亲》中说:"咽喉牙舌诸病,皆属于火"。咽干咽痛,从火论治,相沿成俗。本案患者就诊时,咽痛、咽干明显,患者深以为苦。心慌、头晕乃追问而得,尚未影响患者生活。但笔者意识到后两个症状在本案中有重要意义。结合症状发生前曾有"火疗"(射频治疗)史,且伴舌苔水滑,遂想到了《伤寒论》中火逆伤阳之变症。处方很似半夏汤方加味。半夏汤方即由桂枝、炙甘草、制半夏三味药各等分组成,治疗"少阴病咽中痛"。但本案咽中痛并非"少阴病",本方也非半夏汤方加味,而是桂枝甘草汤方加味(桂枝甘草汤原方用量是桂枝四两,炙甘草二两)。《伤寒论》中桂枝甘草汤方主治发汗过多所致"心下悸,欲得按者"。桂枝甘草汤加龙骨、牡蛎即为桂枝甘草龙骨牡蛎汤(方中用量为桂枝一两,甘草二两),治疗"因烧针烦躁者"。可见"火疗"可损伤心阳而致心悸、心慌,治疗主方是桂枝甘草汤,出现烦躁可加龙骨、牡蛎。本案病情正好符合"火疗"损伤心阳而致心悸伴头晕,因此用桂枝甘草汤为主方。舌苔见水滑,考虑阳虚饮停(也考虑与前服寒凉药过多有关),故加半夏、茯苓合桂枝温化痰饮。咽痛、咽干明显,咽部尚有"火疗"创面,不除外痰热可能,加一味射干清化痰热以利咽。二诊时心慌、头晕明显好转,可证心阳不足之证确凿。进一步参用中医外科法修复创面而愈。

不可想象,本案如用治疗咽炎套方,或金银花、连翘,或麦门冬、玄参,后果将会如何!

湿热治肺,千古不易

——慢性咽炎医案二则

案 1 龚某,女,50 岁。2007 年 8 月 1 日初诊。

主诉咽痛半年余,时轻时重,伴咽部灼热感,咽痒,咳嗽,纳食尚可,大便尚调。舌质红暗,舌苔黄白腻,脉细弦缓。咽部检查见咽黏膜暗红肿胀。动态喉镜检查提示慢性咽炎。证属湿热内郁。治以清化湿热为法,方用苍麻丸加减。处方:生麻黄 3g,苍术 9g,桔梗 12g,炒莱菔子 12g,栀子 12g,黄芩 12g,生薏苡仁 12g,浙贝母 12g,僵蚕 12g,生甘草 3g。3 剂水煎服。

2007 年 8 月 4 日二诊:咽部清爽许多,舌红、苔腻减轻,大便偏稀。上方去栀子,加射干 12g,5 剂水煎服。

2007 年 8 月 9 日三诊:诸症渐不明显,舌苔转薄白稍腻,纳好便调。原方继服 5 剂。

2007 年 8 月 29 日以"唇炎"就诊,自诉上次服药后咽无不适,自行停药。视其舌象,舌质淡红,舌苔薄白。嘱其饮食清淡,注意将养。

案 2 孙某,女,37 岁。2007 年 8 月 2 日初诊。

主诉咽部不适、咳嗽近 4 个月。患者于 4 个月前"感冒"后出现咽部不

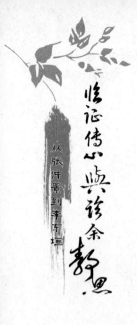

适,咽干、咽痒、咽部异物感,刺激性咳嗽,痰黏不利,经多种中、西药物治疗,疗效欠佳。纳食尚可,大小便调。舌质淡暗,舌苔黄白厚腻,脉沉弦。既往有"慢性胆囊炎"病史。咽部检查见咽黏膜暗红肿胀,双扁桃体未见异常。动态喉镜检查提示慢性咽炎。证属湿热痰火内蕴,肺失宣降。治以清化湿热痰火为法,方用苍麻丸加减。处方:生麻黄3g,苍术9g,桔梗12g,炒莱菔子18g,炒杏仁12g,浙贝母15g,射干15g,生薏苡仁15g,茵陈15g,生甘草3g。5剂水煎服。

2007年9月4日二诊:药后咽部清利,诸症全失,近一周来诸症又复。上方继服5剂。

2007年9月19日三诊:第二次服药后诸症又失,现咽部稍有异物感。诊见舌质暗红,舌苔薄白腻,脉沉细弦。痰湿未净,继以清化。处方:生麻黄3g,苍术9g,桔梗12g,炒莱菔子15g,射干12g,浙贝母12g,生薏苡仁12g,茵陈15g,生甘草3g。5剂水煎服。

药后痊愈。

按:慢性咽炎,临证多以咽干、咽痛为主诉,方书多以阴虚、虚火立论,朱丹溪有一句名言为"阴虚火炎上,必用玄参"。临床也有从气虚、痰阻、瘀滞等立论。笔者临证所见,慢性咽炎患者常见舌苔腻,或厚或薄,多考虑湿热证。考其形成原因,与患者饮食嗜好、生活习惯有关,也与误用、滥用药物有关。治疗时,如见明显中焦见证,常选用甘露消毒丹方或半夏泻心汤方加减。如不伴见中焦症状,笔者常遵清代医家石寿棠所说"湿热治肺,千古不易",喜用生麻黄宣肺利湿,用方常选当代名医许公岩的治湿效方"苍麻丸"

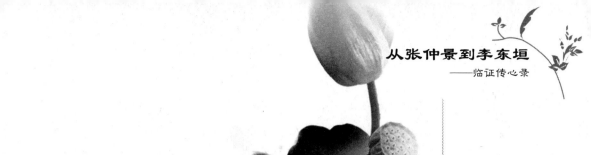

加减。苍麻丸由麻黄、苍术、桔梗、炒莱菔子四味药组成,原方用量较大。笔者使用时多减其量,也常收佳效。

方书多谓慢性咽炎"难治",需久治;湿热难治,需久治。临证所见,久治不愈者并不少见,而短期治愈者也比比皆是。上两案疗程都较短,案 1 患者服用 13 剂,案 2 患者服用 15 剂,且没有连续服药,都收到较好的疗效。疾病的痊愈,除药力作用外,更主要的应该是患者的自我康复能力。疗程的长短也许很大程度上取决于个体的康复能力。

> 疾病的痊愈除药力作用外,更主要的应该是患者的自我康复能力。

见血休止血

——鼻衄医案一则

范某,女,42 岁。2007 年 8 月 26 日初诊。

间歇性鼻出血近月余。多发于晚上,无明显诱因及先兆,出血量较多,每次都由"120"救护车急送至医院急诊室,填塞止血,但数日又发。局部"射频"止血、肌注"立止血"及口服中药,皆不能愈。家人惶惶,夜不能安寐。笔者晚上接诊,右侧鼻腔出血,量较多,立即给予凡士林纱条右侧鼻腔填塞,血止。血细胞分析、测量血压均未见异常。查其前服方药,不外清肺凉血止血,或养阴润燥止血。诊见:口苦,咽干,目眩,脘腹苦满波及胸胁,身有时热时

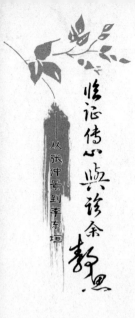

中医临证,对治疗方案的确定,必须辨病。但如涉及处方,只需辨证,且必须辨证。

冷感,大便秘结 4～5 日 1 行。舌质红,舌苔黄白,脉弦。辨证为少阳、阳明合病。治以和解少阳、通下阳明为法,方用小柴胡汤合调胃承气汤加减。处方:柴胡 12g,黄芩 12g,姜半夏 9g,酒大黄(后下)12g,芒硝(分冲)9g,枳实 12g,生甘草 3g。2 剂水煎服。

2007 年 8 月 29 日二诊:药后大便通畅,胸胁脘腹满胀缓解,他症俱减。抽取纱条后未出血。上方稍作加减,继服 12 剂,全身无不适,鼻衄未发。

按:中医临证,对治疗方案的确定,必须辨病。但如涉及处方(口服中药方),只需辨证,且必须辨证。中药是治证的,与病几乎无关,"有是证,用是药"即指此。古人说"见血休止血",意即治疗引起出血的原因(证),而不是治疗出血(病),本案可为此语最好注脚。前医总不舍"止血",故始终未能见功。

另外,病证有"常"与"变",守常而不达变,每多误事。少阳、阳明证显,为何前医视而不见?盖唯一解释只能是此非"鼻衄"之常。

辛苦寒温治鼻渊

——鼻渊医案一则

张某,男,6 岁。2008 年 3 月 18 日初诊。

近 20 余天来鼻涕黏浊量多,白天时有咳嗽,纳食欠佳,大便偏干。舌苔

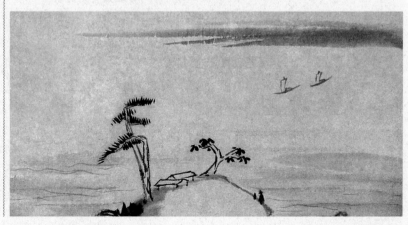

后半薄腻,脉象缓中夹弦。证属湿浊内滞,肺胃不清,治以清化肺胃之法。处方:苍术 6g,黄芩 6g,浙贝母 9g,瓜蒌仁 12g,桔梗 6g,厚朴 4g,炒杏仁 6g,鸡内金 9g,生甘草 1g。3 剂水煎服。

药后痊愈。

按:本方乍看有杂乱之嫌,有不合经旨之感,实为朱丹溪治鼻渊方(见《丹溪心法》)合以桂枝加厚朴杏子汤意化裁而成。

初读《丹溪心法》,在很长一段时间内不理解朱丹溪治鼻渊为什么如此组方。临证日久,渐悟到丹溪从"郁"着眼,深叹其组方境界之高。

也许学"易水学派"者会把本方看作源于张元素的组方理念。张元素组方多用辛、苦、寒、温之品,杂合一方,重在清浊升降。而本方看似杂乱的原因也正在于合辛、苦、寒、温于一方,治在清化、升降。从中也可看出朱丹溪组方不可避免地受到了张元素学术思想的影响。

我又想到了叶天士曾评徐灵胎处方有"晋唐遗风",我至今不能确切知道什么是"晋唐遗风",上述组方理念有"晋唐遗风"吗?

另外,案中脉缓中夹弦,时值春季,弦为春脉,夹弦之象为生理脉象,非病理。

> 张元素组方多用辛、苦、寒、温之品,杂合一方,重在清浊升降。

用药之忌,在乎欲速
——前额闷痛医案一则

张某,女,23 岁。2006 年 3 月 24 日初诊。

主诉鼻塞、涕多、头痛 1 月余,他院诊断为"鼻窦炎",使用中、西药物治疗 1 周后,鼻塞、流涕均愈,唯前额闷痛不解。继用中药治疗,始终无效。诊见舌质淡红,舌苔薄白,脉缓。余无明显不适。证属风邪残留,郁闭清窍,清阳不展。治以疏散邪滞、通展清阳、兼泻浊阴为法,方用选奇汤加减。处方:羌活 3g,防风 3g,白芷 3g,黄芩 6g,甘草 3g。3 剂,日 1 剂,水煎早、晚温服(餐后 1 小时)。

药后症失痊愈。

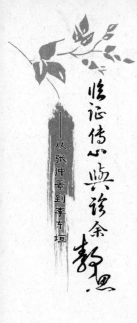

按：此患者为一外科医生介绍就诊。初见处方，颇不以为然，问："这么小的剂量、这么小的方剂能起作用吗？"待药后病愈，又颇为惊诧："前医大方大剂皆未能成功，这么十几克药有如此捷效，此方出自何人之手？"笑答："此方即李东垣选奇汤方，加一味白芷而已。"

选奇汤方出自李东垣《兰室秘藏·卷上》，方药组成：羌活3钱，防风3钱，酒芩1钱，甘草3钱。每服5钱，水二盏，煎至一盏，去粗，食后服之。原方主治"眉骨痛不可忍"。本方由小剂辛温佐以苦寒，轻煎而成，辛散温通，苦降寒清，具有疏散邪滞、升通清阳、清解郁热、苦降浊阴之功效，用治邪滞清窍，导致清阳不能上出清窍的病变颇为合适。

李东垣用药，用量多轻，多为惯用大方大剂者所不屑。就连堂堂大医张景岳都不能理解，"第以二三分之芩连，固未必即败阳气；而以五七分之参术，果即能斡旋元气乎？"但验之临床，东垣方多有捷效、奇效。

临床上，有动辄一剂药开出上百克、甚至上千克之名医，笔者识浅，对此不敢妄加评议。但《珍珠囊补遗药性赋》一书中有这么一句话可供后学者过目："用药之忌，在乎欲速。欲速则寒热温凉，行散补泻，未免过当，功未获奏，害已随之。"

复法治疗痰证顽疾

——卡他性中耳炎医案一则

王某，男，61岁。患"双耳卡他性中耳炎"3月余。在西医院治疗未效，转诊我院，住院治疗18天，口服中药，配合静脉滴注活血化瘀药、3次鼓膜穿刺和2次鼓膜切开，基本无效，出院时症状依旧。别无他法，建议改用中药丸剂试治。于2002年7月2日门诊治疗。症见：双耳耳鸣，听力减退（传导性聋），双耳蒙堵感，头闷，有时头痛，痰多，体胖，纳食可，大便每日1～2行。双耳鼓膜切开负压吸引，见鼓室内有黏稠分泌物吸出。舌质暗红，舌苔浮黄腻，脉沉缓。从痰滞清窍论治。处方：姜半夏40g，橘皮40g，茯苓40g，枳实

30g，竹茹 20g，胆南星 30g，生薏苡仁 60g，苍术 20g，生白术 40g，白芥子 20g，石菖蒲 30g，僵蚕 30g，蝉衣 20g，葛根 20g，蔓荆子 20g，浙贝母 30g，天花粉 20g，当归 30g，红花 30g，土元 30g，肉桂 10g，辛夷 10g，白芷 10g，桃仁 20g，黄芩 20g。1 剂，研细末，炼蜜为丸，每丸 10g，每服 1 丸，每日 2 次。

2002 年 9 月 18 日再诊：丸药如期服完。服至 20 余日时症状明显减轻，现偶有耳鸣，余无明显自觉症状。双耳检查见鼓室积液已无，鼓膜活动尚好。纯音听阈测定双耳听力基本正常。舌苔已减，后半偏腻，脉细缓。卡他性中耳炎已愈，嘱其饮食清淡，劳逸结合，摄身自养。但患者深受本病折磨之苦，坚持要求接服一剂丸药以"除根"。上方稍作调整，去辛夷、白芷、天花粉、蔓荆子、竹茹，增加白术用量，加用五味子，研末蜜丸，继服。

2002 年 11 月 25 日电话告知，药已服完，身体健康。

按：本病案痊愈，实出意料之外。患者出院时，本已对本病的治疗不抱任何希望，医生也已有意无意在暗示患者可以放弃治疗。患者临走和我告别时，多问了一句："有没有别的办法可以试一试？"我回答了一句："只要你能接受试，我可以给你想办法。"我说这句话的前提是我给患者前面的治疗都是失败的。患者说："你敢试，我就接受试。"我当时思考，从患者的形体、舌象，以至局部病变（黏稠分泌物）等，都支持"痰滞清窍"这一病机，而治痰无效，可能与剂型有关，也可能与治法有关。也就是说，前期治疗无效的原因，不应该在辨证上，而应该在治疗环节上。想起曾经读《任应秋医学全集》时，读到任老有一经验，治痰证当常法无效时，广集多种治痰法和治痰药，往往可收奇效。又想到"汤以荡之，丸以缓之"，汤药起效快而药效消失也快，丸剂起效缓而药效持续时间长，不妨改汤剂为丸剂，缓中取效。基于这两点考虑，处以前面丸剂方，没想到竟能成功。事后，重新翻阅《任应秋医学全集》，竟一时不能找到上述治痰经验。仔细阅读，终于在一则医案后的按语中找到了，原文如下："温胆汤本为渗湿祛痰之和剂，复齐集诸种不同作用的祛痰药，如橘红之理气以祛痰，皂荚之搜络以化痰，甘松之

"用药之忌，在乎欲速。欲速则寒热温凉，行散补泻，未免过当，功未获奏，害已随之。"（《珍珠囊补遗药性赋》）

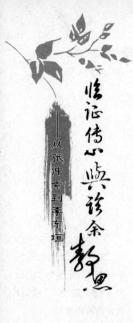

解秽以除痰,南星之渗湿以涤痰,栝蒌之降火以导痰,桔梗之开结以去痰,虽非猛剂,而治痰之力,并不稍逊。凡痰证之有虚不受补,实不耐攻者,余往往用此而取效。"本案师其法而不泥其方与药,同样取得佳效。

人以天地之气生

——卡他性中耳炎医案一则

张某,女,41岁。2005年9月21日初诊。

主诉双耳蒙堵感半月余。无明显诱因,无耳痛、耳鸣,无鼻塞、流涕。纳食好,大便调。查:双外耳道通畅,双耳鼓膜内陷,活动欠佳。纯音听阈测定示双耳轻度传导性聋。舌质暗红,舌苔黄白腻,脉缓缓。证属痰湿滞窍,治以清化痰湿为法。处方:生麻黄3g,炒杏仁12g,姜半夏12g,陈皮9g,茯苓12g,石菖蒲9g,滑石(包)18g,炒莱菔子12g,生薏苡仁15g,桔梗12g,蔓荆子9g,通草3g。4剂水煎服。

2005年9月25日二诊:双耳蒙堵感无明显减轻,但舌苔转薄白,脉转细弦。治转调畅肝胆气机。处方:柴胡12g,黄芩12g,姜半夏12g,陈皮9g,茯苓12g,枳实9g,竹茹9g,蔓荆子9g,炙甘草3g。4剂水煎服。

2005年10月23日三诊:服上方后双耳蒙堵感明显减轻,时有时无,上方间断服用11剂。现午后有时出现右耳蒙堵感,上午多无不适。舌质淡暗,舌苔薄白,脉细缓。证属中气不足,清阳失升,治以益气升清降浊为法。处方:党参3g,生黄芪9g,葛根12g,蔓荆子9g,升麻3g,石菖蒲12g,辛夷(包)9g,赤芍9g,蝉衣9g,炙甘草3g。4剂水煎服。

上方稍作加减,共服用12剂,诸症俱失,痊愈。

2006年12月3日又诊:近20余天来右耳又发蒙堵感,余无不适。发病前因月经不调服用乌鸡白凤丸30丸。舌质淡暗,舌苔薄润,脉缓。无明显热郁征象,治疗仍从补气升清降浊入手。处方:生黄芪12g,葛根12g,升麻6g,蔓荆子9g,蝉衣9g,石菖蒲9g,射干12g。4剂水煎服。

2006年12月7日复诊:右耳蒙堵感明显减轻。上方黄芪改为15g,加党参6g,5剂水煎服。

上方稍作加减,共服用16剂,痊愈。

2007年10月25日又诊:双耳蒙堵感5天。舌质暗红,舌苔薄白,脉细缓。治以益气升阳通窍为法。方用益气聪明汤加减。处方:生黄芪9g,党参6g,葛根12g,蔓荆子9g,升麻6g,赤芍12g,辛夷(包煎)12g,黄芩12g,蝉衣9g,炙甘草3g。5剂水煎服。

上方共加减服用29剂,痊愈。

2008年9月30日又诊:近5天来双耳又出现蒙堵感,感冒后发病,现尚伴有鼻塞、咽痛。舌质淡暗,舌苔白润,脉细。邪闭清窍?治以升清降浊散邪为法,方用选奇汤加减。处方:羌活3g,独活3g,川芎3g,防风3g,藁本3g,蔓荆子6g,柴胡3g,黄芩12g,射干12g,生甘草3g。5剂水煎服。

2008年10月16日又诊:上方服后已无不适,近几日又感双耳蒙堵感,时轻时重。舌质暗红,舌苔薄白,脉细缓。继以益气升清为法。处方:生黄芪15g,人参4g,升麻6g,葛根12g,蔓荆子9g,赤芍9g,姜半夏9g,炙甘草3g。5剂水煎服。

2008年11月3日又诊:药后无明显改善,舌、脉同前。注意到患者面色暗红,考虑与郁热有关,转方以通气散合黄连解毒汤清解郁热。处方:柴胡12g,川芎9g,香附12g,黄芩12g,黄连6g,黄柏12g,栀子12g,生甘草3g,5剂水煎服。

药后痊愈,停药。

按:《内经》中说:"人以天地之气生,四时之法成。"中医是用"天人合一"的观念来认识人体健康和疾病的。卡他性中耳炎本属耳科一局部病变,但本案患者连续4年,每年发病1次,且都在秋、冬两季交替前后发病,很明显,这已绝非一局部病变可解释得了的,而是与机体本身和季节气候相关。

从治疗过程来看,4年中都用到了益气聪明汤方。也就是说,本病反复发生的根本原因在于脾虚升清无能。2005年一诊、二诊重在祛邪,为使用益气聪明汤起到了铺垫作用。2008年最后一诊治以清解郁热,既可以从"方随证转"角度去理解,也可以从"体质改变"去思考。临证每见慢性病变,经较长时间治疗后,体质得以改变,原本常用处方很少有再用机会。如曾治一哮喘

"前人畏麻桂如虎狼,不知今之胡乱用药,更远逾麻桂矣。"(何绍奇)

临证每见慢性病变,经较长时间治疗后,体质得以改变,原本常用处方很少有再用机会。

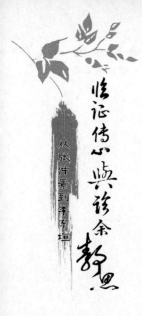

患者,开始小青龙汤方屡用屡效,随着病变发生次数的减少,小青龙汤连偶尔使用的机会都没有。究其原因,体质在用药过程中改变,致使发病后不会出现小青龙汤证。

治郁当以调气为要

——耳鸣医案一则

张某某,女,43岁,家庭主妇。2002年11月11日初诊。

主诉:双耳耳鸣1月余。患者于1月前生气后出现双耳鸣响,持续性,如风吹样,调不高,白天为甚,睡眠时好时差,纳食好,二便调。发病后未进行治疗。一年前发现胆石症经手术治疗。检查:双外耳道、双耳鼓膜未见明显异常。纯音听阈测定显示双耳听力基本正常。舌质暗红边有瘀斑,舌苔薄白腻,脉细缓。诊断为"神经性耳鸣"。证属气郁湿阻,清窍失畅。治以疏肝醒脾、解郁化湿通窍为法。处方:柴胡12g,生牡蛎30g,苍术6g,厚朴9g,郁金12g,石菖蒲12g,乌药6g,香附12g,合欢皮15g,夜交藤30g,蝉衣6g。4剂水煎服。

2002年11月15日二诊。自述上方服一剂后双耳鸣响息止,4剂服完,无不适,是否需要继续治疗。诊见舌质仍暗,舌苔已薄白。嘱停药,修身养性。

陈苏生:"凡病多参郁,治郁当以调气为要。"

按:神经性耳鸣难治,为临床医家公识,西医惯用心理疗法和掩蔽疗法。中医治疗神经性耳鸣,疗效远较西医为高,但仍为困扰临床医者之难题。清代医家徐灵胎说:"能愈病之非难,知病之必愈、必不愈为难。"这一句话用在耳鸣治疗中再恰当不过了。我们无法预知面前这一患者的耳鸣能不能治好,也无法预知多长时间能治好。似本案一剂鸣止者,实不多见,也出医、患意料之外,说句笑话,"全赖天助"。案中所用方剂即当代医家陈苏生之疏肝和络饮加减,该方是陈老在"凡病多参郁,治郁当以调气为要"的学说观点指导下制定的,药证相应,临床有桴鼓之效。加蝉衣一味清窍止鸣,且蝉衣有"疗不寐"功效。值得一提的是,尽管舌暗有瘀斑,但舌苔不净,不宜早用血药。若按常规套法加用活血化瘀药或以活血化瘀方治疗,效果往往不好。

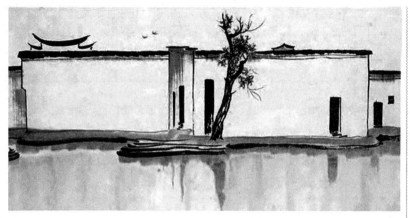

下虚者升浮宜慎

——耳鸣医案一则

张某,女,27岁。2002年6月10日初诊。

患者为一报社记者,工作压力较大,近半年来右耳耳鸣,多方治疗不愈。诊见:右耳持续性耳鸣,声如蝉鸣,晚上安静时较甚,睡眠欠佳,精神欠佳,常感头昏,纳食尚可,大小便正常。体瘦面白,舌质淡暗,舌苔白润,脉弦缓右脉稍大。证属脾虚气弱,清阳失升,痰气郁滞。治以益气升清、化痰解郁为法,方用益气聪明汤合温胆汤加减。处方:炙黄芪15g,党参9g,葛根12g,蔓荆子9g,升麻6g,赤芍9g,黄柏9g,姜半夏9g,陈皮9g,茯苓9g,枳实9g,竹茹9g,炙甘草3g。4剂水煎服。

2002年6月14日二诊:药后睡眠有所改善。上方炙黄芪改为24g,党参改为12g,5剂水煎服。

2002年6月19日三诊:近来睡眠较好,耳鸣有所减轻,精神较前好转。舌苔转薄白,脉转细缓。治以益气升清为法,处方:炙黄芪18g,党参12g,蔓荆子9g,升麻6g,赤芍9g,黄柏6g,炙甘草3g,石菖蒲9g。7剂水煎服。

上方稍作加减,服至7月21日停药。停药前一周耳鸣已无,精神好,睡眠好,多年的头昏近来也未出现。

> 病愈是人体自我恢复的结果,医生的治疗只是帮助和促进人体的自我恢复。

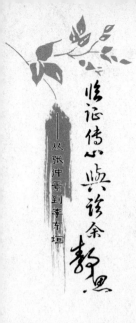

2002年8月5日又诊:近1周尿频明显,尿常规检查未见异常。余无明显不适。舌质淡暗,舌苔薄白,脉细缓。证属肾气不摄? 试以温摄肾气为法,方用缩泉丸加减。处方:生山药15g,益智仁15g,乌药9g,覆盆子15g,鸡内金12g。4剂水煎服。

药后尿频即减,上方继服5剂痊愈。嘱其注意摄身,劳逸有度,饮食规律。身体如有不适,最好使用中药治疗。

按: 反思本案,患者当属先天不足,后天不健。病变的发生缘于劳思伤脾,治脾升清取效倒也快捷。但先天本属不足,久用升清势必影响其封藏之职,因此耳鸣、头昏愈后尿频渐显。

在中医临床史上,李东垣以"制方用药必本升降浮沉之理"(尤在泾语)而独树一帜。但临床上,要做到适时、适度使用升浮之品,实非易事。清代医家费伯雄在《医方论》升阳益胃汤方下,在肯定东垣"卓识确论"的同时也指出:"唯方中辄用升、柴,恐上实下虚者更加喘满。在东垣必能明辨,当病而投。后人若执定此法,一概施之,则误人不浅矣。"本案过升,未加在上之喘满,而出现了在下之尿频。《删补名医方论》补中益气汤方下,陆丽京说:"倘人之两尺虚微者,或者肾中水竭,或者命门火衰,若再一升提,则如大木将摇而拔其本也。"本案未至"拔其本",但已显其端倪。

脾主运化水湿,脾虚气弱极易聚湿停痰,脾虚当补,痰湿当泻,用药时掌握补泻时机、尺度为取效之关键。脾虚当升,痰湿当降,升降比例的把握也至关重要。本案用方,益气聪明汤偏补、偏升,温胆汤偏泻、偏降,得效后即减去温胆汤,这也就是李东垣所说的降泻之品,只宜"暂用"、"从权"。

临床上,要做到适时、适度使用升浮之品,实非易事。

胃气一虚,耳目口鼻俱为之病

——突聋医案一则

白某,男,53岁。2003年11月21日初诊。

患者于2个月前饮酒后出现头晕、左耳耳鸣、耳聋,在当地医院"输液治疗"(具体不详)无效。于 10 月 17 日就诊于某西医院耳鼻喉科,诊断为"左耳突聋",静脉滴注低分子右旋糖苷注射液、注射用金纳多、三磷酸腺苷注射液、注射用辅酶 A、地塞米松注射液等药物及肌注维生素 B_1、B_{12},连用 10 天,效不佳,因胃痛停用。后自行先后服用六味地黄丸 2 盒、麦味地黄丸 2 盒、龙胆泻肝丸 3 盒,未效。诊见:左耳耳聋,持续性耳鸣,呈"呜呜声",伴见头闷不舒,双目欠爽,鼻窍欠利,咽干口苦,纳食尚可,有时胃痛,大便偏稀,睡眠好。检查:左外耳道(-),左耳鼓膜内陷,活动好。纯音听阈测定提示左耳中、重度感音神经性聋。舌质淡暗,舌苔黄白,脉弦缓。证属脾胃不足,清阳失升,浊阴失降。治以补中升清泻浊为法,方用益气聪明汤加减。处方:生黄芪 15g,葛根 12g,蔓荆子 9g,升麻 6g,姜半夏 9g,陈皮 9g,泽泻 15g,石菖蒲 9g,黄芩 9g,炙甘草 3g。4 剂水煎服。

2003 年 11 月 25 日二诊:药后五官诸症皆有所减轻,舌苔黄白稍减,上方继服 7 剂。

2003 年 12 月 2 日三诊:耳鸣呈间歇性,鸣声减轻,左耳听力有所好转,头、目、咽、鼻基本无不适,大便尚偏稀。舌苔转薄白,脉缓。上方加减继进。处方:党参 9g,生黄芪 15g,升麻 6g,蔓荆子 9g,葛根 12g,赤芍 9g,石菖蒲 9g,炙甘草 3g。7 剂水煎服。

2003 年 12 月 9 日四诊:耳鸣偶发,左耳听力进一步好转。上方加炒白术 12g,继服 7 剂。

2003 年 12 月 16 日五诊:耳鸣已止,左耳对话听力,纳可,便调,精神好。纯音听阈测定提示左耳听力基本恢复正常。嘱停药,注意节酒戒烟,避免过劳。

按:突聋是指患耳突然发生原因不明的重度感音神经性耳聋的一种病变,发病前可有劳累、紧张、受凉等诱因。西医对本病病因病理尚不明确,均系推定性学说,各种疗法也几乎都带有不同程度的预想性和经验性。临床体会,中医疗效要高于西医。但中医在发病之初很少能参与治疗,患者多是在西医治疗无效情况下转诊中医。中医对突聋的认识多从虚、实考虑,个人体会,实证多见寒闭,虚证多见脾虚。耳为清窍,清窍功能正常有赖于"清阳出上窍"。临床上,因脾胃不足,清阳不能上走清窍引起的突聋并不少见,尤多见于体力劳动者。正如金元医家李东垣所说的"胃气一虚,耳目口鼻俱为

突聋实证多见寒闭,虚证多见脾虚。

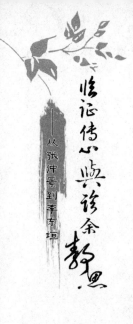

之病。"治疗时,补中、升清当为正治,益气聪明汤方为常用方。但脾胃不足,升清无能,浊阴每多停滞,加之治疗前大多经过中、西药物杂治,因此入手时应注意降浊。常见补中太过致闭固浊阴而日久不愈者。本案初诊、二诊降浊中升清,三诊、四诊升清中降浊,即是此意。

益气聪明汤方出自《东垣试效方》,原方主治"饮食不节,劳役形体,脾胃不足,得内障耳鸣,或多年目昏暗,视物不能,此药能令目广大,久服无内外障、耳鸣、耳聋之患,又令精神过倍,元气自益,身轻体健,耳目聪明。"方由黄芪、甘草、人参、升麻、葛根、蔓荆子、芍药、黄柏8味药组成,恰能体现李东垣补中、升清、泻阴火三大治法,是后世耳科和眼科的常用名方。清代医家费伯雄在《医方论》中对该方的评价是:"此方重脾胃而兼治肝肾,立意最精,但升麻似乎过重,酌减其半亦可以升清开窍矣。"

心阳虚怯,耳窍失聪

——突聋医案一则

刘某,女,26岁。2007年10月25日初诊。

患者无明显诱因于3个月前突发左耳听力减退,伴左耳耳鸣,经多家医院诊断为"突聋",住院及门诊治疗,效果不显。诊见:左耳耳鸣、耳聋,耳鸣如"蝉鸣声",安静时较甚。伴见头昏,睡眠欠佳,精神欠佳,有时气短、胸闷,纳食一般,大便尚调,手足冷。体瘦、面白,舌质淡暗,舌苔薄白,脉虚细弦。纯音听阈测定提示左耳重度感音神经性聋。曾于2006年诊断有"风湿性心脏病"。有"痛经"史。证属心阳、心气不足。治以温补、温振心阳为法,方用桂枝甘草汤加

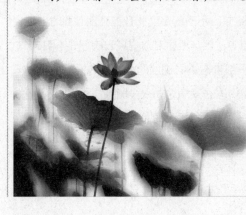

减。处方:桂枝 9g,炙甘草 18g,茯苓 15g。7 剂水煎服。

2007 年 11 月 8 日二诊:因患者家住外地,就诊不便,上方服用 14 剂,自觉头昏明显减轻,耳鸣有所减轻,精神、睡眠好转。舌脉同前。上方加炮姜 9g,14 剂水煎服。

2007 年 11 月 22 日三诊:诸症继续好转,耳鸣偶发,左耳听力明显好转,经行腹痛减轻,手足冷减轻。舌质淡暗,舌苔薄白,脉细弦。上方加制附子(先煎)9g,14 剂水煎服。

2007 年 12 月 8 日四诊:耳鸣已止,耳聋基本痊愈,纯音听阈测定提示左耳轻度感音神经性聋。精神、睡眠俱好,纳食增加,气短、胸闷不明显。每年冬天双手出现"冻疮",今冬未发。上方 2 日 1 剂,继服 14 剂,停药。

按:耳为人体清窍之一,耳窍功能正常,有赖于清阳上升、浊阴下降,有赖于阳气的温养和阴血的滋养。同时,肾开窍于耳,心寄窍于耳,肝胆之络循行于耳,肺经之结穴在耳中。基于此,耳鸣、耳聋在临床的辨治中显得较为复杂,五脏六腑、气血津液的病变都可能引起耳鸣、耳聋。

心属火,主神明,主血脉,由心的病变引起耳鸣、耳聋在临床上并不少见,但方书中往往提到的是用归脾汤治疗的心血虚证,用天王补心丹治疗的心阴虚证,用黄连温胆汤治疗的心经痰火证,用血府逐瘀汤治疗的心血瘀阻证,而很少提到心阳虚证。本案患者体质怯弱,阳虚无疑,心、脾、肾阳气俱显不足。从伴随症状头昏、眠差、气短、胸闷分析,当以心阳虚为主。从"痛经"、"冻疮"考虑,在阳虚基础上当有寒凝。治疗上,首选桂枝甘草汤温通、温振心阳,二诊合用甘草干姜汤温振脾阳,三诊合用附子甘草汤温振肾阳。阳气渐复,寒凝渐散,体质得以改善,病症得以痊愈。

对于阳虚证的治疗,后世医家多用"补阳"之法,而张仲景在经方中惯用手法为"辛甘化阳"。补为给予,化为促化,化的境界明显要高于补的境界,这一点往往被明清温补学派所忽视,在当代也没有得到临床医家的应有重视。张仲景没有明言心阳虚、脾阳虚,但桂枝甘草汤可以治疗心阳虚,甘草干姜汤可以治疗脾阳虚,这是无疑的。附子甘草汤治疗肾阳虚被清代医家郑钦安所推崇。郑钦安在方书中多说炙甘草可以补心气。实际上,炙甘草只是一味补气药,与桂枝合用才可补心气,与干姜合用便可补脾气,与附子合用便可补肾气。

老百姓都认为中药来得慢,中医无副作用。真的错了。中药一点都不慢,也不是没有副作用。古代能让人立刻吐血而亡的毒药都是用中药制成的。

化的境界明显要高于补的境界。

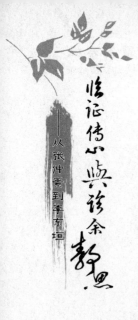

伤寒多死下虚人

——伤寒重症医案一则

张某,男,42岁,干部。2007年9月23日初诊。

主诉低热2月余,咳嗽、关节痛1月余。患者素体健壮,嗜食肥腻。发病前有恶寒、高热病史,之后低热缠绵,每日午后(14时以后)体温升高,波动于37.2℃～38.2℃之间,入睡后体温渐降。无明显出汗。近1个月来咳嗽频繁,多发于白天,咳时胸憋胸闷。全身多处关节不舒,以双膝关节疼痛为主。自发病以来体重下降10余公斤,精神欠佳,动则气短,上楼梯需要歇息,不能胜任办公室工作,食欲几无,食量锐减,食后胃脘不舒,全身畏寒,夜尿频多,每2小时1次。既往体健。发病后,就诊于多家医院,行多个系统检查,很少有阳性结果,始终不能得出明确诊断。转诊于中医,也以治疗无效建议继续找西医诊治。患者经他人介绍来诊时已做好去北京就医的准备。诊见舌质淡暗衬紫,舌苔薄白,脉大软不藏。首以柴胡桂枝汤方加减调和太阳、少阳试进。处方:柴胡9g,桂枝9g,生白芍12g,黄芩12g,姜半夏9g,党参6g,僵蚕12g,蝉衣9g,炒谷、麦芽各12g,炙甘草3g。3剂水煎服。

2007年9月26日二诊:药后低热减退(不超过37℃),咳嗽减轻,进食时有汗出(病后很少出汗),关节疼痛减轻。上方党参改人参,炙甘草改为6g,加炒杏仁12g,接服4剂。

2007年9月30日三诊:病情平稳,夜尿有所减少。转方小柴胡汤合麻黄附子细辛汤加减,治涉少阴,由阳经渐转阴经。处方:柴胡9g,黄芩12g,人参6g,生麻黄3g,细辛3g,制附子(先煎)12g,干姜6g,五味子9g,炙甘草9g。4剂水煎服。

2007年10月4日四诊:药后咳嗽明显减轻,精神好转,但体温又有波动,可达37.2℃,大便干结。舌质淡暗,舌苔薄白,脉大。少阴之邪有转归阳明趋向?如有,促使其转归,且稍利阳明。上方制附子、干姜各加3g,加酒大黄

（后下）6g。5剂水煎服。

2007年10月9日五诊：体温又趋正常，伴随精神的好转，他症继续减轻，大便每日1次。上方稍作调整，少阴之邪尚需借少阳枢转。处方：柴胡12g，黄芩12g，人参9g，生麻黄3g，细辛3g，制附子（先煎）15g，干姜12g，五味子6g，茯苓15g，炙甘草9g。6剂水煎服。

2007年10月17日六诊：病情进一步好转，体温完全正常，关节疼痛已无，可胜任正常工作。偶有咳嗽，有时手颤。舌脉同前。阳经残邪已尽，治从少阴，与真武汤加人参。处方：茯苓15g，生白芍15g，炒白术12g，制附子（先煎）15g，人参9g，生姜5片。5剂水煎服。

2007年10月22日七诊：手颤已无，食量大增，近几日常觉饥饿。治从少阴，谨防阳明有热。四逆加人参汤加茯苓、知母。处方：制附子（先煎）15g，干姜12g，人参12g，炙甘草12g，茯苓15g，知母12g。7剂水煎服。

后以四逆加人参汤方随证加减，连续调治，诸症渐失，体重渐长，至11月21日最后一诊，身体完全康复。当建议其停药时，很不情愿，希望每日1剂继续服用。

按：本案西医无法查出疾病，但从中医角度来认识，当属"伤寒"，且病情很重。病本在少阴，在"下虚"，元阳、元气大损，与生活不善摄养有关，不排除房劳过损。标在寒邪所伤。

本病证涉阴阳，治需抽丝剥茧，先后井然。贯穿治疗始终的指导原则是寒邪当祛，下虚当补。始终注意给邪以出路，适时、及时使用人参、附子当为本病治疗的关键。

这类病变临证并不少见，只是轻重程度不一。治疗似乎只能用六经辨证指导，其他辨证方法效果欠佳。

这类病变只能及时、正确使用中药治疗，如果继续检查，继续失治及误治，可致病情不复，甚至有性命之忧。古人说："伤寒偏死下虚人"，确为临床之言。

病愈后自身摄养至为重要。如果患者不能从这次病变中吸取教训，生活复旧，只能咎由自取。医生只能治其病，不能救其命。

医生只能治其病，不能救其命。

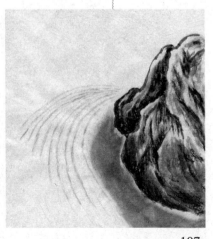

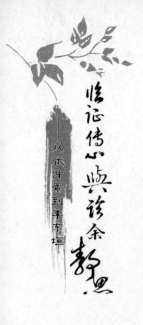

安谷则昌,绝谷则亡

——晚期胃癌医案一则

孙某,男,59 岁。2005 年 3 月 23 日初诊。

胃癌晚期合并颅内转移,西医放弃治疗。转中医治"癌"1 月余,口服、外敷加静脉点滴,病症日重一日,渐至吞咽困难,置胃管维持饮食。诊见面色晦暗,目呆无光,身体消瘦,语声低微,大便不行。舌质紫暗,舌苔薄少,脉象细弱。病入膏肓,治难措手,唯以调治脾胃一法可试,力求不绝后天之本。方以六君子汤加减。处方:人参 9g,生白术 12g,茯苓 12g,姜半夏 9g,陈皮 9g,三七 12g,鸡内金 12g,炙甘草 6g。3 剂水煎服。

2005 年 3 月 26 日二诊:药后无不适,进食似有增加,上方继进 4 剂。

2005 年 3 月 30 日三诊:进食增加,气色稍有好转,舌苔渐生薄白苔。上方人参改为 12g,7 剂水煎服。

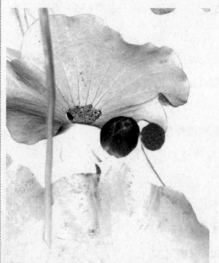

上方稍作加减,服至 42 剂,患者气色转好,体重增加(家属说"长肉了"),可以和家属及医生正常交谈,心情较好。不期在更换胃管时误入气管"数次",引起下呼吸道炎症,死于呼吸衰竭。

按: 本案治疗谈不上成功,但短期的些许见效、好转已让医生、患者、家属极为高兴。如果没有后面的意外,也许患者可以继续"长肉",继续生存。我们无力做到痊愈,退而求其次,做到带病延年也不失为一种选择。

也许没有人会认为六君子汤可以治疗癌症。是的,六君子汤方是无能

六君子汤是无能力治疗癌症的,但六君子汤方是可以治疗得了癌症的病人的。

力治疗癌症的,但六君子汤方是可以治疗得了癌症的病人的。极浅显的道理,极平淡的治法,却是临证中极其重要和宝贵的。中医临证中的神奇,往往显于平淡之中。

清代医家李中梓在《医宗必读》中说:"《经》云:安谷则昌,绝谷则亡。犹兵家之饷道也。饷道一绝,万众立散;胃气一败,百药难施。"

《医宗己任编》说:"先救人后治病,以病由人生也。"又说:"留人治病之法,非平时笃学,临症行权,不能起也。"

> 中医临证中的神奇,往往显于平淡之中。

死证并非见死脉
——"死证"医案二则

案 1 柴某,男,54 岁,农民。2007 年 7 月 31 日初诊。

主诉动则气短近半年。患者平素体壮,从事体力劳动。近半年来,无明显诱因出现动则气短、胸憋、咽喉辣痛,逐渐丧失劳动能力。经多家医院检查,胸部 CT、MRI、24 小时动态心电图等均未发现明显异常。西医不能明确诊断,改中医治疗,口服中药 1 月余,无明显效果,经人介绍请笔者诊治。诊见:动则气短、胸憋、咽喉辣痛,休息可缓解。不咳,无痰,精神欠佳,困睡,畏寒,有时上半身有热感,气短时头出冷汗,不饥食少,口干不喜饮,大便尚可。舌质淡暗,舌苔薄黄白,脉缓。证属阴证无疑。尽管脉象不支持少阴病,但根据症状、病史判断,仍辨为少阴病。治以温补少阴为法,方用四逆加人参汤加减。处方:制附子(先煎)12g,干姜 9g,炙甘草 12g,人参(另炖)12g,茯苓 15g,车前子(包煎)15g。3 剂水煎服。

2007 年 8 月 3 日二诊:药后气短减轻,纳食增加,舌苔转薄白。上方去车前子,继服 7 剂。

二诊后患者带药返回老家。服药后病情有所好转,但没有继续服用。8 月 18 日电话中得知,患者于 17 日在家中去世,病情不详。

案 2 杜某,男,78 岁。2007 年 1 月 18 日初诊。

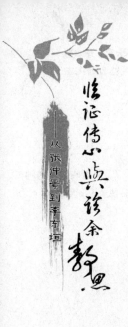

发现"贲门癌"半年余,"抗癌治疗"无效。患者日瘦一日,体重锐减。近2月余卧床不起(无力坐起),不饥不渴,食饮难下,腹胀胃痛(每日使用止痛药),大便不行(数日灌肠1次)。面色灰黄少神,语低声微,手足清冷。舌质暗红,前半无苔,脉象缓弱。患者元气衰败,急当"留人",以恢复元气和胃纳脾运为急务。处方:早服:制附子(先煎)12g,干姜6g,人参(另炖)6g,炙甘草6g;晚服:党参12g,生白术12g,茯苓12g,桃仁(搗)12g,苏木9g,三七9g,浙贝母12g,制半夏9g,生山楂12g,鸡内金12g,炙甘草3g。上两方水煎服,2日各服1剂。

2007年1月22日二诊:病情似有起色,上方制附子改为18g,干姜改为9g,人参改为12g,继服。

2007年1月26日三诊:气色好转,食饮增加,腹胀胃痛减轻。早服方改为:制附子(先煎)36g,干姜18g,人参(另炖)18g,炙甘草18g。晚服方同前。

上方连续服用,病情平稳。但持续治疗20天后,患者断然拒绝服药治疗,停药。3天后(2007年2月10日)去世。

按:脉可决死生,这是古代中医的至高境界。但上二案之脉并非死脉,甚至连病重之脉都不符。初诊时都明确告知患者及家属,病情很重,但自己心里明白,脉象并非死脉,是有希望治愈(案1)或延续生命的(案2),不期连延续生命都没能做到。后读及《慎柔五书》,见有如是论述:"如久病浮中沉俱和缓,体倦者决死。""凡虚损病久,脉虽和缓,未可决其必疗。"深感自己读书不足,也进一步体会到临证中读书的重要性。

动则气短,短期丧失劳动能力,近几年在临证中常有所见,多属元气衰败之阴证。案1患者猝亡与患者对病情重视不够(如继续勉力劳动)及停服中药应有关系。

案2属中医"噎膈"范畴,中医治疗"噎膈"向来注重阴血,前医处方总也不舍润养。但患者当前最吃紧处是阳气日衰一日,渐至消亡,不饥不渴当为明证。留得一分阳气,便保得一分生命。阳气长一分,人癌并存的机会就多一分。治疗中,"食饮难下"也必须解决,尽管和恢复阳气有矛盾之处,但这也是"留人"必须正视的问题。早服方用四逆加人参汤重在留存阳气,晚服方用六君子汤加减重在解决"食饮难下"。但进药已经极为困难,患者也已丧失信心,终至不起。

诸病在表为寒,在里为郁

——真性红细胞增多症医案一则

闫某,女,71 岁。2007 年 11 月 6 日初诊。

患者多年来诸病缠身,有"糖尿病"、"高血压病"、"冠心病"等病史。1 月前又诊断出"真性红细胞增多症"。现症见腰胯疼痛如折(每日服用止痛药),生活不能自理,眩晕阵发,目涩流泪,周身时有刺痛,有时痛处有灼热感。长期便秘、失眠,需以泻药和安眠药维持大便和睡眠。纳食欠佳,时有腹胀,口干不喜饮。诊见面色唇甲紫暗,双足浮肿,舌质暗红衬紫,舌苔浊腻,脉弦缓,沉取有力。诸症显示全身气血不畅,气机升降出入障碍。脉沉取有力,提示邪滞为主。治以恢复气血和畅为宗旨,首方以柴胡桂枝汤合升降散加减。处方:柴胡 9g,桂枝 9g,赤芍 12g,黄芩 12g,人参 6g,僵蚕 9g,蝉衣 6g,姜黄 6g,酒军(后下)9g,姜半夏 9g,丹参 9g,茜草 9g。5 剂水煎服。

2007 年 11 月 13 日二诊:药后周身舒适些,补诉后背冷,下身热,双手热。舌、脉同前。改用四逆散合温胆汤加减。处方:柴胡 9g,赤芍 12g,枳实 9g,竹茹 9g,姜半夏 9g,陈皮 9g,茯苓 15g,茜草 12g,炒槟榔 12g。7 剂水煎服。

2007 年 11 月 20 日三诊:病情平稳,时有"心冷"、"牙痛",舌苔浊腻减为薄腻。改用麻黄附子细辛汤加味。处方:生麻黄 3g,细辛 3g,制附子(先煎)12g,茜草 12g,丹参 12g,赤芍 12g,怀牛膝 9g,牡丹皮 12g,干姜 1g。7 剂水煎服。

2007 年 11 月 27 日四诊:症状持续减轻,眩晕渐不明显,身痛明显减轻,已停服"止痛药"。下身已不热,但有肢冷畏风感,双手也转冷。面色暗红明显减轻。上方干姜改为 3g,加吴茱萸 3g、焦神曲 9g。7 剂水煎服。

2007 年 12 月 4 日五诊:诸症继续减轻,睡眠好转,晨起腰胯痛尚明显。咽干口燥,但不喜饮。舌质暗红,舌苔白浊,脉弦缓。上方稍作调整,继进。处

学中医、用中医需要"悟"!而西医正好相反,力图穷尽于各种"象"。于是我们也就会发现,中医越学越简,道归一,归于阴阳;西医越学越繁,象万千,大脑变成了储存式的电脑!

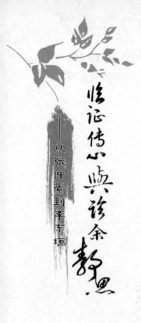

方：生麻黄 3g，细辛 3g，制附子（先煎）15g，干姜 3g，苍术 6g，茜草 15g，丹参 12g，赤芍 12g，怀牛膝 12g，牡丹皮 12g，生薏苡仁 15g。7 剂水煎服。

此后每周诊治一次，以上方为基础，随症稍作加减，至 2008 年 3 月 4 日十五诊时，症状基本消退，生活完全自理，面色唇甲紫暗退净而显润泽。后因他病停止对本病的治疗。

在整个治疗期间，血细胞分析诸项指标稳步好转，具体如表 1：

表 1　　　　　　　　患者血细胞分析诸项指标

日期	RBC	HGB	WBC	PLT
2007.11.6	$7.22 \times 10^{12}/L$	191g/L	$11.7 \times 10^9/L$	$91 \times 10^9/L$
2007.11.6	$6.05 \times 10^{12}/L$	181 g/L	$7.2 \times 10^9/L$	$174 \times 10^9/L$
2007.11.27	$6.5 \times 10^{12}/L$	182 g/L	$7.0 \times 10^9/L$	$101 \times 10^9/L$
2007.12.11	$6.49 \times 10^{12}/L$	183 g/L	$9.1 \times 10^9/L$	$46 \times 10^9/L$
2008.1.7	$5.8 \times 10^{12}/L$	162 g/L	$10.7 \times 10^9/L$	$195 \times 10^9/L$
2008.1.21	$5.53 \times 10^{12}/L$	156 g/L	$11.2 \times 10^9/L$	$300 \times 10^9/L$
2008.3.4	$4.89 \times 10^{12}/L$	156 g/L	$11.2 \times 10^9/L$	$311 \times 10^9/L$

按：真性红细胞增多症是一种原因不明的、以红细胞异常增殖为主的慢性骨髓增殖性疾病。由于红细胞过度增生，血总容量和血黏度增高，导致全身各脏器血管扩张、血流减慢及血栓形成。临床以皮肤红紫、脾脏肿大、血管及神经症状为主要特征。中、西医对本病至今尚难做到完全治愈。

读书、临证多年，一日突悟："诸病在表为寒，在里为郁。"

《黄帝内经》中说："善治者治皮毛"。放眼临证，诸病起于"皮毛"者比比皆是，在某种程度上，"治皮毛"的水平可以体现一个临床医生辨证论治的水平。而对"皮毛"的治疗，最重要、最常用的一个治法，就是"祛寒法"。也就是说，寒邪在表证的发病中占有特殊的作用。这让我想到了为什么外感热病统称"伤寒"，为什么张仲景书名中用到"伤寒"，为什么刘河间治热病不舍辛温，为什么麻黄和麻黄汤总出现在中药书和方剂书的前面。

《丹溪心法》中说："人身诸病，多生于郁"。人体由健康状态转为疾病状态，不外乎正虚与邪实。而无论正虚还是邪实，都可以直接导致全身或局部

在某种程度上，"治皮毛"的水平可以体现一个临床医生辨证论治的水平。

·112·

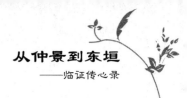

的气、血、津液的运行障碍,运行障碍不就是"郁"吗?何况,很少有人得了病还乐呵呵的,也很少有人得病后久治不愈会不郁闷的,看来七情致郁也在所难免。这样看来,郁,在内伤杂病的发病中占有极其重要的地位。医生要擅长治疗内伤杂病,首先要善于治郁。

当然,寒主收引,寒与郁常常相兼为患。在表为寒,其实就是寒邪郁滞于表。而很多在里之郁,也是由寒邪所致,《伤寒论》中的三阴病证多与寒郁有关,温散寒邪就是极其重要的治法之一。

本案治疗始终以治郁为主线,始终以恢复一身气血津液正常运行敷布为目标。尽管未见明显表寒,但寒邪郁滞在其发病和病变持续中起了很重要的作用。治疗过程中,从柴胡桂枝汤到麻黄附子细辛汤,也始终着眼于使内郁之寒邪从太阳之表息息透出。

> 医生要擅长治疗内伤杂病,首先要善于治郁。

方随证转,法随证出
——杂病调治医案一则

杨某,女,41 岁,干部。2002 年 12 月 2 日初诊。

主诉反复"感冒"1 年余,深以为苦,每月必须静脉点滴抗生素数天。全身困乏,不耐劳累,头面五官时有"上火"(疼痛、干燥、溃疡、疖肿等),而头遇风冷则鼻塞,口食冷物则胃痛,大便偏干,睡眠不实,心烦易躁,口干口苦。舌质淡红,舌苔薄黄白,脉滑。诸症纷呈,非一偏之证所能概括。治以和法,恢复气机升降为先,方用温胆汤合升降散加减。处方:姜半夏 12g,陈皮 12g,茯苓 12g,枳实 9g,竹茹 6g,炒谷、麦芽各 15g,僵蚕 12g,蝉衣 6g,姜黄 6g,酒军(后下)6g,炙甘草 3g。4 剂水煎服。

2002 年 12 月 20 日二诊:服上方后大便转爽,头面五官"上火"见好,纳可,鼻塞。舌苔薄白,脉缓。证属脾气不足,清阳失升,阴火上居。治以补中升清为主,兼泻阴火,方用益气聪明汤加减。处方:党参 9g,炙黄芪 15g,葛根 12g,蔓荆子 9g,升麻 6g,生白芍 9g,炒谷、麦芽各 12g,炙甘草 3g。4 剂水煎服。

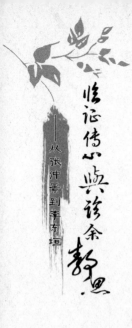

2002 年 12 月 31 日三诊:病情平稳,睡眠欠佳。上方加解郁安神之合欢皮 15g、夜交藤 30g,4 剂水煎服。

2003 年 1 月 7 日四诊:近 2 日外感,恶寒,无汗,头身疼痛。舌质淡红,舌苔薄白,脉浮紧。证属外感风寒,表实郁闭。治以发汗解表为法,方用九味羌活汤加减。处方:羌活 6g,独活 6g,防风 6g,细辛 3g,苍术 6g,川芎 6g,柴胡 9g,黄芩 12g,生甘草 3g。2 剂水煎服。

2003 年 3 月 26 日五诊:近来睡眠较差,咽干不适,头欠清利。舌质淡红,舌苔薄黄白,脉细滑。证属胆郁痰火内扰。治以清化胆经痰火为法,方用温胆汤加减。处方:制半夏 12g,陈皮 12g,茯苓 15g,枳实 9g,竹茹 9g,柴胡 6g,黄芩 9g,生甘草 3g。4 剂水煎服。

2003 年 12 月 21 日六诊:近日劳累后背困明显,昨日中午午餐后呕吐数次,自觉胃脘不舒,纳食欠佳,乏力,有时咽干,舌质淡暗,舌苔薄白,脉缓无力。证属中气不足,脾胃失和。治以补中和胃、升清降浊为法,方用补中益气汤加减。处方:党参 6g,炙黄芪 9g,生白术 6g,当归 6g,陈皮 6g,升麻 3g,柴胡 3g,姜半夏 9g,焦神曲 9g,炙甘草 3g。3 剂水煎服。

2004 年 1 月 1 日七诊:乏力,不耐劳作,纳食尚可,睡眠欠佳。上方加酸枣仁 15g、五味子 6g,4 剂水煎服。

患者此后断续来诊,常有不适,每治皆应。自从服用中药后未再静滴抗生素,并且自觉身体状况逐步好转,生活质量明显好于未用中药前。

按:从本案杂乱方治中可以看到:①中医治"人"。本案如着重"治病",会越治越乱,且无从下手。这类患者临床并不少见。②好多病不会井然有序地得,治疗也不可能循规蹈矩。"有是证,用是药",方随证转。③患者不完全配合医生,并未连续诊治,但似乎也没有影响疗效。④初诊时患者说自己补泻不得,但最终补中益气汤还是进去了。注意是小剂。

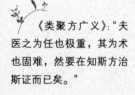

《类聚方广义》:"夫医之为任也极重,其为术也固难,然要在知斯方治斯证而已矣。"

取法东垣,方用仲景

——经方治疗难治病医案一则

任某,男,80岁,离休干部。2007年7月22日初诊。

主诉腰痛、乏力、纳差半年余。患者半年前因腰痛诊断为"腰椎间盘突出症",长期卧床,身乏无力,动则心悸。纳食极少,食欲几无,口酸口黏而食入无味,常需家人以汤勺强行喂饭,而食后胃胀,约1小时打嗝后胃胀缓解。进食硬食或油腻后易胃酸、胃痛。时有腹中鸣响,大便尚调。既往有"高血压病"、"冠心病"、"胆石症"等病史,曾"心肌梗死"2次,"脑梗死"2次。一年前发现"腹主动脉瘤",因"双下肢动脉闭锁"未能行手术治疗。诊见舌质暗红,舌苔白厚腻,脉弦大,有结代。

患者诸病缠身,中西药物杂投,收效极微。仔细思考,本病尽管西医病种繁多,但从中医角度看来,责在脾胃,后天之本先病,五脏六腑继病。治疗重点也应放在脾胃,脾胃得振,升降得复,饮食能进,气血生化有源,诸病自能轻减。治以辛开苦降法恢复中焦升降之职。方用半夏泻心汤加减。处方:姜半夏9g,干姜6g,吴茱萸3g,黄芩12g,黄连3g,枳实9g,枳壳9g,党参6g,炒谷、麦芽各15g,炙甘草3g。4剂水煎服。

药后诸症逐渐减轻,舌苔逐渐减少。7月26日二诊,改党参为人参4g,5剂水煎服;8月3日三诊,人参加为6g,5剂水煎服;8月8日四诊,加桂枝3g,茯苓12g,4剂水煎服。进药18剂后患者舌苔转薄白,知饥纳增,口中知味,精神明显好转,不需卧床。以后身体每有不适,间断中药调理,生活质量较为满意。

按: 患者高龄,长期卧床,饮食少进,多病缠身,初诊病情不可谓不重。仅以极普通、极平淡的经方半夏泻心汤方加减,服用18剂,生活质量完全改观,疗效足以让西医望尘莫及。

人体是一个以五脏为中心的统一体,五脏六腑之间有着生克制化的关

李东垣认为,五行中属土的脾胃,在五脏六腑中占有独特的地位。

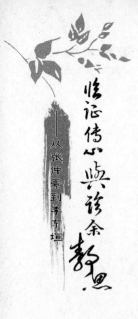

系，彼此组成一个完整、有序的自然环境。任何一个脏腑的功能障碍，都有可能影响到别的脏腑，破坏这种稳定有序的自然环境，从而产生疾病。但在病理状态下，五脏六腑对机体的影响作用并不是等同的。李东垣认为，五行中属土的脾胃，在五脏六腑中占有独特的地位。生理上，土生万物。病理上，"内伤脾胃，百病由生"。生理上，胃纳脾运，保证机体气血精微的供应；脾升胃降，保证机体气机的正常升降出入。病理上，脾胃不足，气血乏源，机体脏腑官窍俱失充养；脾胃不足，升降失司，一身气机升降出入障碍，阴火内生。也就是说，脾胃病变关乎全身，全身诸病可由脾胃病变导致。本案患者多病缠身，病变涉及阴阳气血、多脏多腑。治疗上，首先着眼于恢复胃纳脾运，胃降脾升，理宗东垣，方用仲景，取得了较好的疗效。

部分伤寒学者善于使用后世时方完善伤寒证治体系，所谓"旧论新方"。临证时，以后世理论指导使用经方，所谓"新论旧方"，也别有一番境界。

劳役久损，终需益气

——慢性病医案三则

笔者家乡地处吕梁山区，乡人多勤而贫，缺衣少钱，慢性劳伤性病变较多见。笔者返乡多以中药蜜丸治疗乡人之慢性病，价廉而效佳，且不影响生产劳动。所用方剂以李东垣方较为多用。今择病例 3 则介绍如下。

案1 发作性睡病治用补中益气汤方化裁

赵某某，男，50 岁。1998 年 11 月 21 日初诊。

患发作性睡病 4 年余。其妻代诉近 4 年来每隔一定时间就犯一次"睡病"，起初二三月一发，渐发展至半月左右一发，越是"农忙"发作越频。发时连续一昼两夜卧床沉睡，不吃不喝不动，睡后可继续干活。病人自诉自己绝非"偷懒"，发病时四肢酸软，不欲少动，只想沉睡，睡足后精神如常。但自觉近几年干活时体力在明显下降。诊见面色青黄，身体偏瘦，纳食尚好，大便偏溏。舌质淡红，舌苔薄白，脉大无力。证属脾虚气弱，治以补中益气为法。方用补中益气汤加减。处方:炙黄芪 150g,人参 60g,炒白术 90g,当归 40g,陈皮 40g,升麻 20g,柴胡 20g,炮姜 40g,补骨脂 90g,生山药 60g,炙甘草 40g。1剂,研末,炼蜜为丸,每丸 12g,早、晚空腹各服一丸。

1999 年 2 月 11 日二诊:药后睡病未再发作,精神明显好转,大便正常,有时口干,但不喜饮。舌象如前,脉转和缓。上方升麻、柴胡各减为 10g,加生白芍 60g,继服 1 剂。

服上药后干活体力倍增,睡病未发作。此后连续三年,每年冬季服"补药"1 剂(蜜丸,连服 2 月),多年来"睡病"从未发作。

按:"发作性睡病"是神经系统疾病之一,是指白天出现不可控制的发作性、短暂性睡眠,临床上常伴有猝倒发作、睡眠麻痹和入睡前幻觉。本案例称作"发作性睡病"是根据其症状特点命名的,其实并不属于严格意义上的"发作性睡病"。本案例睡病发作时表现为嗜睡,临证容易想到《伤寒论》中的"少阴病"。但少阴病表现为"但欲寐",寐不沉实,与本案沉睡有别,且少阴病也很少表现为发作性、间歇性。发作性、间歇性的病变容易联想到"少阳病",但本案例于少阳病"一症未见",脉象也不支持。患者为体力劳动者,一年四季几乎没有"闲"时,病变发作明显与劳累有关,结合便溏、脉大无力等表现,从劳损内伤入手,"劳者温之",以补中益气汤方加减。考虑气虚日久,阳气也虚,且大便偏溏,故加用炮姜、山药、补骨脂。时值冬季,也颇合李东垣"四时用药法"(书中有"如冬月,加干姜、砂仁、草豆蔻")。

案 2 头昏头痛治用益气聪明汤方化裁

郭某某,女,31 岁。1999 年 2 月 25 日初诊。

发作性头昏、头痛一年余,病发于一次鼻出血之后。每以中午日晒及过劳后发生或加重,休息半日可自行缓解,农忙时口服"去痛片"也可缓解。诊见精神欠佳,纳食欠佳,腰困乏力,月经规律,量少色淡,经前小腹坠胀,口中和不喜饮。舌质淡衬紫,舌苔薄白而润,脉沉细双尺尤甚。证属脾虚气弱,清阳失升,治以益气升清为法。方用益气聪明汤加减。处方:炙黄芪 150g,人参 60g,葛根 60g,蔓荆子 40g,升麻 20g,枸杞子 90g,炒菟丝子 90g,制半夏 60g,陈皮 20g,生白芍 60g,炙甘草 40g。1 剂,研末,炼蜜为丸,每丸 12g,早、晚空腹各服 1 丸。

药后精神好转,头昏、头痛很少发生,当年冬季又按上方自行配服 1 剂。

按:益气聪明汤方出自《东垣试效方》,原书主治由饮食不节、劳役形

《脾胃论·五常政大论》云:"'阴精所奉其人寿,阳精所降其人夭,'阴精所奉,谓脾胃既和,谷气上升,春夏令行,故其人寿,阳所降,谓脾胃不和,谷气下流,收藏冷行,故其人夭。"

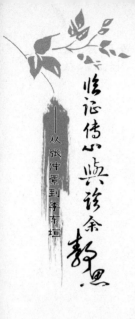

体、脾胃不足所引起的耳鸣、目昏等耳病、眼病,笔者经常移用于治疗体力劳动者所患的头昏、头痛,多有效验。本案中因有腰困、经少、尺脉沉细等,考虑肾元亦虚,故加用枸杞子、菟丝子。加半夏、陈皮,旨在升清之中佐以降浊。时值初春,阳气上升,恐温补升提日久有助肝化火之嫌,故用白芍药柔敛肝气,正如李东垣所说:"中焦用芍药,则脾中升阳,使肝胆之邪不敢犯也。"不用黄柏者,因无热可泻、可降。对于益气聪明汤方中黄柏的去取,李东垣说:"如烦闷或有热,渐加黄柏,春夏加之,盛暑夏月倍之。""如脾胃虚去之,有热者少用之。"很切合临床。

案3 长期低热治用升阳益胃汤方化裁

赵某某,男,48 岁。1999 年 8 月 22 日初诊。

近 1 年来发热,自觉身热,摸之肤热,体温波动于 37℃左右,一般不超过 37.2℃。精神欠佳,纳食欠佳,自汗,嗜睡,大便尚调。脘腹有时不舒。曾行胃镜检查示"慢性浅表性胃炎"。舌质淡衬紫,舌苔薄腻浮黄,脉虚弦略显迟。证属脾虚气弱,气失外达,湿热内滞。治以补中益气、升清泻浊为法。方用升阳益胃汤加减。处方:炙黄芪 90g,人参 30g,炒白术 60g,茯苓 40g,制半夏 40g,陈皮 40g,防风 10g,炒白芍 60g,柴胡 10g,羌活 10g,独活 10g,黄连 10g,生薏苡仁 60g,生牡蛎 40g,焦神曲 30g,泽泻 40g,生山药 60g,炙甘草 40g。1 剂,研末,炼蜜为丸,每丸 12g,早、晚空腹各服 1 丸。

1999 年 10 月 28 日二诊:药后低热退,自汗止,精神、纳食有所好转,舌苔转薄白。上方黄芪改为 150g,人参改为 60g,去泽泻、薏苡仁,继服 1 剂。药后诸症如失,体健如初。

按:本案发热如着眼于精神欠佳、纳食欠佳、脘腹不适、自汗,极易误辨为气虚发热。但舌苔腻而不少,决定了不能使用(单用)补中益气汤方。如着眼于舌苔薄腻浮黄,断为湿热,依先治湿热后治气虚,而用三仁汤方或甘露消毒丹方等,往往无效,甚者因进一步损伤脾气而加重病情。如着眼于嗜睡、神差、脉迟等,极易辨为"少阴病"或"太阴少阴合病",而选用"四逆辈"加减,可能有效,但远不如升阳益胃汤效佳,因"四逆辈"在解决阳气上升、外达不足时多显笨拙不巧。升阳益胃汤方为李东垣治疗"肺之脾胃虚方",用药"极杂极乱",而疗效极佳,本方极可体现李东垣辨治病机复杂病变的水平。

"四逆辈"在解决阳气上升、外达不足时多显笨拙不巧。

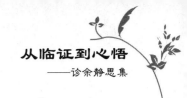

从临证到心悟

——诊余静思集

　　"易水学派"的中坚人物李东垣,在《内经》"人以水谷为本"、"有胃气则生,无胃气则死"等论述的基础上悟出"内伤脾胃,百病由生",创立脾胃内伤学说,位列"金元四大家"之一。而李东垣也是一位长期被后人误解、被后人冷落的临床大家。李东垣的学说有如高雅音乐,却偏偏产生和存在于流行音乐盛行的时代,曲高和寡,被搁置、受批评也属自然。李东垣学说在中医治疗学中的地位和重要性,也许只有经过长期临床体验才可以意识到。

　　另,读书临证,临证读书,这是一个医生终身的必修课。读书所得,临证所获,随笔记下,虽不成文,不忍弃去。倘读者偶有启悟,幸甚。

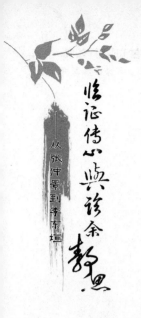

六经辨证与阴阳学说

六经辨证是阴阳学说指导下的产物。

《伤寒论》第7条说:"病有发热恶寒者,发于阳也;无热恶寒者,发于阴也。"对这一句话的理解,历代注家有不同的认识。有学者认为阴、阳是指阴证、阳证,有学者认为阴、阳是指阴经、阳经,有学者认为阴、阳是指少阴、太阳,也有学者认为阴、阳是指营阴、卫阳,可谓仁者见仁、智者见智。实际上,这里的阴、阳二字就是《内经》里朴素的阴阳概念,就是"阴阳者,天地之道也,万物之纲纪,变化之父母,生杀之本始,神明之府也。"这句话中的阴阳,也就是我们学中医入门时接触到的阴与阳。发热是阳气有力抗邪的结果,恶寒是阴寒伤阳或阳气虚馁无力抗邪的表现。理顺了这几个概念,我们就明白张仲景用了最平实的语言告诉后学者:病分阴阳,判定是阴、是阳,应以阳气的盛与衰,阳气有无能力抗邪为依据。

对阳气的盛衰,我们可以用发热与恶寒的有无来判定,但又不可单拘于恶寒与发热的表象。我们应该透过表象去看实质,因为处方用药所凭借的是病变的实质而不是表象。张仲景恐后学者拘于这种表象,又在第11条告诉我们,表象反映实质是有真假之分的,临床千万应该慎重。"病人身大热,反欲得近衣者,寒在皮肤,热在骨髓也。"这一条也是通过寒热来辨阴阳,只是真寒表现为假热,假热表现为真寒。如何定真假,关键注意"欲"与"不欲",病人的主观感觉要比体温表之类的客观检测更为准确!常见部分中医胸挂听诊器,体格检查特棒,化验单、影像片读得头头是道,就是开出来的中药方不能解决问题。病人不理解,医生想不通,原因有好多,但不懂、不注重病人的"欲"与"不欲"肯定是原因之一。

六经辨证实际上就是阴阳辨证。分则为六,三阴三阳,合则为二,一阴一阳。

我们必须明确阴阳辨证与五行辨证是两种不同的辨证体系,尽管有联系，但是有着根本性的区别，首要的指导思想就不同。明白这一点，对学习和更好地使用六经辨证是有意义的。历史上，张仲景使用阴阳学说成就了"伤寒学说"，李东垣使用五行学说构建了"内伤学说"。

现在很多学者致力于各种学说、各种体系的统一。统一可能是好事，但和稀泥、做"和子饭"，对学术、对临床，绝无好处！退一步说，统一的前提应该是分清！

阴阳学说在中医学学术体系中显得太普通，也太特殊、太重要了。每一个学中医的，甚至不学中医的都知道中医是说阴阳的。但当你在中医的路上不管走了多远，反回头来又发现自己对阴阳仍然不能完全把握、准确说出，真有点像老子所说的"道可道，非常道；名可名，非常名。"大道是无法用语言表述清楚的。刘力红博士在《思考中医》中说："中医理论最核心的东西是阴阳。"我倒不认为阴阳是中医理论中最核心的东西，但阴阳学说给予后人的这种思维方式在中医学里显得至关重要、无可替代，只有站在阴阳的高度才能得窥中医的奥秘。因此，对阴阳认识和把握的程度，也就成了中医后学者所学深度的标志。

历代许多临床大家都很重视阴阳。明代大医张景岳在《景岳全书》中说："凡诊病施治，必须先审阴阳，乃为医道之纲领。阴阳无谬，治焉有差？医道虽繁，而可以一言蔽之者，曰阴阳而已。"看看，懂了阴阳，就懂了中医；精通阴阳，就精通了中医。我们的智慧真的无法和古圣人相比。古圣人认为道归一，象万千，也就是说表现是千变万化、五花八门的，但规律是同一的、永恒的。我们很难穷尽把握万千之象，但我们可以把握恒一之道，于是有"中医之道"之说，于是学中医、用中医需要"悟"！而西医正好相反，力图穷尽于各种"象"。于是我们也就会发现，中医越学越简，道归一，归于阴

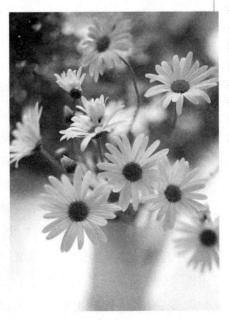

现在很多学者致力于各种学说、各种体系的统一。统一可能是好事，但和稀泥、做"和子饭"，对学术、对临床，绝无好处！退一步说，统一的前提应该是分清！

刘力红博士在《思考中医》中说："中医理论最核心的东西是阴阳。"我倒不认为阴阳是中医理论中最核心的东西，但阴阳学说给予后人的这种思维方式在中医学里显得至关重要、无可替代，只有站在阴阳的高度才能得窥中医的奥秘。因此，对阴阳认识和把握的程度，也就成了中医后学者所学深度的标志。

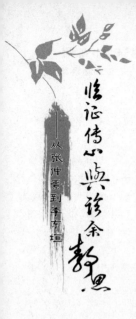

阳;西医越学越繁,象万千,大脑变成了储存式的电脑!

清末有一临床大家叫郑钦安,精研《伤寒论》,在临床中悟出阴阳二字。他在《医理真传》中说:"余沉潜于斯,二十余载,始知人身阴阳合一之道,仲景立方垂法之美","万病一阴阳耳","予治一切病证,只要无外感病形,即握定阴阳盈缩治之,见功屡屡,获效多多……"

通过以上分析,我们可以得到两点收获:第一点,学习《伤寒论》,学习六经辨证,我们应该站在阴阳的高度来整体把握,阴阳为纲;第二点,临床上,面对各种各样的病与症,我们始终头脑清楚地拿阴阳标尺去度量,明白阴阳再谈其余,这应该成为我们临床思维的一种"习惯"。

明白阴阳再谈其余,这应该成为我们临床思维的一种"习惯"。

明辨内外是临证第一要义

这里的内外是指内伤、外感。

张仲景创立了外感学说,奠定了中医辨证论治的基础。医学发展到金元时代,李东垣创立了"内伤学说",可以说这是中医学向前发展的自然结果,是中医学辨证治疗体系进一步完善的体现。正如朱丹溪在《格致余论》中指出:"夫假说问答,仲景之书也,而详于外感;明着性味,东垣之书也,而详于内伤。医之为书,至是始备,医之为道,至是始明。"但中医学发展到今天,似乎对内伤与外感的辨别远没有得到临证者的应有重视。崇尚"伤寒学派"的医家,具有代表性的如"火神派"的医家,临证在继承和发扬着张仲景所开创的辨证治疗体系,一般会无视(或不屑)"金元四大家"、尤其是李东垣的学说。即使部分医家去重视,也会把李东垣的学说纳入到伤寒太阴病中或太阴病合少阳病部分中。而另有一部分医家,具有代表性的如部分中、西医结合医家,临证很少重视外感,目中的专科病几乎是清一色的内伤病。即使使用经方,也多是从专科角度思考,很少会使用"外感学说"去指导选方用药。明代医家萧京在《轩岐救正论》中曾说过这么一段话:"专伤寒者昧于杂病,专杂病者昧于伤寒(伤寒为外感,杂病为内伤)。一遇伤寒似杂病者治

中医学发展到今天,似乎对内伤与外感的辨别远没有得到临证者的应有重视。

以杂病之药,杂病似伤寒者治以伤寒之药,不几谬妄颠倒,杀人反掌乎？此古今所通病,而缓扁所莫疗。"

有一点是可以肯定的,李东垣对《内经》和《伤寒论》有着很深的研究。李东垣是在长期研究和使用《伤寒论》开创的辨证治疗体系的基础上著书立说的。在其亲手写成的第一本书《内外伤辨惑论》中,开篇第一句话就是:"曰甚哉！阴阳之证,不可不详也。"这里的阴阳二字,即为内外,即为内伤、外感。我们能想得到,东垣老人在提笔著书时首先想到的就是内伤和外感,他要告诉后人,临证首先要分清内伤和外感。为什么要分清内伤、外感？因为"举世医者,皆以饮食失节,劳役所伤,中气不足,当补之证,认作外感风寒有余客邪之病,重泻其表,使营卫之气外绝,其死只在旬日之间。"对内伤、外感的辨别,"差之毫厘,谬以千里。"而治疗上,"伤外为有余,有余者泻之;伤内为不足,不足者补之。"在李东垣笔下,补与泻是广义的,也就是把所有治法都归于补泻二法之中,"汗之、下之、吐之、克之,皆泻也;温之、和之、调之、养之,皆补也。"(引文见于《内外伤辨惑论》)

中医临床史上,有部分医家着眼于祛邪,"邪去正自复",代表医家如张子和;也有部分医家着眼于扶正,"正复邪自去",代表医家如李东垣。客观地讲,每位医家著书立说多为纠偏,不免"一家之偏"。对于后学者来说,从"偏"中学到"不偏"是至为重要的。这就要从每一家的学术中真正找到其立说的根本和立足点,也就是要"得古人立法之心"。笔者在多年的读书与临床中,体悟到从外感、内伤角度去破解祛邪与扶正主次,似颇合临床实际。也就是说,治疗外感病着眼于祛邪,治疗内伤病着眼于扶正。

有人认为,以张子和为代表的这一类医家并非主治外感病。但笔者认为以祛邪为主的这一类学说确实更适合于外感病。实际上,中医学史上,最擅长祛邪的医家首推张仲景,张仲景的学说就是从外感立论的。在六经辨证中,治太阳的麻黄、桂枝,治阳明病的石膏、知母和大黄、芒硝,治少阳病的柴胡、黄芩,治三阴病的附子、干姜、吴茱萸等药物,无一不是为祛邪而设。病至少阴,甚至濒于"死症",仍为"急温之",而非"急补之",用药以干姜、附子为主,而补药人参并不见多用。即便是在《金匮要略》中,治杂病仍从外感立论,所用方药也多着眼于祛邪。即使在"虚劳"篇中,用药也以"辛甘合化"、"酸甘合化"、"阴阳合化"为主,而非直补。

> 治疗外感病着眼于祛邪,治疗内伤病着眼于扶正。

> 对内伤、外感的辨别,"差之毫厘,谬以千里。"

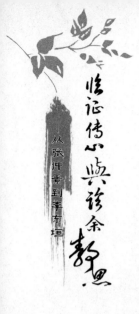

临床分清外感、内伤的意义不仅在于确立治疗以祛邪为主或以扶正为主，还影响到我们处方时药物的选用、用量和对疗程的判断。张仲景的用药偏狠、量偏大，李东垣的用药偏缓、量偏小。用吴鞠通的一段话可以恰当地解读二位临床大家的用药取向。吴鞠通在《温病条辨》中说："治外感如将，兵贵神速，机圆法活，去邪务尽，善后务细。盖早平一日，则人少受一日之害。治内伤如相，坐镇从容，神机默运，无功可言，无德可见，而人登寿域。"张仲景的用药即"治外感如将"，李东垣的用药即"治内伤如相"。

关于附子的用量和用法，历代医家每有争论。有开方即用，常用量就是几十克、上百克，甚至使用数百克的医家都有。对这类医家有一句赞语叫"心狠手辣"，代表医家如近、现代的"火神派"。但当我们读"易水学派"医家的著作时，我们发现"易水学派"使用附子极其审慎。张元素在《医学启源》中说："（黑附子）其用有三：去脏腑沉寒一也。补助阳气不足二也。温暖脾胃三也。然不可多用。"李东垣在《脾胃论》中反复叮咛，大寒大热药只宜"暂用"，"此从权也"，"不可以得效之故而久用之"。附子正属"大热药"。王好古在《汤液本草·东垣先生用药心法》中说："凡用纯寒、纯热药，必用甘草，以缓其力也。"在《阴证略例》中说："古人用附子，不得已也。"上述两种用法，看似截然相反，让后学者常常无所适从。实际上，用外感和内伤理论去理解，问题就可迎刃而解。大剂附子在于祛邪，小剂附子在于温阳。治疗寒邪外伤需大剂，治疗阳气内伤需小剂。尽管大剂附子可以回阳，但回阳仍立足于祛寒，与补阳明显有别。

大剂附子在于祛邪，小剂附子在于温阳。

对六经辨证与脏腑辨证的临证思考

读清代医家陈修园《景岳新方砭》至胃关煎方，见如下一段评说："古人制方最难，景岳制方最易。不论何方，加入熟地，即方补肾，治真阴不足；加入人参，即方补气，治元阳衰乏。流俗喜其捷便，其邪说至今不息也。"我想后人不一定会认可陈修园的这种评说。但这段话却引起了我对六经辨证与

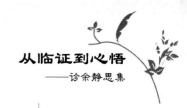

脏腑辨证的思考。

熟地补肾,治真阴不足;人参补气,治元阳(气)衰乏,并没有错。我们现在的中医本科教育都是这样培育后学者的。一个中医临床医生,能准确地辨出真阴不足、元阳(气)衰乏,能准确无误地用上熟地、人参,这绝对是一个好医生。进一步讲,一个中医医生,在临床上能准确地辨出肾阴虚证,用上六味地黄丸方;辨出肾气虚证,用上肾气丸方;辨出肝胆湿热证,用上龙胆泻肝汤方;辨出胃火证,用上清胃散方;辨出脾经伏热证,用上泻黄散方……这差不多可以成为医中高手。实际上,这就是我们学习辨证分型论治的主要内容,这也是脏腑辨证论治的主要内容。

一个中医本科生学习五年,辨不出龙胆泻肝汤证,不会用龙胆泻肝汤方,这种例子并不罕见,于是很多人都说,学中医难,中医难学。但在陈修园看来,这是最容易学的,这是学中医最捷便之法,"流俗喜其捷便,其邪说至今不息。"那么,在陈修园的认识中,难学的东西是什么?不捷便的东西是什么?

陈修园是历代医家公认的"遵经保守派",他认识中的难学的、不捷便的东西自然是《伤寒论》的"六经辨证"。《伤寒论》以六经辨证论治奠定了整个中医学的辨证论治基础,成为中医临床经典。但《伤寒论》一书中找不着脾虚证、肾虚证,也没有补脾法、补肾法,也就是说,找不着上述脏腑辨证论治的内容。尽管有很多学者从理论上认为六经辨证包含有脏腑辨证,但在临床实践中,我们会越来越多地体会到六经辨证治疗和脏腑辨证治疗是相对独立的两套体系。面对一个患者,面对一种疾病,当我们有意去用这两种辨证方法分别独立辨证时,我们经常会得到两个不同的证,并且相应的治法方药也是不一样的。笔者在临床上也体会到掌握六经辨证治疗确实要难于掌握脏腑辨证治疗。

> 六经辨证治疗和脏腑辨证治疗是相对独立的两套体系。

如鼻鼽一病,类似于西医学的过敏性鼻炎,是临床上的多发病、难治病。笔者治疗此病大约走了三个阶段。起初治疗使用专病专方,常用方如过敏煎、脱敏煎等,但止于见效。第二阶段主要用脏腑辨证治疗,常用方如玉屏风散、补中益气汤、肾气丸等,但疗效始终不尽如人意。后来,改用六经辨证治疗,常用方如桂枝汤、麻黄桂枝各半汤、小柴胡汤、柴胡桂枝汤、葛根芩连汤、麻黄附子细辛汤、"四逆辈"、乌梅丸等,疗效远高于脏腑辨证治疗。

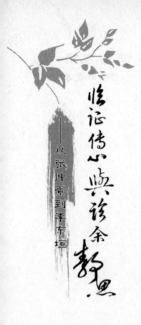

又如泌尿系的急性炎症,临床常表现为热淋。笔者起初用脏腑辨证治疗,以八正散方加减,疗效倒也满意。后来从六经辨证入手,发现以少阳证居多,使用小柴胡汤方加减治疗,远较八正散方得心应手。

曾治疗一女性患者,每月月经欲来不能来,后延10余日,自觉小腹胀满,头痛失眠,身热躁烦,经后诸症始能缓解。平素肢冷畏寒,劳则心悸,食冷则胃痛。服丹栀逍遥散每可促使经至而缓解经前诸症,但终不能使身体完全康复。今又正值经前,见症同上,舌质红,舌苔薄白,脉细弦。从脏腑辨证考虑当属脾虚肝郁夹有血热,丹栀逍遥散方当为对证。但从六经辨证思考,当属寒邪内侵,热象当属寒邪郁而化热,病本在寒。进一步考虑,寒邪在阴而不在阳,当属三阴经病。食冷胃痛有太阴病嫌疑,肢冷畏寒有少阴病可能,但从脉细弦考虑,本证当属邪在厥阴之经,解太阴经之桂枝汤方、解少阴经之麻黄附子细辛汤方皆非所宜,遂处以解厥阴经之当归四逆汤方。处方:当归12g,桂枝9g,赤芍12g,大枣3枚,细辛3g,炙甘草3g,通草3g,乌药9g,怀牛膝9g,射干12g,3剂水煎服。药后经至症失。如法治疗3个月,身体康复。

笔者无意贬低脏腑辨证,抬高六经辨证,历史上,善用脏腑辨证治疗的中医大家比比皆是。明白两种辨证治疗方法的不同,择善而从,对提高临床疗效是大有裨益的。

明白两种辨证治疗方法的不同,择善而从,对提高临床疗效是大有裨益的。

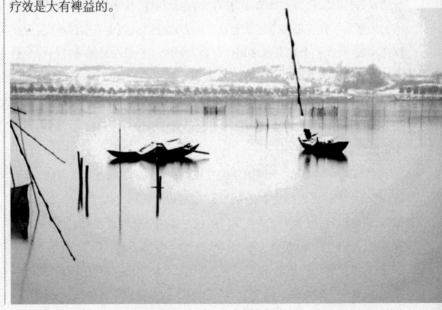

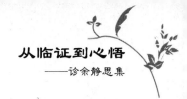

另辟蹊径创新说

—— 李东垣临证思考启示

好的医书有两种,一种是集大成者,一种是一家之言。前者如《张氏医通》、《医宗金鉴》等,后者如《儒门事亲》、《脾胃论》等。集大成者占有资料较为丰富、全面,立论较为中肯,临证易于学以致用;一家之言者,占有资料全凭一己喜好,立论多较偏驳,临证由学达悟才可致用。我喜欢读一家之言的书,如"金元四大家"中前三家的书,尤其是李东垣的书。因为读这种原创性的书,每每给人以灵感与智慧的启迪,而不仅仅是学到知识。

医生临证,不可避免地会随时面对疑难病例,面对疗效不佳的病变。面对疑难,面对不效,不同的医生会有不同的处理方法。有反复试法、试方、试药者,有检书寻求良方者,有作为无效病例作科研统计学处理者,有推脱不治另寻高明者……在李东垣的书中,李东垣面对疑难时的临证思考也许会给我们业医者一定的启发。

李东垣在《内外伤辨惑论》一书中写道:"向者壬辰改元,京师戒严,迫三月下旬,受故者凡半月,解围之后,都人之不受病者,万无一二,既病而死者,继踵而不绝。都门十有二所,每日各门所送,多者二千,少者不下一千,似此者几三月……余在大梁,凡所亲见,有表发者,有以巴豆推之者,有以承气汤下之者,俄而变结胸、发黄,又以陷胸汤、丸及茵陈汤下之,无不死者。"面对大批治疗不效,由生治死的病人,医生会怎么去思考?我想,当时一定不乏医疗水平较高的名医,也许不乏精研《伤寒论》的大家,他们的思维始终在《伤寒论》的"六经辨治"上打转,他们把治疗不效的原因可能更多地归结为学习使用《伤寒论》方证不到家,需要继续努力。毫无疑问,有足够的证据表明,李东垣精研过《伤寒论》,但当时的李东垣并没有如上面那样去思考,而是在他的大脑中出现了这样一个问题:"此百万人岂俱感风寒外伤者耶?"解决问题的前提是"有问题"。只要提出问题,就有可能解决问题。李

读原创性的书,每每给人以灵感与智慧的启迪,而不仅仅是学到知识。

解决问题的前提是"有问题"。只要提出问题,就有可能解决问题。

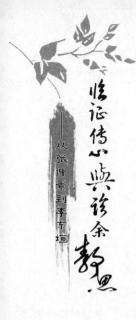

东垣对这一问题思考的结果是"概其外伤风寒,六淫客邪,皆有余之病,当泻不当补;饮食失节,中气不足之病,当补不当泻。举世医者,皆以饮食失节,劳役所伤,中气不足,当补之证,认作外感风寒,有余客邪之病,重泻其表,使荣卫之气外绝,其死只在旬日之间。"也就是说,治疗不效、由生治死的原因并不是用方不善,而是误把内伤病认作外感病治疗。顺着这一思路研究下去,李东垣创立了"内伤学说",一定程度上可与张仲景并肩:"外感宗仲景,内伤法东垣"。而反思 2003 年我国"非典"疫情蔓延,中医在抗击"非典"疫情中成绩显著,理论上也对"非典"展开了轰轰烈烈的探讨,但似乎整个中医界缺少类似这种李东垣式的思考!

李东垣在《脾胃论》一书中写到:"予平昔调理脾胃虚弱,在此五药中加减,如五脏证中互显一二证,各对证加药无不验。然终不能使人完复。"五药是指前文讨论过的平胃散、黄芪建中汤、四物汤、四君子汤、五苓散五方。从这段话中我们可以看出,李东垣治疗脾胃虚弱病变的疗效是很高的,"无不验",毕竟上工不能十全。这在现在的很多医生看来已经足可以满足和自豪了。但李东垣并没有满足,因为他注意到了这样治疗尽管有效、高效,但经常不能达到完全治愈,"终不能使人完复",怎么办?检阅《素问》、《难经》、《黄帝针经》,进一步思考,终于明白了"脾胃不足之源,乃阳气不足,阴气有余,当从六气不足,升降浮沉法,随证用药治之。"也就是说,"终不能使人完复"的原因是治疗中没有注意到升降浮沉补泻法。顺着这一思路研究下去,李东垣创立了"脾胃学说",终成"补土派"的一代宗师。反观当今不少医者,临证满足于"有效率",思维多趋于定势,喜执"临证验方"、"专病专方"治病,绝少有所变通。临床医生会有类似感受,临证遇有疑难病,网上查阅相关论文文献,众口一词治疗有效率可以达到百分之多少多少,对有效率如此之高的分析洋洋洒洒,但很少能见到有对百分之几无效的病例作进一步的思考和治疗上的探讨。而面前的疑难病例,经常是属于这百分之几的。也许中医临床缺少创新的原因之一就是缺少这一种李东垣式的思考!

对有效率如此之高的分析洋洋洒洒,但很少能见到有对百分之几无效的病例作进一步的思考和治疗上的探讨。

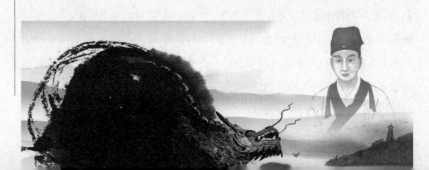

李东垣笔下的藏气法时与升降浮沉

李东垣,创立"脾胃内伤学说"。后世有对其推崇者,如王伦说:"外感法仲景,内伤法东垣",与张仲景相提并论。但也有对其不屑者,如陈修园说:"(四家中)最下是李东垣,树论以脾胃为主,立方以补中为先,徇其名而亡其实,燥烈劫阴,毫无法度。……邪说流传,至今不息。"今人对李东垣的评论也褒贬不一,但有一点可以肯定的是,临床能娴熟运用李东垣理论和方药的医生越来越少。究其原因,与李东垣著作中对其立论和处方的说理欠清不无关系。本文试从"藏气法时"与"升降浮沉"探究李东垣立方的原本意图。

从《脾胃论》中我们可以看出,李东垣原本就擅长治疗脾胃方面的病变。"予平昔调理脾胃虚弱,于此五药中(指平胃散、黄芪建中汤、四物汤、四君子汤、五苓散五方)加减,如五脏证中互显一二证,各对证加药无不验。"医生在临床上能做到"无不验",可以称得上是医中"好手"。但李东垣又注意到"终不能使人完复",疗效总有欠缺。于是进一步思考、学习,终于悟到疗效不能达到十全的原因是"不依《素问》法度耳"。《素问》的法度是什么呢?是《素问·藏气法时论》中的"肝主春"、"心主夏"、"肺主秋"、"肾主冬","合人形以法四时五行而治"。从这些论述中悟到用药"不当于五脏中用药法治之,当从《藏气法时论》中升降浮沉补泻法用药耳。"也就是说,用药不能十全的原因是没有重视"藏气法时"与"升降浮沉"。

我们常规对"藏气法时"的理解多为天人相通应,五脏外应四季。以这种认识去面对李东垣的升降浮沉补泻用药法时,似乎也没有多少难于理解的。但这种理解会让我们忽略了李东垣在这一治法上的伟大创新,也会妨碍我们对李东垣方剂的理解与运用。

李东垣生前定稿并且写有自序的只有一本书,这就是《内外伤辨惑论》。并且从自序中我们可以知道,这本书在他有生之年写成后"束之高阁

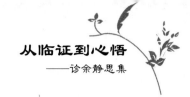

在我们临床上,治好某人身上的一种病和给这个人以健康,不完全是一回事。

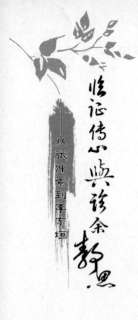

临证传心与诊余静思
——从张仲景到李东垣

十六年"。实际上，《脾胃论》一书中很多内容与本书重复，似乎是这本书的扩写本。这样看来，《内外伤辨惑论》应该是最能真实反映李东垣学术思想的。书中分了上、中、下三卷。上卷主要是辨外感和内伤。下卷较杂，似由一组医论组成。而中卷显得很有法度，分"饮食劳倦论"、"暑伤胃气论"、"肺之脾胃虚方"和"肾之脾胃虚方"四部分，且出四张主方，分别是补中益气汤、清暑益气汤、升阳益胃汤、沉香温胃丸。在"饮食劳倦论"中提到其病机是"生长之令不行"，生长之令，这不就是春季吗？暑对应夏季，肺、肾分别对应秋季与冬季。看到这儿，我们会突然发现，书中中卷是用春、夏、秋、冬四季写成的，春夏秋冬也就对应了升浮降沉。但当用升浮降沉这四个字和前面四个主方对应时，我们发现至少清暑益气汤和升阳益胃汤无法理解。于是习惯性地退回到春夏秋冬四字上，则可能会理解为春用补中益气汤，夏用清暑益气汤，秋用升阳益胃汤，冬用沉香温胃丸。于是治暑会拿王孟英的清暑益气汤与李东垣的清暑益气汤对比。自此，我们还是没有理解李东垣立方的本意。

《脾胃论》中卷的四部分中，后三部分分别用了"暑"、"肺"、"肾"三字，为什么不用"秋"与"冬"呢？在第一部分中提到"生长之令"，为什么不说"春"呢？"脾胃之气下流，使谷气不得升浮，是生长之令不行。"细思，这儿的"生长之令"是指体内的生长之令，是指体内的春季。至此，我们终于明白了东垣心里在想什么。这四部分主要在写人体内四季失常，四个主方主要是恢复体内的春升、夏浮、秋降、冬沉。也就是说，在东垣老人心里，自然界有春夏秋冬，人体内也有春夏秋冬，这就是藏气法时。人体的病变就是体内不能正常有序地升浮降沉。

那么，体内春升、夏浮、秋降、冬沉失序，治疗上为什么要着眼于脾胃呢？李东垣在《脾胃论》中指出："脾无正行，于四季之末各旺一十八日，以生四脏。"在李东垣的思路中，体内春升、夏浮、秋降、冬沉的转换，都要依赖脾旺、脾转。如脾不旺、脾不转，自然升浮降沉失序。于是所出四方中都用到了人参、白术、炙甘草，目的在于通过"旺脾"促使体内升、浮、降、沉的按时有序转换。

这样，我们就能理解补中益气汤是治疗体内该升不升的病变，清暑益气汤是治疗体内该浮不浮的病变，升阳益胃汤是治疗体内该降不降的病

自然界有春夏秋冬，人体内也有春夏秋冬，这就是藏气法时。

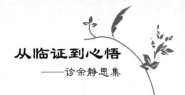

变,沉香温胃丸是治疗体内该沉不沉的病变。循这一条道我们也许会真正理解和运用李东垣创立的"升降浮沉补泻用药法"。或许清代名医尤在泾真正理解了这一用药法。他在《医学读书记》中说:"古人制方用药,一本升降浮沉之理,不拘寒热补泻之剂者,宋元以来,东垣一人而已。"

李东垣笔下的"热中"

——解读"阴火"

李东垣在构建"脾胃内伤学说"时,独创性地提出了"阴火"理论。但后世医家在阅读李东垣著作时,对"阴火"的概念产生了不同的认识,"歧见迭起",影响了李东垣学说在临床上的更好应用。并且迄今为止,中医学界仍对李东垣所说的"阴火"概念没有形成统一的认识。笔者认为,重新认识李东垣笔下的"热中"证,或许会对"阴火"的正确认识有所帮助。

李东垣在《脾胃论·卷中》中专门写有一节内容为"饮食劳倦所伤始为热中论",文中指出:"脾胃之证,始得则热中"。热中有什么临床表现呢?"故脾证始得,则气高而喘,身热而烦,其脉洪大而头痛,或渴不止,其皮肤不任风寒而生寒热。"应该如何治疗呢?"唯当以辛甘温之剂,补其中而升其阳,甘寒以泻其火则愈矣。"用方为补中益气汤加减。

毫无疑问,补中益气汤及其方后的加减法,可以体现李东垣脾胃内伤学说的总的治则:补中、升清、泻阴火。"热中",是补中益气汤的主治证。

那么,解读"热中"形成的机理,或许会成为解读李东垣阴火学说的关键一点。李东垣对热中的认识来源于《黄帝内经》,文中主要引用了《素问·调经论》中的两段话以作佐证。第一段是:"血并于阳,气并于阴,乃为炅中。血并于上,气并于下,心烦善怒。"这里

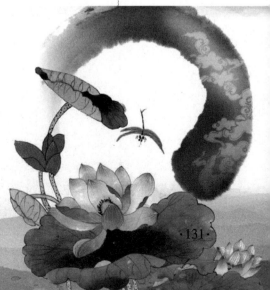

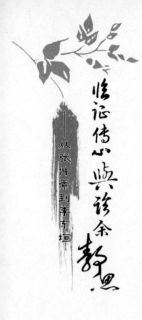

"炅中"即热中，"并"解释为偏胜，"阴"、"阳"解作表里。从李东垣引用的这句经文中我们可以这样认为，李东垣笔下的"热中"产生的原因是"气并于阴"，也就是气偏胜于内。而"内伤脾胃，乃伤其气"，饮食劳倦所伤脾胃，怎么可能是气偏胜于内呢？再从前文对脾证始得诸症机理的解释中可以看到，"脾胃之气下流，使谷气不得升浮，是春生之令不行"。前后对参，我们会发现，李东垣这儿说的气偏胜于内是指阳气不得升浮外达，是相对阳气不达的"外"而言偏胜的，并非绝对偏胜。进一步推导，阳气不得升浮外达的原因是饮食劳倦损伤脾胃，似也顺理成章。

气偏胜于内，似乎还没有说清"热中"的"热"的产生机理。李东垣紧接着又引用了一段话："有所劳倦，形气衰少，谷气不盛，上焦不行，下脘不通，胃气热，热气熏胸中，故曰内热。"这句话是岐伯回答黄帝的话，黄帝的问题是："阴虚生内热奈何？"也就是说，这儿的热是"阴虚生内热"，其机理是劳倦损耗形气，加之饮食不及，水谷精气不能充盛，上焦之气不能宣发，下脘（有版本校正为"下焦"）之气不能通调，中焦郁滞生热，热气上熏胸中。前后对参，热气上熏胸中即"阴火上冲"。由于火的形成涉及三焦，因此有心火、相火、包络之火等的不同表述，但热的形成主要源于中焦气虚。中焦气实则无热，气虚则有热。气虚一分，热即多一分。因此李东垣说："火与元气不两立，一胜则一负。脾胃气虚，则下流于肾，阴火得以乘其土位。"（下流于肾可理解为与"谷气不得升浮"同义。）

综上所说，李东垣笔下的"热中"是脾胃始得之证，病因为饮食劳倦损伤中焦脾胃之气，病机为中焦脾胃之气不足，不能升浮外达，以中焦为中心的上、中、下三焦气机郁滞化火。治疗以补气、升清为主，兼以泻火。

"热中"是以中焦为中心的上、中、下三焦气机郁滞化火。

李东垣笔下的补中益气汤

补中益气汤，最早出自李东垣所著的《内外伤辨惑论》一书，被后世医家推崇至极。"补中益气汤，允为李东垣独得之心法。"这是明代医家张景岳

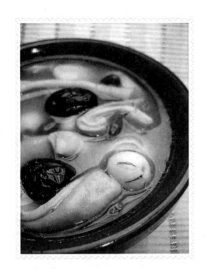

的评价。赵献可在《医贯》中说："古今称补中益气汤，为万世无穷之利。""所谓仁义之师，无敌于天下也。"《辨证录》中也说："李东垣一生学问，全注于此方。"

时至今日，一个不争的事实是，善用补中益气汤的医者日少，补中益气汤在临床使用的几率日少。初涉临床的医生使用补中益气汤每每会有"成事不足，败事有余"的感觉。为什么？真应了李东垣的老师张元素所说的"古方今病不相能"了吗？

重新认识补中益气汤，重新审视李东垣笔下的补中益气汤，也许有益于我们的临床。

读《内外伤辨惑论》《脾胃论》，可以看出，补中益气汤治疗内伤脾胃之证，并且是"始得之证"，临床表现可以和外感风寒之证相类同。其病因为"饮食失节，寒温不适""喜怒忧恐，劳役过度"。病机为"脾胃气虚，则下流于肾肝，阴火得以乘其土位"。治则为《内经》所说的"劳者温之，损者温之"，具体治法是"唯当以甘温之剂，补其中，升其阳，甘寒以泻其火则愈。"

方中"须用黄芪最多"，但仅用"五分"，"劳役病热甚者一钱"，他药各用"三分"。折合成现代用量，一剂药总剂量仅为 10g 左右。服用方法是"早饭后温服"。

方中黄芪、炙甘草配伍升麻、柴胡，重在"实其表"，"不令自汗，损其元气"。人参、炙甘草重在"补脾胃中元气"。白术除用其"甘温"之外，重在用其"苦"。橘皮"导气"，当归酒洗"和血脉"。

张元素立方"非为治病而设，此乃教人比证立方之道，容易通晓也。"李东垣受其老师的影响，所有方剂皆为"从权而立"，也就是重在教人立方之法，而不是传授他人所谓效方、验方。补中益气汤方后有一系列加减法及较大篇幅的"四时用药加减法"，示人方不可执，灵活应用。

重在教人立方之法，而不是传授他人所谓效方、验方。

方书多说补中益气汤证应该口中和，不喜饮，也就是说口干、咽干是慎

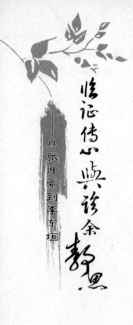

用、不用补中益气汤的。但李东垣在方后的第一个加减竟是"口干嗌干加干葛"。气虚当温补,实火当苦泻,虚火当清补,而李东垣的第二个加减法竟然是补中益气汤加苦寒泻火之黄柏和甘寒清补之生地黄。反思其治法,补中益气汤原方中只有"补其中,升其阳"之品,而缺少"泻其火"之药,加黄柏、生地黄似乎才成为完整的治疗脾胃内伤"始得之证"的补中益气汤。

补中益气汤方后,四时用药加减法之前又有一方,为治"热淫所胜"的朱砂安神丸。在李东垣笔下,"如气浮心乱,以朱砂安神丸镇固之则愈。"是以加减方的形式出现的,在于佐用,或纠偏。方中用到了"纳浮溜之火"的朱砂、苦寒的黄连、甘寒的生地黄等。

洋洋洒洒的"四时用药加减法"也只为"权立"。开首就说可治"表证",药后可"得微汗"。可治咳嗽,春季天温加佛耳草、款冬花,夏季加五味子、麦门冬,秋季天凉和冬季加麻黄,久病痰嗽去人参。这里春、夏、秋、冬只是载体,而加药的根据是天温、天凉及冷和热等。可治"食不下",加青皮、木香,冬季加干姜、砂仁、草豆蔻,夏季加山栀、黄芩、黄连,秋季加麦门冬、草豆蔻、白豆蔻、砂仁,春初加益智仁、草豆蔻。

其他如可治精神短少、头痛、耳鸣、嗌痛颔肿、心下痞、腹胀、腹痛、胁痛、腰膝痿软等。值得一提的是,加泽泻可治淋证,加酒大黄及玄明粉可治便秘。

李东垣临证注重辨脉,对外感、内伤之别首列"辨脉",并且认为辨脉已足够,"以此辨之,岂不明白易见乎。"之所以《内外伤辨惑论》中又列辨证候,是"但恐山野间卒无医者,何以诊候,故复说病证以辨之。"那么,补中益气汤所治证的脉象是什么呢? 李东垣在"饮食劳倦论"中直接提到的是"脉洪大"。脉洪大提示阴火盛,如阴火不太盛时该是什么脉象呢? 补中益气汤是治疗内伤脾胃的代表方剂,明白李东垣笔下内伤病的脉象对于使用补中益气汤是极为重要的。李东垣在"辨脉"中提到"内伤饮食,则右寸气口脉大于人迎一倍,伤之重者,过在少阴则两倍,太阴则三倍,此内伤饮食之脉。""若饮食不节,劳役过甚……气口脉急大而涩数。""脾胃不及之脉,洪大而数者……急者……若不甚劳役,唯右关脾脉大而数,谓独大于五脉,数中显缓时一代也。""宿食不消,则独右关脉沉而滑。"……尽管这里对脉象的记述似有杂乱之嫌,但有一个明显的特点是,右脉大于左脉,或脾脉独大于五脉,并且见数脉时可"数中显缓"。这一点对于使用补中益气汤是很有临床意义的。

还有,李东垣从反面论述了有一部分脉象是不可以使用补中益气汤的。方后"四时用药加减法"中,在治腹痛时提到:脉弦不可用,当用小建中汤;脉沉细不可用,当用理中汤;脉缓不可用,当用平胃散。从脉象鉴别方证,简单而实用。

从李东垣笔下可以看到,补中益气汤的适应病证是非常广的,既可治内伤病,也可以治外感病;方药加减(主要是加药)是极其灵活多变的,补药、泻药、寒药、热药都可以加用,不拘一格。但万变中有其不变的根本,也就是适应证只能是"内伤"(外感病也是在内伤基础上的外感),病脉主要出现在右关,病变的主要病位在脾胃。

后世医家在使用补中益气汤时也多加减及合方使用,但灵活性远不及李东垣。具有代表性的加减有补中益气汤加茯苓、半夏,和补中益气汤合六味地黄丸,读《薛氏医案》和《寿世保元》随处可见。脾胃不足,痰湿易滞,理应加茯苓、半夏;补中益气汤治"元气脾胃之虚",六味地黄丸治"肾水真阴之弱","二方兼而济之,乃王道平和之剂",合用似也极为高明。但从李东垣"立方本指"去认识,则茯苓、半夏沉降有余,六味地黄降入下焦,皆不利于"升其阳"。可见,不解东垣本意,随意加减极易"动手便错"。

误用极易坏事,于是后世医家提到了补中益气汤的禁忌证。如张景岳说:"元气虚极者,不可泄;阴阳下竭者,不可升。"柯琴说:"……唯不宜于肾,阴虚于下者不宜升,阳虚于下者更不宜升也。"这些论述对后学者的临证是极其有用的。但从李东垣"立方本旨"看来,这只是低层次的、形式上的认识。实际上,内伤脾胃病证中,肾虚完全是可以用补中益气汤加减治疗的,只是用药时需斟酌升降浮沉。

砚坚先生在《东垣试效方》序中写到:"先生此方,特立法之大纲耳,不知来者,欲以治疾,或有不效,则尤之曰,此制方之不精也,则误矣。"可以说是真懂东垣之人。这句话不是说补中益气汤,但对我们认识和使用补中益气汤不无指导作用。

医者意也,琐碎千言,不及一"意"。当代学者何绍奇在《读书析疑与临证得失》一书中载有一案,很能体现这一"意"字,原案如下:20余年前,有工

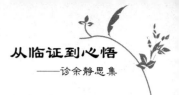

从脉象鉴别方证,简单而实用。

补中益气汤的适应证只能是"内伤",病脉主要出现在右关,病变的主要病位在脾胃。

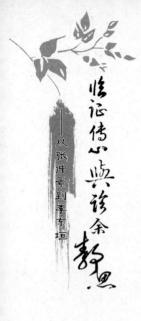

人张某携女求诊，于偶然间发现其女左眼珠上有一芝麻大小之凹陷，不知何病？观之，乃角膜溃疡。然素无经验，以此见辞，又碍于面子，乃勉力开出一清热解毒方，杂以眼科套药菊花、蒙花之类，服数剂，无寸效。其人旁延眼科王汝顺先生诊治，王为处补中益气汤10剂。其时我年轻气盛，想溃疡乃炎症所致，安可用补？颇不以为然。不意服完10剂药后，溃疡竟愈。乃俯首心折求教于王。王说："溃疡云云，我所不知，我但知'陷者升之'四字而已。"老先生已于数年前作古，然此情此语，犹常常忆及之。

李东垣笔下的龙胆泻肝汤

龙胆泻肝汤是临床常用方，清肝胆实火，泻肝胆湿热，是治疗肝火和肝经湿热的代表方剂，是"苦寒直折"的代表方剂。倘问龙胆泻肝汤出自哪位医家之手，也许很多人不会想到李东垣。

龙胆泻肝汤出处不一，药物组成也有别。最早出自哪一本书，方书中说法不一。有标明为《医宗金鉴》，有标明为《医方集解》，而《医方集解》书中又标明为《局方》，但《和剂局方》中却找不到该方。《兰室秘藏》和《东垣试效方》两书中都载有龙胆泻肝汤，也许该方最早出自于李东垣之手。

李东垣是在一则医案中记录该方的。《兰室秘藏》中载有该案："一富者前阴臊臭，又因连日饮酒，腹中不和，求先师治之。曰：夫前阴者，足厥阴肝之脉络循阴器，出其挺末。凡臭者，心之所主，散入五方为五臭，入肝为臊，

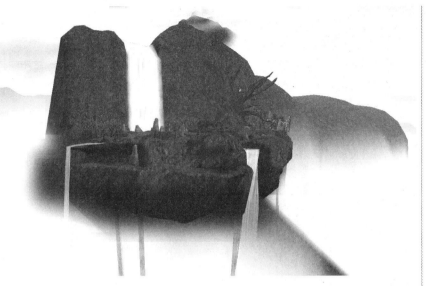

此其一也。当于肝经中泻行间,是治其本;后于心经中泻少冲,乃治其标。如恶针,当用药除之。酒者,气味俱阳,能生里之湿热,是风湿热合于下焦为邪。故《经》云:下焦如渎。又云:在下者引而竭之。酒是湿热之水,亦宜决前阴以去之。龙胆泻肝汤,治阴部时复热痒及腥臭。柴胡梢、泽泻(以上各一钱),车前子、木通(以上各五分),生地黄、当归梢、草龙胆(以上各三分)。上锉如麻豆大,都作一服,水三盏,煎至一盏,去粗,空心稍热服,便以美膳压之。此药柴胡入肝为引,用泽泻、车前子、木通淡渗之味利小便,亦除腥气,是名在下者引而竭之;生地黄、草龙胆之苦寒,泻酒湿热;更兼车前子之类以撤肝中邪气;肝主血,用当归以滋肝中血不足也。"

后学者多知李东垣遵《内经》"劳者温之,损者温之",擅长"以辛甘温之剂,补其中而升其阳"。从上案中可以看出,根据病症具体情况,李东垣同样也善于"在下者,引而竭之。"只是所用剂量仍然带有东垣特色,量极轻,一剂药不足四钱。服用方法也同样讲究,顿服,空心服,稍热服,服后以美膳压之。

与后世通行的龙胆泻肝汤方相比较,方中没有用黄芩、栀子、生甘草三味,苦寒清泻的力量相对小些,而相对而言清热利湿的力量要大些,这与患者病变部位在"前阴"有关。假如病变部位不在下焦而在上焦,如以目赤或耳痛、耳鸣为主症,也许李东垣会减少清热利湿药而加用苦寒泻火药,甚或

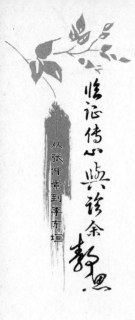

加用升散药物。治"大头天行"的"普济消毒饮子"中用到了升麻、柴胡、桔梗之升、散，可以例证。

东垣方和后世方中都用到了当归、生地黄。对这两味药的解释，方书中几乎众口一词，认为属于清泻中用补药以顾护正气。《成方便读》中说："古人治病，泻邪必兼顾正，否则邪去正伤，恐犯药过病所之弊，故以归、地养肝血，甘草缓中气……"《医宗金鉴·删补名医方论》中说："然皆泻肝之品，若使病尽去，恐肝亦伤矣，故又加当归、生地补血以养肝。"《时方歌括》中说："然泻之过甚，恐伤肝血，故又以生地、当归补之。"笔者始终对这类解释不能完全认同。"泻邪必先顾正"，但顾正并不一定要用补。"泻肝之品"用得适宜，只为泻邪之用，加补肝之药反为掣肘。"泻之过甚，恐伤肝血"，减其泻邪之力，不要过甚，不就不伤肝血了吗，何需用补？还有，方中诸泻药不仅可伤阴血，更可伤阳气，若要顾正，为什么只顾及肝中阴血而不顾及脾胃阳气呢？好用炙甘草的李东垣在方中连甘草也没有用。

细读李东垣笔下的当归、生地黄，可以发现后人的认识和李东垣是有一定差别的。李东垣用生地黄合龙胆草"泻酒湿热"，合泽泻、车前子、木通"撤肝中邪气"，为什么？生地黄可助湿、留邪，为什么反用其泻湿、撤邪？还

《素问·阴阳应象大论》："其高者，因而越之；其下者，引而竭之；中满者，泻之于内；其有邪者，渍形以为汗；其在皮者，汗而发之。"

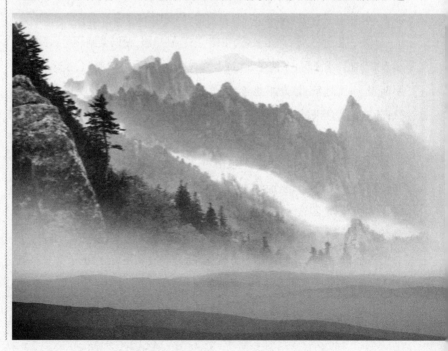

有,"用当归以滋肝中血不足也",为什么不用当归身而用当归梢?很明显,不取其纯补。有没有一种可能,患者原本就有肝阴、肝血不足呢,在泻邪的同时佐以补肝?回到上案,尽管案中没有提到"虚",但提到患者为"一富者",所患为前阴病,诱因为"连日饮酒",有没有平素酒色内伤之嫌?如有酒色内伤,生地黄、当归即为治内伤而设。试想,如患者为一劳役过度、食不果腹的贫者,李东垣也许会在方中使用人参、黄芪、炙甘草,而不是生地黄与当归。这样说来,如果患者没有内伤,李东垣使用龙胆泻肝汤是会去掉方中的生地黄和当归两味药的。

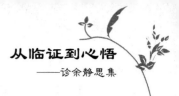

《史记·扁鹊仓公列传》:"人之所病,病疾多;而医之所病,病道少。"

盗汗因于气虚阴火

——当归六黄汤浅识

在我们熟知、习用的名方中,较难理解的当推李东垣的方剂。当归六黄汤就是其中之一。

当归六黄汤见于《兰室秘藏》,由当归、生地黄、熟地黄、黄柏、黄芩、黄连各等分,黄芪倍量组成,原书指出本方为"治盗汗之圣药也"。后世医家对本方倍加推崇,认为本方为治疗盗汗之主方。当代学者也有将其主治范围扩大到自汗以及其他杂病方面。

对于本方的主治,历代医家几乎众口一词,认为主治"阴虚有火,令人盗汗者"(《医方考》)。对本方的功用,方书中多认为是滋阴泻火,固表止汗。方解《医方集解》中的论述最具代表性:"盗汗由于阴虚,当归、二地所以滋阴;汗由火扰,黄芩、连、柏所以泻火;汗由腠理不固,倍用黄芪,所以固表"。

笔者在学习、使用本方的过程中,不免生出些许疑问。既然盗汗由于阴虚,用药时为什么多用苦寒(黄芩、黄连、黄柏)和重用甘温(黄芪)?毕竟,苦燥、温燥具有伤阴之嫌。汗由火扰,究竟是实火还是虚火?如属阴虚虚火,用药似乎应以甘寒为主,而不宜主用甘温(当归、熟地黄)配苦寒。如属阴虚、实火并见,火扰汗出,泻火即可以止汗,绝没有理由使用且重用甘温益气固表

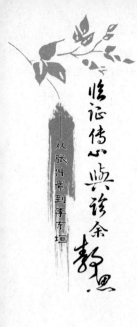

之黄芪,因黄芪可以壅气助热。还有,如阴虚与实火并见,二者之间有无主、次和因果关系?种种疑惑,不得而解。

《医略六书·杂病证治》中,徐大椿说:"血气两方,三焦火迫,故营阴失守,盗汗不已焉……此清补之剂,为血气虚弱、火迫盗汗之峛方。"这一解释,一改单纯阴虚有火之说,明确提到了气虚和实火。吴昆在《医方考》中说:"阴虚有火,令人盗汗者,此方主之……伤寒盗汗是由于半表半里之邪未尽,杂证盗汗则阴虚而已"。这里明确提出本方主治盗汗非外感盗汗。气虚,内伤,再思及本方出自李东垣之手,难道本方证可以从李东垣内伤脾胃学说中得到破解?重新复习东垣著作,似有新的认识。

当归六黄汤见于《兰室秘藏·自汗门》,自汗门开手有一小节"自汗论",与《脾胃论·阳明病湿胜自汗论》几乎雷同。《脾胃论》中说:"或曰:湿之与汗,阴乎阳乎?曰:西南坤土地,脾胃也。人之汗犹天地之雨也,阴滋其湿,则为雾露为雨也,阴湿寒,下行之地气也,汗多则亡阳……《内经》曰:气虚则外寒,虽见热中,蒸蒸为汗,终传大寒,知始为热中,表虚之阳……"在这段文字中,李东垣把汗证的病位定位在脾胃,病机可见到气虚、热中。沿着这一思路,我们可对当归六黄汤方证作如下解释。

脾胃内伤,初为热中。气虚不运,升降枢转失常,三焦郁滞,阴火内生。阴火内蒸,迫津外泄,而成盗汗。阴火耗气,也可伤阴;汗多"亡阳(气)",也能"亡阴"。也就是说,盗汗之起由于气虚,盗汗之成由于阴火,而结果是阴血耗伤(也包括气伤)。治疗时,泻阴火即可止盗汗,但气虚、阴血耗伤也需同时顾及。何况"火与元气不两立,一胜则一负",治阴火也需补元气。基于此,李东垣用生地黄、黄柏、黄芩、黄连苦寒、甘寒泻阴火,熟地黄、当归甘温补阴血,倍用黄芪甘温补元气,合而组成"治盗汗之圣药"。当然,苦寒、甘寒泻阴火之品只为"暂用"、"从权而用",得效之后需转以恢复正气为要。

或谓黄芪减量或减去黄芪确可治疗阴虚有火之盗汗,但这属方剂加减应用,与原方证有别。

盗汗之起由于气虚,盗汗之成由于阴火,而结果是阴血耗伤。

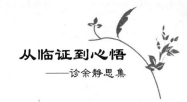

便秘因于内伤

——从麻仁丸到润肠丸

麻仁丸出自张仲景的《伤寒论》，全方组成为：麻子仁、芍药、枳实、大黄、厚朴、杏仁，蜜和丸。第247条说："趺阳脉浮而涩，浮则胃气强，涩则小便数，浮涩相搏，大便则硬，其脾为约，麻仁丸主之。"

润肠丸出自李东垣的《脾胃论》，全方组成为：大黄、当归梢、羌活、桃仁、麻子仁，炼蜜为丸。"治饮食劳倦，大便秘涩，或干燥闭塞不通，全不思食，乃风结、血结，皆能闭塞也，润燥、和血、疏风，自然通利也。"《兰室秘藏》和《东垣试效方》两书中也载有该方。

方书中多认为，麻仁丸由小承气汤加麻仁、杏仁、芍药、白蜜组成，具有润肠通便，"泻阳明有余之燥热，滋太阴不足之阴液"的功能，为润下剂中的代表方，主治肠胃燥热之便秘。

《兰室秘藏·大便结燥门》在润肠丸等方前面有一段总论，论中明确提到"仲景云：小便利而大便硬，不可攻下，以脾约丸润之。"后世所谓脾约丸即仲景之麻仁丸。《脾胃论·脾胃损在调饮食适寒温》在润肠丸等方前面有一句话："前项所定方药，乃常道也，如变则更之。"也就是说，在李东垣笔下，润肠丸为"知常达变"之方。麻仁丸属常，润肠丸属变。那么，从麻仁丸到润肠丸，也属于李东垣"知常达变"之法。李东垣是如何"达变"的？为何要"达变"呢？

从表面看来，二方除同时用到麻子仁和大黄外，似无其他相似之处。但仔细对比可以发现，芍药与当归俱为和血养血药物，杏仁与桃仁俱为"仁"类润肠药物。也就是说，有这种可能，李东垣在组成润肠丸时，取用了麻仁丸中的麻子仁、大黄，同时去掉了酸苦"益津"（《汤液本草》）的芍药，改用了辛润和血的当归梢；去掉了温润走气的杏仁，改用了温润走血的桃仁（《汤液本草》引东垣语："桃杏仁俱治大便秘，当以气血分之。"）。

"知常达变"为临证之要。

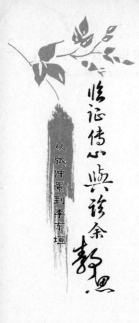

经过上述加减后，麻仁丸中剩下了枳实、厚朴，润肠丸中剩下了羌活。可以这样认为，李东垣进一步去掉了枳实、厚朴，加用了羌活。枳实"沉也，阴也。"厚朴"苦能下气，去实满而泄腹胀。"而羌活，气味俱轻，"升也，阴中之阳也。"（引文出自《珍珠囊药性赋》）。也就是说，李东垣在这一加减中，改降泄为升清。

为什么要这样加减呢？《伤寒论》中麻子仁方出自"阳明篇"中，主治邪入(传)阳明的"胃家实"。而《脾胃论》中的润肠丸方主治"饮食劳倦"所致的大便干燥秘涩。可以这样认为，在李东垣看来，麻仁丸主治仍是以"外感病"为主，治疗重在祛邪。而要移用于治疗内伤病，必须经过适当加减，这样就衍化出了润肠丸。当然，润肠丸也是以祛邪为主，但作用明显和缓于麻仁丸，同时注意到了恢复中焦脾胃的升降协调。并且，在李东垣理念中，这种用方用药法，都属于"从权"、"暂用"之法。

也许有人认为，上述分析纯属臆测，毫无根据，也许润肠丸和麻仁丸没有太多的联系。是的，李东垣在制润肠丸时，有没有按上述分析去思考，这并不重要。重要的是，通过上述分析，我们看到了临床用方时，什么叫"方不可执"，原来麻仁丸是可以如此加减使用的。还有，我们在治疗便秘时，应该想到有必要区分外感和内伤。对于习惯性便秘、老年性便秘，不一定完全适合使用麻仁丸。

当然，如果李东垣确实作过类似思考的话，我们也能从一个侧面看到这位大医是如何从"伤寒论"走到"脾胃论"的。

医以通变称良

——李东垣治虚人外感案赏析

补中益气汤可以治疗虚人外感，这为历代医家所共识。读古今医案，见使用补中益气汤治疗虚人外感时，或用原方，或加大方中升麻、柴胡用量，或加用表散药。李东垣在《脾胃论》中载有一则虚人外感医案，叙证明晰，用

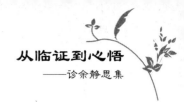

方恰当,加减有度,读后足可启悟临证。

《脾胃论·调理脾胃治验》原案为:"戊申有一贫士,七月中脾胃虚弱,气促憔悴,因与人参芍药汤……既愈,继而冬居旷室,卧热炕而吐血数次。予谓此人久虚弱,附脐有形,而有大热在内,上气不足,阳气外虚,当补表之阳气,泻里之虚热。冬居旷室,衣服复单薄,是重虚其阳。表有大寒,壅遏里热,火邪不得舒伸,故血出于口。因思仲景太阳伤寒,当以麻黄汤发汗,而不与之,遂成衄血,却与之立愈,与此甚同。因与麻黄人参芍药汤。麻黄人参芍药汤:人参(益三焦元气不足而实其表也)、麦门冬(以上各三分)、桂枝(以补表虚)、当归身(和血养血,各五分)、麻黄(去其外寒)、炙甘草(补其脾)、白芍药、黄芪(以上各一钱)、五味子(二个,安其肺气)。右件叹咀,都作一服,水三盏,煮麻黄一味,令沸去沫,至二盏,入余药同煎至一盏,去粗,热服,临卧。"

冬季,居旷室,衣单薄,表有大寒,当属太阳表证,方中用到了麻黄、桂枝、白芍药、炙甘草,似有麻黄汤、桂枝汤方意。但李东垣主要着眼点并不在此,而在于患者为贫士,气促憔悴,脾胃虚弱,组方用药全从内伤着眼,用到了"益三焦元气不足而实其表"的人参,"益皮毛而闭腠理"的黄芪,"补其脾"的炙甘草,"和血养血"的当归身。也就是说,本方实为补中益气汤加减而成,以麻黄、桂枝取代升麻、柴胡,同时去白术、橘皮,加麦门冬、五味子、白芍药。

李东垣为什么要这样加减呢?

"必先岁气,无伐天和",李东垣遵《内经》之旨,特别重视"四时用药加减"。补中益气汤中之所以用升麻、柴胡,是因为"生长之令不行",用升麻"行春升之令",用柴胡"行少阳之气上升"。而本案患病正值冬季,无需升发,故去升麻、柴胡,而易以"去其外寒"的麻黄和"补表虚"的桂枝。

李东垣反复倡导"随病制方",这一点与张仲景所倡导的"随证治之"相合。患者里热壅遏而吐血数次,阴血自显不足,故去白术、橘皮之苦燥,而加用润敛之麦门冬、五味子、白芍药。加白芍药在于"土中泻木",因土虚吐血最忌木乘。加麦门冬、五味子,与人参合为生脉散,李东垣对生脉散的解释为:"脉者,元气也;人参之甘,补元气、泻热火也;麦门冬之苦寒,补水之源而清肃燥金也;五味子之酸以泻火,补庚大肠与肺金也"。合而用之,"救肺受火邪也"。

综观全案,李东垣既不执"先表后里"而恣用麻黄剂、桂枝辈,也不执

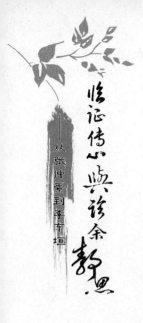

"伤内为不足"而呆守补中益气汤,而是随时、随病选方用药,务使方药与病证合拍,两者纤毫无隙。方中共用9味药,而补中益气、祛寒实表、保肺泻肝,诸法并施,标本同治,无愧为"医中王道"、"医中圣手"之称。

明代医家孙一奎在《医旨绪余》中说:"医以通变称良,而执方则泥"。读本案,李东垣可谓知通变者。

(文中引文来自《脾胃论》和《内外伤辨惑论》)

东垣之方,从权而立

在李东垣的主要著作中,所载几十首方剂绝大部分是李东垣的自制方。从理法到方药,完整地、创造性地构建起了切合临床的脾胃内伤学说。由于理论体系的独到,相应则治法的独特,使得李东垣自制的方剂在整个中医学体系中显得卓尔不群,得到了后学者不少的赞美和推崇,也招致了不少后学者的批评,甚至诋毁。时至今日,客观存在的事实是,除极少数医家擅用补中益气汤、升阳益胃汤、升阳散火汤等几首方剂外,李东垣的大部分方剂绝少在临床中被使用。这客观上影响了后学者、特别是初学者对李东垣学说的理解和接纳。

一日临证结束,学生提了个问题:"老师,我有个疑问,您学李东垣,讲李东垣,我们也跟着您读李东垣。可是,您临床使用李东垣方剂的几率并不是很高,是什么缘故呢?"问话背后的疑惑便是,是不是为学而学,学不能致用呢?我说:"学李东垣,重在学他的理、学他的法。理法是本,方药是末。真正指导临床的是理和法,学方药也是为更好地掌握理法服务的。这也就是古人所说的'粗守形,上守神'。我临床上明明用的是在李东垣理法指导下的方药,而你却看不出来,是因为你还没有理解李东垣的理和法。李东垣的理法是固定不变的,而方药是从权而立的。"

"从权而立?"学生不解地问。

"权者,临病制宜之谓也。"李东垣在《脾胃论》中不厌其烦地多处提到

李东垣的理法是固定不变的,而方药是从权而立的。

"权者,临病制宜之谓也。"

了"权"、"从权",反复告诉后学者,方无常方,医生开出的每一张处方都是"临病制方",书中所载方剂全是示例而已。后学者要从这些示例中领悟制方之理,学会制方之道,而不是记住示例方即可。李东垣在补中益气汤、清暑益气汤等方后用了大量的篇幅,写下了不同季节、不同证候情况下的加减用药法,有时会把主方变得面目全非。这样做的目的无非是告诉后学者,不知权变是无法制方、用方的。甚至在清暑益气汤方后直接告诉后学者"此正方已是从权而立"。连后学温病大家王孟英都没有领悟到这一层,以至于错误地认为:"但东垣之方,虽有清暑之名,而无清暑之实。"

后学者要从这些示例中领悟制方之理,学会制方之道,而不是记住示例方即可。

例如后学者所熟悉的李东垣治疗眩晕的半夏白术天麻汤一方,出自《脾胃论》的一则医案中,李东垣是以治验举例而立方的。我们知道,"诸风掉眩,皆属于肝","高巅之上,唯风可到",治疗眩晕,风药是常用之品。何况,在后人眼里,李东垣喜用、好用轻浮升阳的风药。那么李东垣治疗眩晕的方剂一定不舍风药了。但在本方中,仅见一味风药是"天麻",而天麻并不属于李东垣用以升阳的风药。相反,方中用到了沉降的茯苓、黄柏、泽泻等药。为什么?从病案中可以看到病发在初冬。正因为病在初冬,治在初冬,所以处方时既没有用羌活、防风,也没有用升麻、柴胡、蔓荆子等升阳风药。如果病在春季,病在夏季,也许处方就不是这一处方了。这就是李东垣反复强调的从权立方、临病制方的具体应用。

李东垣的这种制方思想直接源于他的老师张元素。张元素力倡"古方今病不相能"。《医学起源》一书是为"课徒"而作,也是张元素的代表作。但全书重在说理,仅出两张自制方剂,当归拈痛汤和天麻半夏汤,并且明确指出:"下之二方,非为治病而设,此乃教人比证立方之道,容易通晓也。"因为即使是自己创制的新方,在后学者眼里也就成了"古方"。后学朱丹溪深悟这种制方理念。他在《局方发挥》中写道:"东垣先生取黄柏为君药,黄芪等补药之辅佐以治痿,而无一定之方。有兼痰积者,有湿多者,有热多者,有湿热相伴者,有夹气者,临病制方,其善于治痿者乎!"我们知道,朱丹溪著作中为后学者留下了大量的有效方剂,比如我们耳熟能详的越鞠丸、大补阴丸、上中下通用痛风汤等,但这些方剂都出自于他的弟子之手。朱丹溪著作中,由其本人亲手写成的有三本书,分别是《格致余论》、《局方发挥》和《本草衍义补遗》,而这三本书中未出一张方剂。

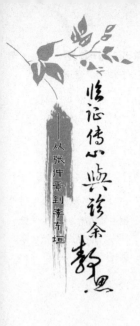

中药是用气味来治病的

一日和学生读一则病案，见案中用到生薏苡仁 60g 和干姜 15g。我说，方中用干姜 15g，需要用 60g 生薏苡仁相配，如果干姜只用 5g，生薏苡仁用 20g 就可以了。也许 5g 干姜配 20g 生薏苡仁，与 15g 干姜配 60g 生薏苡仁在这张处方中的作用是一样的。学生不解，药物剂量大小与作用大小怎么可能没有关系呢？我说，中药是用气味来治病的。这里是干姜的辛味和生薏苡仁的淡味相配，干姜的热性与生薏苡仁的凉性相配，重在二药气与味的比例。这是中药配伍的技巧之一，也是小方小剂能治大病的奥秘之一。

气味理论，即四气五味理论，是中药学的基本理论之一。《神农本草经》中最早记载了这一理论："药有酸苦甘辛咸五味，又有寒热温凉四气。"后世医家代有发展，但四气五味理论始终是认识和运用中药的最基本的理论。任何一味中药都是气与味的统一体，中药与中药的配伍是气味与气味之间的配伍。人体内不外阴阳，人体的病变不外阴阳的失常，药物的气味本身具

四气五味理论始终是认识和运用中药的最基本的理论。

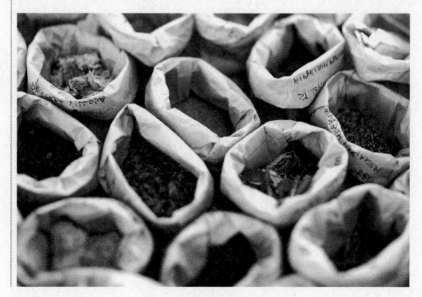

有阴阳,气味组合又会化生阴阳。如《素问·至真要大论》中说:"辛甘发散为阳,酸苦涌泄为阴,咸味涌泄为阴,淡味渗泄为阳。"《伤寒论》中桂枝与甘草相配的"辛甘化阳法"和芍药与甘草相配的"酸甘化阴法"成为后世方药配伍的范例。药物通过气味恰当的配伍达到调和阴阳的目的。人体内无处不有气的运行,气的运行方式不外乎升降出入。升降出入障碍意味着机体病变,升降出入停止,意味着生命的结束。药物的气味本身具有升降出入,气味组合也会改变升降出入。如《本草纲目》中说:"酸咸无升,甘辛无降,寒无浮,热无沉。"又说:"升者引之以咸寒,则沉而直达下焦;沉者引之以酒,则浮而上之巅顶。"药物通过气味恰当的配伍达到恢复体内气机升降出入的平和。金元四大家之一李东垣在《脾胃论》一书中,在肯定"凡药之所用,皆以气味为主"的前提下,又发挥了这一治法。在李东垣笔下,气味俱出于中焦,治疗应立足于中焦,以调治心肾肝肺,恢复机体正常的升降出入。他在《脾胃论·藏气法时升降浮沉补泻之图》中指出:"戊湿其本气平,其兼气温、凉、寒、热,在人以胃应之。己土其本味咸,其兼味辛、甘、酸、苦,在人以脾应之。脾胃兼化,其病治之各从其宜,不可定体,肝肺之病,在水火之间,顺逆传变不同,温凉不定,当求责耳。"

近几十年来,受中西医结合、中医中药现代化、中医中药科学化的影响,普遍地存在着依据药理作用来使用中药和方剂的现象。如银花、连翘消炎,板蓝根、大青叶抗病毒,生石膏退热,生薏苡仁抗癌,五味子降转氨酶,以及过敏煎方抗过敏,四君子汤方提高免疫力等。这种用法经常被披上中西医结合或中医中药现代化的精美外衣,也造就了一批又一批的名医、大医。但笔者认为,在一定程度上肯定这种用药用方的同时,必须指出这种用法至少有值得关注的两大弊病。

第一是降低临床疗效,损坏中医声誉。西医治病的主要着眼点是"病",通过祛除"病"使身体恢复健康。中医治病的主要着眼点是"人",通过对人的整体治疗,使身体恢复健康,疾病自除。中医之所以具有顽强、旺盛的生命力,并不是其治疗手段和工具的高明,而是对生命的认识、对疾病的认识,以及治疗理念上远远超前于西医,我一点都不怀疑中医是未来医学发展方向这种说法。中医的临床疗效能超越西医也是基于这种认识高度。比如流行性感冒,西医治疗需要一周左右的时间。中医治疗,如果是

中医之所以具有顽强、旺盛的生命力,并不是其治疗手段和工具的高明,而是对生命的认识,对疾病的认识,以及治疗理念上远远超前于西医。

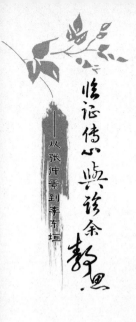

麻黄汤证,也许"一服汗出即愈",只需半天;如果是九味羌活汤证,有一天也足够了。这在西医看起来是不可思议的。而麻黄汤方、九味羌活汤方药理研究不一定有消炎抗病毒作用。可是我们在临床上偏要避中医之长就西医之短,明明是麻黄汤证的高热,我们偏要用石膏去退热,板蓝根去抗病毒,银花去消炎,于是我们的临床疗效就与西医类同或低于西医。在气味理论,即四气五味理论指导下组成的麻黄汤、九味羌活汤等方,疗效远超于以药理为主指导下组成的各种治感冒、抗病毒等方,这是不争的事实。

第二是带坏后学医生,断送中医前程。四气五味是中医中药理论中的一个重要组成部分,是与其他理论,如阴阳五行学说、升降浮沉理论等相配套的。轻视四气五味理论对临床组方用药的重要作用,直接会影响到中医理论对临床的指导作用。重要的是对新一代中医的培养会产生也许"致命的"影响。中医"后继乏人"的提法并不是空穴来风。

中医能从药味中尝出药效。

曾治疗一"老胃病"患者,胃镜检查提示慢性浅表性胃炎,经较长时期中药治疗,无明显效果。后转笔者治疗,开小剂半夏泻心汤方,3剂即症除。以后每有反复,再服原方仍然有效。患者感慨地对我说:"我前面找的医生是专治消化病的名医,开的药又多又贵,可就是不管用。你的药又少又便宜,可就是管用,太奇怪了!"也许用中医中药理论来认识,一点也不奇怪。我只是没有去考虑胃炎的病理和中药的药理,只考虑了患者的证和药物的四气五味,用了很普通的中医治法中的"辛开苦降法"。而前医不效的原因也许是知道的和考虑的太多了!

让我们相信,中医能从药味中尝出药效。

淡渗伤阳话茯苓

茯苓味甘、淡,性平,归心、脾、肺、膀胱经。功效为健脾补中、利水渗湿、宁心安神。在中药中,有"平平淡淡一君子"之称。在我们常用的方剂中,经常会见到有茯苓的出现。从"补气之主方"四君子汤,到"痰饮之通剂"二陈汤;从"补阴之主方"六味地黄丸,到"水中补火之圣药"肾气丸,每一方都少不了用茯苓。但是,我们发现有一张常用的补气方"补中益气汤"中却没有用到茯苓,是制方者的有意割舍还是无意疏忽呢?

补中益气汤方出自李东垣之手。读李东垣的《内外伤辨惑论》和《脾胃论》可以发现,补中益气汤是由四君子汤加减而成的,李东垣是有意去掉了方中的茯苓。

李东垣在《内外伤辨惑论》中,按春升、夏浮、秋降、冬藏各出一张方剂,分别是补中益气汤、清暑益气汤、升阳益胃汤和沉香温胃丸。四方中,补中益气汤和清暑益气汤由四君子汤去茯苓加黄芪再加味组成,升阳益胃汤和沉香温胃丸由四君子汤原方加味组成。可见茯苓利于秋降冬藏而不利于春升夏浮,用李东垣的话说就是"但言泻之以酸苦寒凉之剂,并淡味渗泄之药,此助秋冬之降沉者也。"因此说,李东垣在组成补中益气汤方时是有意去掉了淡渗下泄不利于脾气升清的茯苓,而使用了具有益气升清功效的黄芪。

在性味众多的中药中,也许再没有比淡味药平淡的了。也正因为平淡,有功而不易有过,于是淡味药在很多临床医生笔下使用频次较多,且用量常常较大。比如治脾胃病常不舍茯苓,且动辄用到 15 ~ 30g。脾虚可健,有湿可渗,既不上火,也不寒中,《神农本草经》认为有延年益寿之功,当代药理研究还有增强免疫力和抗癌之效。但这等"圣药",在李东垣看来,使用时最宜审慎,大剂自然不可,滥用尤显危害,因淡渗之品可以伤阳损气。为什么有健脾功效的茯苓能伤阳损气呢?在李东垣看来,淡渗之品不利于体内的春

淡渗之品可以伤阳损气。

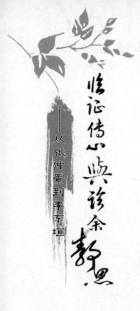

升，"生长之令不行"，阳气从何而生？用我们常用的思维来理解，就是中焦脾升胃降，生化气血，脾不升则胃不降，中焦滞塞，气血生化无源。同时脾升胃降又是全身气机升降的枢纽，中焦滞塞，会影响到三焦阳气的升降出入。这就是后世叶天士所说的"脾以升为健，胃以降为和"。而临床上，脾不升则病，脾病也常见不升。用药上以茯苓为代表的淡渗之品不利于脾升，妨碍脾的生化和三焦的气机，因此说茯苓可以伤阳损气。用李东垣的话说就是"重竭其阳"。

在临床应用上，李东垣有一经典案例，至今读来仍然回味无穷。《内外伤辨惑论》和《脾胃论》中都记载有李东垣一自治案。大意是："予病脾胃久衰，视听半失，……癸卯岁六七月间，霖雨阴寒，逾月不止，时人多病泻痢，乃湿多成五泄故也。一日，体重肢节疼痛，大便泄并下者三，而小便闭塞，……今客邪寒湿之胜，自外入里而甚暴，若以淡渗之剂利之，病虽即已，是降之又降，复益其阴而重竭其阳也，则阳气愈削，而精神愈短矣，阴重强而阳重衰也。兹以升阳之药，是为宜耳。羌活、独活、升麻各一钱，防风半钱，炙甘草半钱。同口㕮咀，水四盏，煎至一盏，去粗，热服，一服乃愈。"本案中，李东垣一舍有"利小便以实大便"作用的淡渗之品而取得捷效。

王道无近功

一同事携其小孩来诊，慢性淋巴结炎，久治不愈，处以六君子汤加味，药味平淡，剂量偏小，诊治数次，同事说："服用你的药，最大的好处是孩子吃饭明显好了，但肿大的淋巴结消散较慢。先前的医生用活血化瘀药消散就快些，你为什么不加用活血化瘀药？"

我说："这就是王道治病，易水学派倡导的王道治病。活血化瘀药有伤脾损胃之嫌。"

又问："李东垣不也善于使用活血化瘀药么？丁光迪教授还专门写过一篇文章叫《李东垣活血化瘀初探》。还有，你这也不是用的李

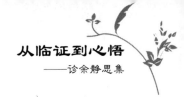
东垣方呀。"

这算遇着内行了。从大的方面看,治疗疾病有两条途径,一是治病,二是治人。对于慢性淋巴结炎,活血化瘀,化痰散结,这属于治病;用六君子汤调治脾胃,这是着眼于治人。当然,也可以治人、治病同时进行,只是仍然有侧重于治人和侧重于治病之别。治病多以祛邪为主要治疗手段,治人多以扶正为主要治疗手段。祛邪见效多速,扶正取效多缓。一般而言,新病、邪实多宜治病;久病、正虚多宜治人。体质素壮者多宜治病;体质素虚者多宜治人。只是临证时,经常会出现医生定力不足,见病治病,以图速效。明代医家萧京在《轩岐救正论》中说过一句话:"凡治病须觑元气虚实,胃气衰旺,切不宜循症投剂。此是医家第一大关键。"至今仍有临床指导意义。

活血化瘀药有明显伤脾损胃的作用。我早期临证,特别喜欢用王清任的血府逐瘀汤,可以说取效屡屡,但现在并不常用。因为使用越多,越能发现这张方剂对脾胃之气的影响是很明显的。有的患者服用 3 剂大效,再服 3 剂,经常会出现气短、便溏等表现。而我的用量并不大,通常只是 6g、9g、12g。从这里我体会到活血化瘀药不利于脾胃功能的恢复。你家孩子素体脾胃不足,也许使用活血化瘀药能使局部的病变很快消退,但脾胃功能不复,病变还可以反复,或治好旧病,新病又至,足可以让你穷于招架。而缓调脾胃,孩子能吃能长肉,身体强健了,诸病都会自退的。

中医的思维是阴阳思维。众学者之所以要强调李东垣善于使用活血化瘀药,是因为大部分后学者认为李东垣不多用活血化瘀药。"物以稀为贵",我们习惯性思维,经常会特别注意"稀",但实际上,我们更多用的、对我们更有用的是"常"而不是"稀"。我们不否认李东垣善用活血化瘀药,但李东垣绝不喜欢随意加用活血化瘀药。补中益气汤方后大篇幅的加减,很少提到血药。"补其中"不用活血药,"升其阳"不用活血药,"泻其阴火"也不用活血药,治疗内伤脾胃的三大治法中都不需要活血化瘀药。当然,补中益气汤中的当归是血药,是和血药,但所占比例极小。何况,补中益气汤演变为调中益气汤时,也就不见了当归的踪影。

六君子汤不是李东垣的方剂,但六君子汤是由四君子汤加味而来。李东垣特别赏用四君子汤,补中益气汤就是在四君子汤的基础上加减而来的。这种治法仍然属于易水学派的王道治法。

治病多以祛邪为主要治疗手段,治人多以扶正为主要治疗手段。

"物以稀为贵",我们习惯性思维,经常会特别注意"稀",但实际上,我们更多用的,对我们更有用的是"常"而不是"稀"。

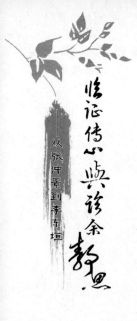

治疗一切病证从脾胃入手

脾胃在人体中非常重要,很多古今大医都这么说。但临床上,并不见得所有的医生都能意识到这句话的重要性。即使意识到,用药时不一定能想到、做到。

脾胃居中,在人体属土。《黄帝内经》中说:"土生万物",《金匮要略》中说:"四季脾旺不受邪",《脾胃论》中说:"内伤脾胃,百病由生",都强调了脾胃在人体中的重要性。明代医家周慎斋说:"诸病不愈,必寻到脾胃之中方愈。"给出了治疗一切慢性疾病的一种方法。这些都是前人最宝贵经验的总结,我们要善于运用到临床上。

脾胃为人体后天之本。这句话经常得不到临床医生的应有重视。先天存在的由不了自己,医生及自己能调控的只能是后天,保证让后天之本强壮,即使先天的存在不足,身体也会健康。若先天之本充足,而后天不足,假以时日身体也会垮下去的。临床上,以伤损脾胃为代价的治疗,无异于杀鸡取卵,中、西医治疗都存在这种情况,应该注意。

脾升胃降为人体一身气机升降的枢纽。机体中通过气来推动物质的运行,气的运行不外乎升降出入,而升降的枢纽在中焦脾胃。祝味菊常用附子、磁石恢复心肾升降,前提是必须保证中焦通畅,脾升胃降的功能正常。李东垣构建了内伤脾胃学说,但其重视脾升,若脾不升不降,是中焦力量不够,常用黄芪、人参、白术、炙甘草等补益中气;叶天士补充了李东垣的不足,喜用甘寒药养胃阴,注重胃降。我在临床上治感冒发烧常用小柴胡汤合升降散化裁。发热是体内气机升降出入障碍,用小柴胡汤恢复其出入,用升降散恢复其升降,临证把握升降与出入的比例用药,效果很好。

治疗一切病证从脾胃入手。我经常这么说,也是这么做的。调治脾胃的主体思想是在整体观念指导下的"治人",只有活人才能生病,也只有活人才能战胜疾病。因此在治疗疾病时,只要脾胃有病,首先调理脾胃的功能,恢复正常的纳化,才能将吸收消化的营养物质送至全身,把一切代谢

临床上,以伤损脾胃为代价的治疗,无异于杀鸡取卵。

治疗一切病证从脾胃入手。我经常这么说,也是这么做的。

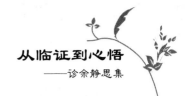

产物排出体外,恢复人体健康。在脾胃功能正常时,用药的前提也是尽量不伤损脾胃,否则病治没了,人也治死了。不是危言耸听,真小人比伪君子更可怕。

曾治疗一女性患者,80岁,素体偏瘦,精神尚好。近一年来胃痛频发,经当地医院诊断为"胆石症",建议手术治疗。患者及家属不接受手术治疗,电话中告知病情。试处以下方:柴胡40g,黄芩40g,姜半夏40g,生白术120g,鸡内金90g,陈皮40g,茯苓40g,焦山楂60g,赤芍60g,枳实40g,郁金30g,炒麦芽30g,生大黄10g,芒硝30g,炙甘草20g。1剂研细末,炼蜜为丸,每丸重10g,每服1丸,日服2次。数月后电话告知,老人服上药后,胃痛未发,纳食很好,要求冬天服补药调补身体。继处一方:焦白术200g,鸡内金200g,枸杞子100g,怀牛膝40g,柴胡30g,赤芍40g,枳实30g,石菖蒲30g,炙甘草30g。1剂研细末,炼蜜为丸,每丸重10g,每服1丸,日服2次。

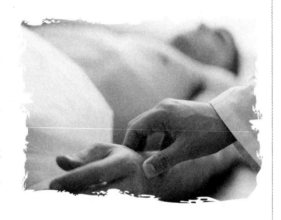

对于老人、小孩、体弱者,无论何病,顾护、调治脾胃为不二法门。

对于老人、小孩、体弱者,无论何病,顾护、调治脾胃为不二法门。

脉分阴阳

——就太阳病脉浮说起

脉分阴阳,这在临床上是很实用的。

例如,脉分浮沉,不浮就是沉,不沉就是浮。也就是说,浮脉的另一表述可以是"没有摸到沉脉",沉脉的另一表述可以是"没有摸到浮脉"。

以太阳病脉浮为例,"太阳之为病,脉浮,头项强痛而恶寒","脉浮"是

脉分阴阳,这在临床上是很实用的。

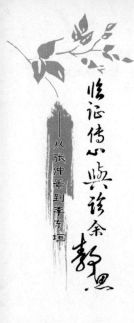

第一位的，几乎是必备条件，如果"脉沉，头项强痛而恶寒"，那是少阴病，或太少合病，而不是太阳病。但临床体会，太阳病可以见到典型的脉浮，也经常见到脉浮不典型。有时学生会问："老师，你诊断这位患者是太阳病，我怎么摸不着浮脉呢？"我会反问："你摸着沉脉了吗？""没有。""那它就是浮脉。脉分阴阳嘛！"

事实上，每个人的体质千差万别，平素的常脉也各不相同，有人偏沉，有人偏浮，有人偏细，有人偏弦。常脉偏沉的人得了太阳病，也许脉象表现的是不浮不沉，但较之平素的沉脉已经是浮了。而常脉偏浮的人，即使得的是少阴病，也许只是比平素的脉稍沉一些，而不表现为典型的脉沉。

当然，脉不可单凭，必须脉证合参，脉象才能显出其临床意义。不沉的脉象只有在见到"头项强痛而恶寒"等表现时才可以认定为太阳病的脉浮，而见到"但欲寐"时，绝不可以随意认定为脉浮。

有两句话值得学脉者重视。"微妙在脉，不可不察，察之有纪，从阴阳始。"这是《黄帝内经》中说的。"问曰：脉有阴阳者，何谓也？答曰：凡脉大、浮、数、动、滑，此名阳也；脉沉、涩、弱、弦、微，此名阴也……"这是《伤寒论》中说的。

脉不可单凭。

病愈是人体自我恢复的结果

——关于不孕的问答

接诊一患者，女性，26 岁，婚后三年余，不孕，未采取避孕措施。多家医院诊治，大约有"子宫发育不良"、"黄体功能不健"、"排卵功能欠佳"等记录。

中、西药物遍试，仍未能怀孕。问及月经基本规律，白带正常，无小腹不适，饮食不慎易出现胃脘不舒，大便调，睡眠一般。舌质淡暗，舌苔白腻，脉细弦缓。处以温胆汤方加味。处方：姜半夏 12g，陈皮 12g，茯苓 15g，枳实 9g，竹茹 9g，炒白术 12g，鸡内金 12g，炙甘草 3g。5 剂水煎服。

学生在侧，抄方毕，问："老师，为啥想到要用温胆汤方？"

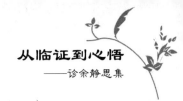

我说："应该想到啥？"

答："一般会想到治肾，补肾促排卵。子宫发育不良、黄体功能不健都是肾虚引起，补肾应该是正治。或者补肝肾精血，或者会用解肝郁方药。"

我说："你知道患者为啥久治不效？"

答："为啥？"

我说："太重视肝肾了。前医一误再误，总也跳不出下焦肝肾的范畴。不知土孕万物，中焦脾土健运，万物自能孕育生化。"

问："那为啥想到温胆汤，而不是补中益气汤呢？"

我说："舌苔腻。腻苔忌当归、熟地，同样也忌人参、黄芪。"

问："老师常用温胆汤，温胆汤有什么作用？"

我说："温胆汤是调和胆胃之方，也是化痰理气之方。"

问："温胆汤真能治好不孕？"

我说："温胆汤不能让患者怀孕，但温胆汤能把患者调整到能怀孕的状态。身体正常了，怀孕是自然之事。"

问："女子以血为本，温燥不怕燥伤阴血？"

我说："有阴邪就不燥阴血。有是证，用是药，男女一样。"

问："方中是不是加些助孕的药更好？"

我说："刚才说过，怀孕是自然之事，不需要医生和方药来助孕。记住：医生的主要职责是治人，而不是治病。"

问："为啥？"

我说："病愈是人体自我恢复的结果，医生的治疗只是帮助和促进人体的自我恢复。"

咽部望诊小议

望咽喉，属中医望诊内容之一。干祖望教授总结孔窍黏膜望诊经验：红艳型充血为热，晦暗型充血属瘀，淡白者为气虚，苍白或惨白的属寒、阳虚。

土孕万物，中焦脾土健运，万物自能孕育生化。

温胆汤不能让患者怀孕，但温胆汤能把患者调整到能怀孕的状态。

病愈是人体自我恢复的结果，医生的治疗只是帮助和促进人体的自我恢复。

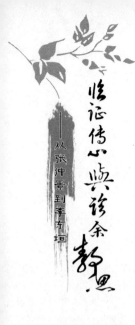

其中就包括望咽喉一项。临床上,咽部望诊多局限用于咽喉科病变,笔者在跟随杨建屏老师学习期间,见杨老每逢淋证(泌尿系感染)患者,必望其咽部。久思不解,问其故。杨老认为,咽部望诊可知邪之有无及多寡。笔者在以后的临床实践中,有意留心咽部望诊,逐渐体会到咽部望诊不单适用于咽喉科病变,对于内科杂病的诊治也有着重要的指导意义。以淋证为例,淋证的基本病机为肾虚膀胱热,急性期以邪实为主,治宜清利,咽部望诊多可见咽喉黏膜充血,呈鲜红色。治疗过程中,随着症状的逐步改善,咽部充血也随着逐渐消退。至痊愈时,咽部黏膜恢复正常色泽。久淋正虚,后期多需补益。但清利过久有戕伐伤正之弊,补益过早有死灰复燃之患,如何把握补益的时机,除症状、舌诊、脉诊外,咽部望诊具有很重要的参考价值。咽部充血,色鲜红,"灰"中必有"火",即使症状消失,舌象、脉象无异常,也不宜过早补益或纯补,清利尚需继用。若舍清利,多可致死灰复燃,症状复出;或者留邪为患。如清利之品与补益之药合用,在二者比例的掌握上,也可以根据咽部黏膜充血的进退而进退,如七清三补、三清七补等。

考咽喉为人体诸经交会之所,百节之关,为一身阴阳升降之路。咽喉位于五脏之上,虽由肺、胃所主,实内关脏腑,中医有"咽接三脘以通胃,喉连五脏以系肺"之说。生理上,咽喉与五脏六腑,通过经络气血有着密切的联系。病理上,脏腑气血病变可及时在咽喉部得到反映。因此在临床上,咽部望诊可作为一项常规望诊,与舌诊、脉诊互参。一般来讲,咽部诊应注意其颜色与泽地。色红泽鲜者,不论是哪一脏腑病变,皆提示有邪热存在;而色泽不鲜者,多不从邪热考虑;色淡者,多从虚考虑。当然,咽喉科的咽部望诊尚有诸多考究,在此从略。

咽部望诊可作为一项常规望诊,与舌诊、脉诊互参。

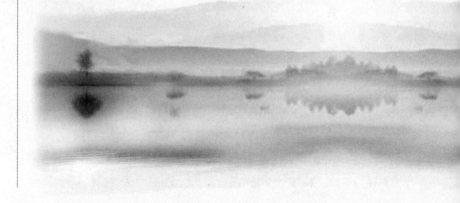

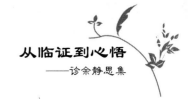

临证谈候气来复

候气来复之义出自《素问·五常政大论》。原文为："帝曰：其久病者，有气从不康，病去而瘠，奈何？岐伯曰：昭乎哉圣人之问也！化不可代，时不可违。夫经络以通，血气以从，复其不足，与从齐同，养之和之，静以待时，谨守其气，无使倾移，其形乃彰，生气以长，命曰圣王。故《大要》曰：无代化，无违时，必养必和，待其来复。"文中明确指出，天地对万物的化生，人力是不可替代的，不要以人力来代替天地的气化。久病不复者，要善于调养，静心等待，等待正气的恢复。

候气来复，在慢性病的治疗中确实有指导意义。临床具体运用常见两种情况，一为小剂缓调，二为停药以候。小剂缓调者，如《山西名老中医经验汇编》书中，就介绍有李翰卿运用"候气来复"理论的成功经验。书中载有典型的小剂缓调及小剂间断给药的案例，谓"李老以小剂治之，候气来复，缓缓图之。"同时也记载了小剂倍量致误的教训。停药以候者，如《刘越医案医话集·银屑病论治》中写到："中药治疗期若出现皮损消退缓慢的趋势，即应停药间歇 15～20 日，以待机体'正气'之来复，停药后反能出现皮疹明显消退，若仍连续用药，或用扶正药物，均难达到预期的效果。"

在我们临床上，治好某人身上的一种病和给这个人以健康，不完全是一回事。

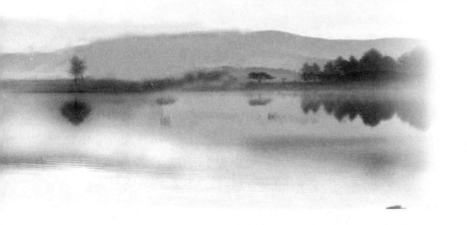

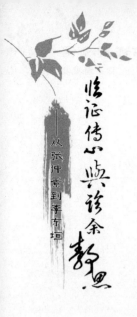

笔者临床体会,候气来复的运用,尚可以中药蜜丸剂型给药,用于慢性久病,尤其是明显与情志有关的慢性病变。这类患者多因七情致病,或久病影响情志,加之日久不愈杂药乱投,而致体内气血阴阳失衡。此时服用汤剂,或有效,或无效,有效时也多反复,且有越服效果越差的感觉。患者心急,医者束手,数易方药,皆不能效。攻则更甚,补则增烦,停药则患者"病重欲死"。笔者遇此多弃汤剂而改用蜜丸制剂,取"丸以缓之",以候其正气来复。且选药用方多较平和,忌大攻、大补之品,以期用微小而持续的药力来辅助人体气血阴阳的自我调节,达到平衡。而不用"汤以荡之"及大攻、大补之品,妨碍人体正气的生机。如治一女性患者,咽部乳头状瘤手术摘除后,咽部异物感明显而数月不消,咽部检查无异常。断续服汤剂 30 余剂,皆有效而终不能愈。后以同样治疗大法,取用丸剂治疗,仅月余痊愈,再无复发。又如治一女性患者,双耳鸣响,昼夜不歇,多方求治,百药不效。笔者投用血府逐瘀汤化裁。服 3 剂,明显见效,再投则不效。因其睡眠极差,方中仅加用酸枣仁 15g,患者当晚即自觉思睡而心烦憋闷又不得睡,去则又稍安。后改用丸剂平调。因其求愈心切,自行加倍服用,日服 4 丸,当晚即耳鸣、心烦明显加重而不得少眠。嘱其每日早晚各服 1 丸,静以待时。治疗数月,耳鸣渐止而生活如常。

《素问·宝命全形论》:"一曰治神,二曰知养身,三曰知毒药为真,四曰制砭石小大,五曰知府脏血气之诊。五法俱应,各有所先。"

临证谈治发机先

笔者曾跟随杨建屏老师学习,见杨老治疗失眠,每每投以血府逐瘀汤,恒收佳效。然而细心检查患者,有明显瘀血之征者绝少。笔者临床,也常以活血化瘀方药屡收奇效。如治一久咳不愈患者,投以血府逐瘀汤原方,四剂即咳止。一学生在侧,问此咳辨为血府逐瘀汤证有何依据?舌质暗?有瘀点、瘀斑?脉涩?血瘀症状?皆没有。患者除干咳之外别无他苦,舌正脉平。那为什么要用血府逐瘀汤,且见效如此之快?回答是:治发机先。

治发机先是指抢先于病机出现(外显)之前即予以治疗,含有见微知著，见微防渐，治发机先，护于未然之意。临床上主要用于急性热病的治疗，如当代名医董廷瑶说："热病急症，治发机先"，著名中医学家朱良春教授也提出"先发制病"，都是针对急性热病的治疗。笔者临床体会，治发机先理论同样适用于治疗内伤杂病。所谓"先"，只是相对而言，其实在治之时，"机"已经存在，只是隐于内而尚未显于外为四诊所获。可以这样认为，随着中医诊断内容的充实和发展，现在所谓的治发机先，或许就是将来常规的辨证论治，治发机先是辨证论治的延伸和发展。如上述失眠、久咳病例，尽管目前四诊不能获得诊断血瘀证的指征，但失眠患者多有上焦的气血失和，或由气血失和导致失眠，或由失眠导致气血失和。而久咳患者，肺气宣发肃降失常日久，治节失主，必致心血失和，心血失和反过来又影响肺气的正常宣发肃降功能，二者皆有气血不畅之机存在，故从理气活血法治疗收效。如待其气滞血瘀证明显始用理气活血法，一则延误病情，再则病情恐有他变。

中医处方用药是以"证"为凭据的，所谓"有是证，用是药"。而在现实临床中，辨证论治结合现代微观检查、实验室研究以及个人经验体会，处方用药已远远超出了"有是证，用是药"的范畴。笔者认为重视"治发机先"理论，有利于对某些临床现象的解释和中医理论的发展。

> 治发机先是辨证论治的延伸和发展。

> 重视"治发机先理论"，有利于对某些临床现象的解释和中医理论的发展。

中医治法话"调和"

中医治法虽有汗、吐、下、和、温、清、补、消八法，我在临床上却常归纳为三法，即补法、泻法和调法。

一位患者"感冒"后静滴抗生素1周未愈，自诉发热（低热）、恶风、汗出、口苦、咽干、纳差、乏力，诊见舌质淡红，舌苔薄黄，脉象细弦。学生问："什么证？"答："太阳少阳合病。"问："怎么治？"答："补不得，泻不得，用调法，柴胡桂枝汤加减。"一位患者"胃癌"，胃痛、脘痞，口苦、纳差，腹胀、便秘，体瘦、乏力，舌质紫暗，舌苔黄白薄腻，脉象弦缓。学生问："什么证？"答："虚实寒热错杂，中焦升降失司。"问："怎么治？"答："补不得，泻不得，用调法，半夏泻心

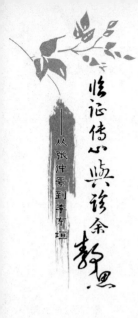

汤加减。"

临床上习惯于虚证用补,实证用泻,药架上的非处方药也多是用于实证的泻药和用于虚证的补药。但是我们经常会发现面前坐着的患者,有虚证却补法不宜,有实证却泻法不适,只有调和一法,妙手巧施,病证有望逐渐痊愈。

实际上,临床病证只有虚、实二证,中医治法也只有补、泻二法,调和一法仍不出补、泻二法范畴,只是补法与泻法的一种巧妙组合而已。这里强调调和一法,是因为这一治法在临床上使用频率远远高于补、泻二法,但临床医生对其重视程度远远低于补、泻二法。要不然,临床上也就不会见到那么多误补留邪、误泻伤正致病久不愈的患者。

闲暇常与学友张英栋用短信方式交换读书与临证心得。曾接到学友的这样一条短信:"当归四逆汤和逍遥散组方有类似处,一秉春温,一秉清升;一涉阴阳,一调气血。血府逐瘀汤亦有逍遥散意。逍遥散、四逆散、血府逐瘀汤,包括疏肝和络饮,均以柴胡为主药,可参合而用。柴胡类方、桂枝类方为春之主方,春温和,春升发。柴胡与桂枝常配以芍药。芍为春花之殿,预为收敛春之升发之气,勿使太过,柴胡配牡蛎有其笨伯处。"

这则短信中并非说调和法,但涉及的方药正好体现了调和一法。当归四逆汤方是六经辨证体系指导下的产物,具有调和阴阳作用,后世所说的治疗血虚肝寒证只是扩大了本方的使用范围。逍遥散方是脏腑辨证体系指导下的产物,具有调和肝脾的作用,书中所说的解郁只是调和肝脾的结果。血府逐瘀汤方具有调和气血的作用,书中常说本方具有活血化瘀之功,是缩小了它的功效与主治范围。四逆散方为调和阴阳之方,后世扩大其使用范围,用于调和气血、调和肝脾。疏肝和络饮方出自当代名医陈苏生之手,由柴胡、牡蛎、苍术、厚朴、香附、乌药、郁金、石菖蒲、合欢皮、夜交藤10味药组成,功在调和气血,侧重于气分。上述5方,都是临床上极常用的调和之方。其中,当归四逆汤用到了桂枝伍芍药,四逆散、逍遥散、血府逐瘀汤3方用到了柴胡伍芍药,疏肝和络饮用到了柴胡伍牡蛎。柴胡和桂枝二药,主升主散,芍药和牡蛎二药,主降主敛,这种配伍恰好体现了调和一法的用药风格,即配伍讲究相反相成。

大实急泻,大虚急补。虚实相杂,或虚实不显,调和最佳。

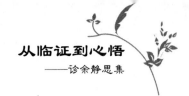
辛开苦降理中焦

辛开苦降法是把苦寒与辛温两种性味与功效完全不同的药物相互配伍合用的一种复法。注意是苦寒绝对不是甘寒，甘寒药取代不了苦寒药。二者的区别，有人说，脾胃弱的人用甘寒药，脾胃强的人用苦寒药。不对。在辛开苦降法里必须用苦寒，没有苦寒达不到苦降的作用，因此蒲公英、金银花、连翘是取代不了黄芩、黄连的。这种治法源于张仲景的泻心汤类方，代表方剂就是半夏泻心汤，温清合用，寒热相伍，苦辛相合，性味都是相对的，看似矛盾的。张仲景的用药是特别灵活的，他能随便把干姜和黄连合到一起用，人参和黄连合到一起用。徐灵胎看到张景岳拿石膏和熟地搁在一起用就奇怪地说，你究竟是要补还是要泻？其实张仲景就这样用，临床上这种用法是很多的。

辛开苦降法的作用是通降胃气，主要的作用就是让胃气和降。辛开苦降可以调整气机的升降，温清合用可以制约彼此的偏性，也可以作为反佐从治。如果寒热都有，那就都用，如果以寒为主或以热为主，那么剩下的药可以作为反佐从治的药出现。它的适应证，主要适用于病位在中焦，就是指胃脘部，心下到脐上，一旦移到脐周，效果就不好了。病机主要是邪阻中焦，

《素问·玉机真脏论》："五脏者，皆禀气于胃，胃者五脏之本也。"

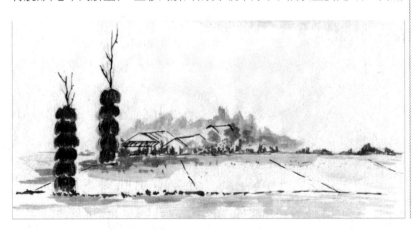

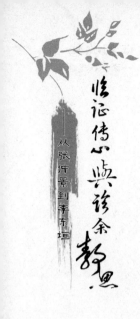

胃气郁滞，通降失常。邪，可以是有形的邪，也可以是无形的邪。邪阻，经常见到寒热错杂、寒热互结、湿热中阻、胃热火郁。临床表现为痞满、胃痛、呕吐、泛酸等。也就是从泻心汤类方中提取出这个治法，把这个治法的适用范围由《伤寒论》的"心下痞"扩大为"心下不适"。同时，把邪阻的范围也扩大了，可以是寒热错杂，可以是寒热互结，可以是湿热中阻，甚至可以是单纯的胃热火郁。朱丹溪在治胃热用栀子的时候佐姜汁或川芎，实际上体现的仍然是辛开苦降法，即使是中焦单纯的热证，在用苦寒药时也应该佐用热药，因此可以把它的范围扩大到胃热火郁。

用辛开苦降法组方时常用三类药，一类苦寒药，一类辛温药，一类甘温药。甘温药指的是人参、甘草、生姜、大枣这类温补中焦的药，因为寒热能结到中焦，湿热能阻到中焦，经常是以中焦虚为基础的，同时辛开苦降的药对中焦又有伤损作用，因此在组方的时候佐用补药是应该的。苦寒药经常用黄芩、黄连、栀子、大黄等，张仲景用黄芩、黄连，朱丹溪用栀子、黄连，如果大便不通可以用大黄，这可以是随证的，不一定必须使用原方里的药物。有的医家还喜欢用龙胆草，左金丸里是黄连配吴茱萸，有的医家拿龙胆草配吴茱萸，也体现辛开苦降法。常用辛温类的药有半夏、干姜、吴茱萸、桂枝、厚朴等，在张仲景泻心汤里喜欢用半夏、干姜，而朱丹溪是用吴茱萸配黄连。

临床上，经常碰到一部分杂病，上中下三焦的症状都能出现，感觉到这个病是寒热虚实、气血阴阳都乱套了，并且前面好多医生治过都不行，碰到这种情况，我经常先调中焦，先把中焦理顺了，再说别的，这时候经常可以用到辛开苦降法。这种用法又超越了病位在"心下"。

曾治疗一男性患者，55岁。"老胃病"多年，2年前加重。经行"胃镜"检查提示"慢性浅表性胃炎"。试用"奥美拉唑"口服有效，医生建议其连服8周，每日早、晚各1粒。患者连服10周，服药期间无明显不适，但停药1周，诸症又复，于是对西药失去信心。2年来服用较多中成药和中草药，但见效平平，经人介绍来诊。诊见：胃脘不畅，下午及晚上出现泛酸、上逆。纳食欠佳，大便尚调，口气较重。舌质淡暗，舌苔薄白黏，脉细弦缓。证属中虚，升降失司，胃气上逆。治以辛开苦降法。处方：干姜6g，姜半夏9g，黄芩12g，黄连3g，吴茱萸3g，党参6g，枳实9g，枳壳9g，炙甘草3g。3剂水煎服。

3天后二诊，药后诸症未减，每次服药后1小时左右出现胃痛，移时自

先把中焦理顺了，再说别的。

行缓解,停药后仍有胃痛时发。舌脉同前。上方去枳壳,加乌贼骨18g,炒谷、麦芽各15g,5剂水煎服。

三诊时自诉,上方服第一剂即感胃内久违了的舒适感,胃痛未发。服完5剂,诸症俱已消失。现纳食明显增加,胃脘无不适(患者补诉自己服上药都是早晨空腹顿服)。嘱上方2日服1剂,继服5剂。

这个患者的证辨起来不典型,不好辨。对于胃脘部的病证,只要没有过多的证据反对使用半夏泻心汤,而又没有更合适的方剂可供选用,我经常用辛开苦降法,使用半夏泻心汤加减。一切胃脘部不畅,包括痞、满、酸、逆、痛,我的治疗着眼点是先让中焦恢复升降。

反思药后出现的胃痛,是不是半夏泻心汤在起作用?有可能。每次药后1小时左右出现胃痛,可能正是药效最大的时候,这时候胃痛可能是胃想和降但降不了的结果。也许第一张方不加减继续往下用也会有效。

清代医家陈修园对经方的认识是"非此方不能治此病,非此药不能成此方,所投必效,如桴鼓之相应。"临证处方要达此境界,不易!

临证话阴阳

阴阳学说是产生于中国古代的一种哲学学说,引入中医后作为中医基础理论的一种说理工具,贯穿于中医学说的各个方面。有人认为,阴阳这类字眼古老、迷信。实际上,他和我们口语中的阴阳二字同义,如阳光灿烂、阴气沉沉、阳极、阴极等,很好理解。在中医理论中,阴阳可以区分人体的部位和脏腑属性,说明人体的生理和病理现象,指导临床辨证和治疗。在临床辨证论治过程中,辨清阴证和阳证是至关重要的。临床常用的八纲辨证法和六经辨证法的根本就是辨阴证和阳证。明代著名医家张景岳说:"凡诊病施治,必须先审阴阳,乃为医道之纲领。阴阳无谬,治焉有差? 医道虽繁,而可以一言蔽之者,曰阴阳而已。"清代医家郑钦安在《医理真传》中说:"仲景一生学问,就在阴阳两字,学者苟能于阴阳上探求至理,便可入仲景之门也。"

西医治病的主要着眼点是"病",通过祛除"病"使身体恢复健康。中医治病的主要着眼点是"人",通过对人的整体治疗,使身体恢复健康,疾病自除。

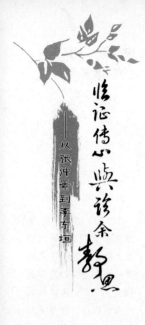

临证传心与诊余静思
——从张仲景到李东垣

对阴证和阳证的辨证,历代医家在其著作中从不同的角度多有论述,临床可供参考。但诸书中所述皆为常,临床上更应知常达变。阴和阳可以相互转化,阴极化阳,阳极化阴,且阴中复有阴阳,阳中复有阴阳,应当用辨证的一分为二的思维去应对活生生的临床,即所谓"圆机活法"。

曾治疗一男性患者,"感冒"后声音嘶哑近两月,他院诊断为"喉炎",口服多种中、西药物及超声雾化吸入治疗不效。患者除声嘶外,尚有咽喉部憋胀感,自觉起病至今全身不舒,畏寒,纳差。大小便正常,无明显咽干、咽痛。舌质淡,舌苔薄白,脉细缓。检查见双声带淡暗,活动好,闭合欠佳,其他无明显异常。检视前所服药物,不外西药抗生素,清热解毒利咽类中成药,中药汤剂多以宣肺开音、清热利咽为主,药如蝉衣、桔梗、银花、连翘、马勃、射干、贝母等。根据起病、症状结合舌象、脉象,本证当为阴证,寒闭肺络致肺气失宣,喉关不利。治以温阳散寒宣肺为法,方用麻黄附子细辛汤,处方:生麻黄9g,制附子(先煎)9g,细辛3g,3剂,水煎服。药后诸症消失。

此例为一外感病变,较为轻浅,前医囿于"咽喉诸病,皆属于火"这一认识及西医诊为"喉炎",皆以阳证治疗,导致迁延不愈。细思患者腑气不实,咽喉不干不痛,舌脉无阳,阴证无疑,从阴证治疗,应手而愈。

曾会诊一"肺心病"患者,近20余天来高热,每天以"激素"类药物控制体温。诊视时,用药后体温已降,患者面色灰黄晦暗,身体消瘦,气高息喘,呼多吸少,语声低微,不饥不渴,额上时出冷汗,小便不畅,大便1周未行,舌质淡暗,苔黄浊腻,脉弦大。前服方药多由"麻杏石甘汤"或"清气化痰丸"等方裁出。笔者考虑患者阳气虚脱在即,治疗应以回阳益气为主。但他医认为,高热不退,口气味重,鼻息有热,四肢不冷,脉尚有力,舌苔浊腻而色黄,大便1周未行,人参、附子断不敢沾唇。阳热势急,治以宣降肺气、清热解毒、化痰通腑为法。处方:生麻黄10g,炒杏仁10g,生石膏(先煎)50g,金银花30g,连翘15g,鱼腥草30g,全瓜蒌18g,浙贝母15g,炒莱菔子18g,生大黄(后下)9g,生甘草3g。3剂,水煎服。药后喘息更甚,额头冷汗频出,双目时有直视,无神,高热不退。笔者再次会诊,认为诸"阳证"皆为阴寒至极之假象:气高息喘、呼多吸少为肺肾败绝,不饥不渴为脾胃败绝,面目神气渐失为危象之兆;高热多见于阳证,但阴证见高热更为险恶;大便不行非因腹实,与患者多日未进饮食有关,腹部柔软可证;苔浊腻为胃中浊腐之气上泛,非痰

《素问·阴阳应象大论》:"阴阳者,万物之能始也。"

热腑实之征。病症由微至甚，患者由生至死，皆有一渐进过程，倘待四肢厥冷，脉微欲绝，气息清冷，体温不升时，阳气损耗殆尽，即使辨证处方准确，恐也难以起死回生。当此之时，留得一分阳气便留得一分生机。大剂四逆加人参汤，回阳益气。处方：制附子（先煎）36g，干姜18g，炙甘草18g，红参（另炖）15g，童便（分兑）10ml。3剂，水煎，日1剂，3次分服。药后似有转机，喘息稍减，但体温尚不能控制。服用大热大补之药，症未加而见减，阴证无疑，原方继进。服至7剂时体温回复正常，浊腻舌苔渐退。服至21剂时，喘息已平，神气渐复，舌苔薄白，知饥能食，脉象和缓，但尚不干渴。原方稍作增损，服用两月，病情基本稳定，饮食基本正常。

此例为一危重病例，阴极似阳，不思这些所谓"阳证"依据，在一般情况适用，在危重患者身上可为假象，"阳证"越显，阴证越重，生死之间，全系于这一阴一阳两字。四逆加人参汤用至两月之久，可知阴寒之甚非常例可比。正如郑钦安说："病至真气上浮，五脏六腑之阳气，已耗将尽……然真气上浮之病，往往多有与外感阳症同形，人多忽略。"

> 留得一分阳气便留得一分生机。

郁，应该得到应有的重视

这里的郁，指气机不畅，古人所说的"郁者，滞而不通之义"。

当前临床上，郁，远远没有得到应有的重视，尤其是在专科医生那里。不会使用越鞠丸方的医生大有人在。

看看古圣今贤对郁的论述。

《黄帝内经》中说："百病生于气也。"

《金匮要略》中说："五脏元真通畅，人即安和。"

朱丹溪在《丹溪心法》里说："气血冲和，万病不生，一有怫郁，诸病生焉。故人身诸病，多生于郁。"

> 郁，远远没有得到应有的重视。

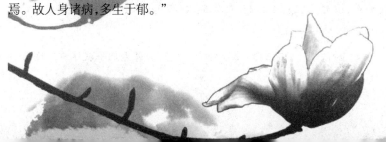

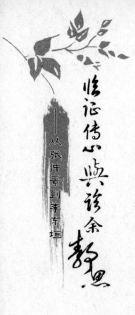

赵献可在《医贯》里说:"予谓凡病之起,多由于郁。"

王清任在《医林改错》里说:"治病之要诀,在明白气血,无论外感、内伤,要知初病伤人……所伤者无非气血。"

凌云鹏在《临诊一得录》里说:"外科疮疡之生,均属气血失常所致……"

陈苏生在《中医临床家陈苏生》里说:"气机障碍可以说是所有疾病的基本病理过程之一,而障碍的主要表现是郁滞。"

再看看古圣今贤们对郁的治疗。

《黄帝内经》以"先病而后逆者治其本,先逆而后病者治其本。"示人以治疗大法。

《金匮要略》以"随其所得而攻之"示人以治疗大法。

朱丹溪创制越鞠丸方治郁,"苍术、抚芎,总解诸郁,随证加入诸药"。

赵献可以逍遥散方治郁,"予以一方治其木郁,而诸郁皆因而愈。一方者何? 逍遥散是也。"并用六味丸善后。

王清任创血府逐瘀汤方,陈苏生制疏肝和络饮方,赵绍琴擅用升降散方,刘渡舟擅用泻心剂和柴胡剂……赵金铎说:"温胆汤祛痰和胃之良方,功可调理阴阳、气血、经络、脏腑的功能,因其平稳有效,故临床广泛用来治疗以"痰气"为特征的各种临床证候,功效卓著。

曾治疗患者王某,女,61 岁。于 2007 年 12 月 7 日初诊。近 2 年来手足指趾近、远端关节麻木、疼痛、晨僵,无变形,热水熏洗可减轻症状。类风湿因子、抗链"O"试验都为阴性。伴见腰痛、头昏、目糊、眠差、脘腹痞满、纳食欠佳、呃逆。舌质淡暗,舌苔薄白腻,脉沉弦。

患者年高久劳,脏腑功能低下,气血津液失畅。先予逍遥散方加减,疏肝调脾,通行脉络。处方:柴胡 9g,当归 12g,赤芍 12g,茯苓 12g,生白术 12g,丹参 15g,细辛 3g,全蝎 6 g,僵蚕 12g,炙甘草 3g。3 剂水煎服。

2007 年 12 月 10 日二诊:药后自觉全身舒畅许多,脘腹痞满不减。逍遥散方业已见功,改用半夏泻心汤方加减恢复中焦气机升降。处方:姜半夏 12g,干姜 6g,黄芩 12g,黄连 3g,党参 6g,枳实 9g,枳壳 9g,炙甘草 3g。4 剂水煎服。

2007 年 12 月 14 日三诊:诸症轻减,口苦,舌苔左侧条状浮黄。改用小

理法是本,方药是末。

柴胡汤方加减调畅胆胃气机。处方：柴胡9g，黄芩12g，姜半夏12g，党参9g，青皮9g，陈皮9g，砂仁（后下）9g，丹参9g，生甘草3g。3剂水煎服。

2007年12月17日四诊：经3次用药，关节不适明显缓解，其余诸症渐不明显，纳食增加，精神明显转好。舌质淡暗，舌苔薄白，脉沉缓。转方以六君子汤方加味"执中州以运四旁"，仍着眼于恢复全身气血津液和畅。处方：党参12g，炒白术12g，茯苓12g，姜半夏9g，陈皮9g，全蝎6g，僵蚕12g，丹参9g，炙甘草3g。7剂水煎服。患者持方返回老家。

本案辨证始终着眼于郁，治疗始终着眼于恢复气血津液正常循行敷布。

局限于专病专方和分型论治是医生的悲哀和病人的不幸。也许，这句话是对的。

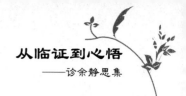

局限于专病专方和分型论治是医生的悲哀和病人的不幸。

读《伤寒论》第164条的启示

《伤寒论》第164条："伤寒大下后，复发汗，心下痞，恶寒者，表未解也。不可攻痞，当先解表，表解乃可攻痞。解表宜桂枝汤，攻痞宜大黄黄连泻心汤。"本条文较好理解，主要是写热痞兼表的证治，强调内有邪热壅滞之痞证，外有残留之表邪，治疗上先解表，后治痞。从临床角度读这一条文，有如下4点启示。

启示一：误用、过用热药可引起心下痞满、胃脘不舒

本条文中痞证的成因，缘于先下后汗，治疗失序，胃气受损，热邪内滞。为什么是热邪内滞而不是寒邪呢？如果是表寒之证，又经硝、黄误下，可能会出现热痞吗？笔者认为，这里的"大下"有可能是指使用了含有巴豆类的温热泻下剂，加之继用含有麻、桂类的辛温发汗剂，药邪（热性）壅滞中焦成痞。临床上，误用、过用热药引起心下痞满、胃脘不舒是存在的，但极易被医者忽略。我们通常习惯于用辛散温热药物治疗胃脘不舒，如常用半夏、橘皮、生姜、干姜、白豆蔻等药。即使用寒性药，也往往配用辛温（热）药，如黄连配

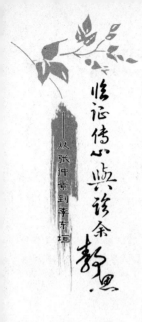

干姜、黄连配吴茱萸、栀子配干姜等，所谓"辛开苦降"法。治疗痞证，医者用泻心汤类方，想到的和多用的往往是半夏泻心汤或生姜泻心汤，容易忽略大黄黄连泻心汤证的存在。民间有"寒胃"之说（没有"热胃"之说），老百姓也知道胃不舒服时，熬点姜汤喝就好了。笔者曾治一例胃脘痞满患者，自服干姜粉致痞满加重，投以大黄黄连泻心汤，沸水泡饮，痞满渐解。

启示二：面对里证，当注意有无表证的存在

这一点，似乎每个医生都明白，但临证时往往容易忽略。面对一慢性肾炎患者，我们可能会辨出肾虚、湿热、瘀阻、热毒等里证，我们会不会有意地去辨别在里证存在的同时有无表证的存在？我们会不会去问有无不典型的恶寒、咽痛等症状出现？当在治疗过程中，患者一贯的沉脉变得不沉了，我们除考虑正气恢复、里邪渐去等可能外，会不会想到可能是有了外邪的侵袭，有了表证？想到是最重要的，只有想到，才会有意地鉴别、除外。《伤寒论》在本条中明确告诉我们，患者心下痞，是痞证、里证，但当我们采集到患者尚有恶寒这一表现时，必须想到"表未解"。注意，临床上，也许这一患者只告诉医生心下痞，有无恶寒，必须由医生问，有意的、恰当的问诊之后才能得知。

启示三：表里同病，治疗上必须重视表邪

关于表里同病的治疗，有先治表后治里者，有表里同治者，有急当救里者。临床上，急当救里者属一种无奈之举，里急解后仍需治表。本条文中采用了先表后里的治法。患者以痞证就诊，但先不治痞，先解表邪，表邪解后再治疗痞证。设想患者是以他病就诊，如慢性肝炎、慢性肾炎、癌症、脑血管意外、冠心病等，如伴有恶寒（表证），还有多少专科医生会"当先解表"呢？读古人医案，多见外感医案，而今人临床，清一色内伤杂病，是古今病证有别，还是今医不识表证？曾读清代医家何廉臣选编的《重印全国名医验案类编》一书，感慨于书中竟以六淫分类。再联想到《黄帝内经》说："夫百病之生也，皆生于风寒暑湿燥火，以之化之变也。"前圣后贤认识是一致的。曾记得肾内科的一次查房，一肾功能不全患者说昨晚咽干、咽痛，主任查房后指示考虑有"上感"，加用抗生素静滴，中药继用前方（协定处方，不外补肾、活血、利水、解毒诸药）。这样的治疗，表面上看是有效的，症状会减轻，但表证里药，会不会留邪，引邪入里？从长远看会不会加重肾功能不全病情？而类似的治

疗在我们临床上极为普遍。《黄帝内经》中说："善治者治皮毛"，《金匮要略》中说："夫病痼疾加以卒病，当先治其卒病，后乃治其痼疾也。"重温这些经典，反思自己的临床，或许会对我们有所裨益。

启示四：再次体会张仲景所说的"随证治之"

先用桂枝汤，后用大黄黄连泻心汤，在一个患者身上，对于某一病变的治疗，如果不知道是出自张仲景之手，我们会不会嗤之以鼻，讥用方者虚实不分，寒热不明，表里不清呢？当我们潜心于专病专方的研究与使用中时，重温一下这样的经典条文，会有一种别样的感觉。中医临床的圆机活法，原来是如此的简单与朴素。学中医，用中医，教中医，我们太习惯了严格而机械的辨证分型论治，我们也太需要这样的经典条文来激活我们的思维。当我们思想上接受了临床治疗中确实存在"朝理中，暮承气"（早服理中汤，晚服承气汤）这种现实时，我们的临床水平也许会再上一个台阶。

> 我们太习惯了严格而机械的辨证分型论治，我们也太需要这样的经典条文来激活我们的思维。

脾胃圣剂平胃散

平胃散方出自宋《太平惠民和剂局方》，由苍术、厚朴（姜汁炒）、陈皮、炒甘草四味药组成，具有燥湿运脾、行气和胃之功。清代医家费伯雄在《医方论》中盛赞该方："平胃散乃治脾胃之圣剂，利湿化痞，消胀和中，兼治时疫瘴气，燥而不烈，故为消导之首方。"

读古代方书，经常可以见到书名或书的内容中有"灵"、"秘"、"神授"、"仙授"、"心法"等字眼，有读者以其有迷信色彩而不屑，而笔者每遇这类字眼格外留意，经常会有意外收获。大概古代文人受儒家思想教化，欺人者似为少数。偶读《加减灵秘十八方》一书，作者不详，有传为刘河间，或是刘河间弟子或再传弟子。姑不论作者为何人，书中十八方确为灵秘之方，或许为某名医一生运用最得意的十八首方剂，其中第三首便是平胃散方。书中说："治脾胃不和，肚腹疼痛，霍乱呕吐，或泄泻不止，四时不服水土，山岚瘴气，并伤寒疫疠之疾，并皆治之。"方后加减主治病症有 20 余条之多。

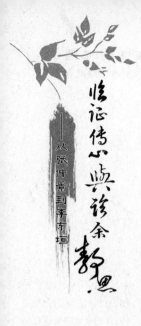

临证传心与诊余静思
——从张仲景到李东垣

读金元医家李东垣《脾胃论》一书，发现李东垣善用平胃散方，其用方指征为脾病、湿胜、脉缓。脉弦不用，脉弱不用。脉弱需补中，如四君子汤方及以四君子汤为基础化裁出的补中益气汤诸方。脉弦需泻肝，如黄芪建中汤方。从中我们可以体会到平胃散方治脾、治湿、治脉缓，三者分而为三，合则为一，其他功效皆为派生。清代医家柯琴深悟此理，《古今名医方论》中说："名曰平胃，实调脾承气之剂欤！"平胃散治脾，与承气汤治胃，对等齐观。

明代医家张景岳在《景岳全书》中曾指出，平胃散"此东垣为胃强邪实者设"，"唯有滞有湿有积者宜之"，"今见方家每以此为常服健脾之剂，动辄用之，而不察可否，其误甚矣。"这段话意在纠偏，立言中肯，颇合临床。但景岳纠偏的前提是"方家每以此为常服健脾之剂，动辄用之"。为什么？为什么动辄用之？因为脾为湿土，脾主运化水湿，脾喜燥恶湿，脾病则湿邪易停易聚易困。治脾常需治湿，所以治湿之方平胃散"动辄用之"。过犹不及，景岳之言意在纠过，纠滥用久用平胃散之过。但今人临证使用本方，很少有过，多为不及。一见脾病，舍补脾别无二法。动辄大剂黄芪、人（党）参，用术也多用白术，对于苔腻、脉缓一概视而不见。取效暂时，倒也容易，但始终无法病愈停药。

笔者受李东垣学说影响，临证牢记"内伤脾胃，百病由生"，喜从脾胃调治杂病。治胃，常以二陈汤方加减为开手方；治脾，常以平胃散方加减为开手方。曾治一"老胃病"患者，以平胃散方加减开始调治，依次转方为六君子汤方加减、补中益气汤方加减，最后以理中汤方加减收功。用方次第，似不可倒后为先。曾见一老医治一幼儿肺炎，发热一周，静滴抗生素效差，以平胃散方加味，次日幼儿即热退，精神振作。受此启发，笔者治小儿发热，如遇素体脾弱或已滥用寒凉伤中药物的患儿，每以平胃散方加味，常收捷效。明代医家万密斋说："小儿久病，只以补脾胃为主，补其正气，则病自愈"。小儿发热多非久病，也不一定需以补脾胃为主，但以平胃散方治脾胃为主，不失为一王道之法。

曾治陈某某，男，35岁，溏泻3月余。初服"黄连素"片有效，但停药则反复。继服汤药也效，每停药又反复。肠镜检查提示"慢性结肠炎"。诊见面黄、体瘦，乏力，口淡，腹胀，餐后溏泻。舌质淡，舌苔白腻，脉缓。前服方药，不离

平胃散治脾，与承气汤治胃，对等齐观。

治胃，常以二陈汤方加减为开手方；治脾，常以平胃散方加减为开手方。

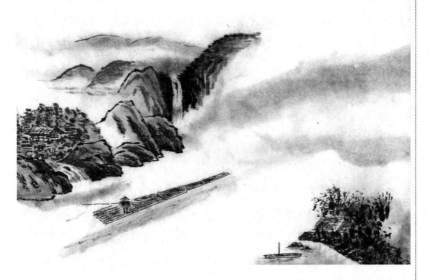

参、苓、术、草，有医见苔腻，重用茯苓，有加车前子、炒薏苡仁者。证属脾虚无疑，但治湿为先，毕竟参、术之补不利于祛湿，方用平胃散。处方：苍术 12g，厚朴 9g，陈皮 9g，炙甘草 3g。服 9 剂，苔腻退去，改服参苓白术散，渐愈。

或问：一派脾虚表现，为何不能用参、苓、术、草？答：苔腻。问：为何重用茯苓、薏苡仁不效？答：脾主升清，淡渗不利于脾气上升。问：为何宜苍术不宜白术？答：白术为补药，苍术为泻药，治邪实宜泻不宜补。

中医的标准化、规范化能把中医带到灿烂的明天吗？有没有可能会把中医带上一条不归路？

喉科名方甘桔汤

甘桔汤由甘草和桔梗两味药组成，首见于《伤寒论》，原名桔梗汤，治疗"少阴病二三日，咽痛者"。后被《温病条辨》引用治疗"温病少阴咽痛者"。

关于治疗咽痛，历代医家对本方的认识有所分歧。有医家认为甘桔汤是治疗咽痛的通用方，如《医学心悟》中说："凡咽痛，通用甘桔汤。在表者，加散药；在里者，分别寒热而加入温凉之剂。"也有医家认为，咽痛多因火升痰阻，不宜于升提之甘桔汤，如《咽喉脉证通论·用药禁忌》中说："古有甘桔汤

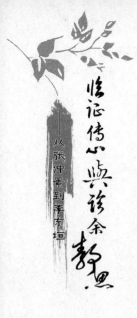

乃清喉之要剂，今人见有患喉证者即用之而无疑，嗟乎，此犹抱薪救火，非能愈疾，而更增其痰矣。何以言之？夫喉证，乃火毒上升所致，须以降气泻火为要，甘草补中而不泻火，即受其补，则火愈炽，病愈重矣，桔梗引诸药上行，药既上行，则病与火亦引之而上行，势必喉间壅塞，于病更加重矣。"

上述两种观点，表面上看水火不容，背道而驰，实际上都符合临床，都是从临床经验得来。只是两种观点从两个不同的角度切入，使我们对甘桔汤有一个更全面的认识。

关于甘草，无需争论，炙甘草补中，生甘草泻火，这是共识。问题的焦点在于桔梗，桔梗上行，桔梗升提，临床中确实可以引火上行，可以助火之炎上。《咽喉脉证通论》中说的是正确的，治疗火热炎上的病变在使用桔梗时必须明确这一点。但甘桔汤在临床中往往是加味使用，合方使用，这和单用桔梗是有区别的。如果病势趋上，治疗需要逆病势而行时，可以在方中加用降药，使整个方剂偏于沉降，就可避免引火上行了。这样就可以单取桔梗宣肺化痰、甘草清热解毒之功，而普施于咽痛。

笔者治疗咽喉诸疾喜用甘桔汤，或加味，或合方，尚觉应手。早期曾治疗一患者咽痛，辨为风痰火毒内蕴，用甘桔汤加疏风清热化痰之品。服2剂，患者二诊时主诉，药后咽痛加重，且有堵塞感。细辨，始悟及患者为阴虚之体，升提疏散太过，急撤减升提疏散之品，加大剂玄参，药后渐安。从这一病例中明白了《咽喉脉症通论》中说这段话的苦心，也悟到了用好甘桔汤的诀窍在于立法组方时掌握"升降"二字。升与降的尺度把握得越好，疗效越好。

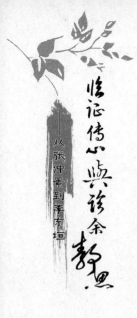
用好甘桔汤的诀窍在于立法组方时掌握"升降"二字。

温通妙方小青龙

小青龙汤方出自张仲景《伤寒论》，也见于《金匮要略》。方药组成为麻黄、桂枝、细辛、干姜、五味子、芍药、半夏、炙甘草。原方主治"伤寒表不解，心下有水气，干呕，发热而咳，或渴，或噎，或小便不利，少腹满，或喘者"。《金匮要略》中又治"并溢饮者"。

后世医家多用该方治疗喘证、哮证,极言其神效、奇效。但也有反复强调其力峻伤正,不可误用、过用。正如清代名医喻嘉言所说:"青龙为神物,最难驾驭。"近代名医张锡纯专立"从龙汤"作为小青龙汤的接方或救误方。对小青龙汤方的理解,后世医家多从表寒里饮立论。笔者临证常取其"温通"之功用治多种病症,取效颇捷。今择治咳二案以示其温通之妙。

案1 温通散寒治久咳

患者赵某,男,58岁,农民。2006年8月24日初诊。

患者每届"立秋"之后即咳嗽频作,"立春"之后可渐愈。如此30余年,百治不效,并有逐年加重趋势。诊见咳嗽频作,痰多色白质稀,伴见胸闷,畏寒,神疲乏力,食冷咳甚。舌质淡红,舌苔白润,脉沉弦。证属陈寒久郁,肺失宣降。治以通阳散寒为法,方用小青龙汤。处方:生麻黄3g,桂枝3g,细辛3g,干姜3g,赤芍9g,五味子9g,姜半夏9g,炙甘草3g。5剂水煎服。

2006年8月29日二诊:患者喜形于色,称自己服药无数,从未服如此量少而神奇的方药。药液下咽,自觉胸内热气敷布,胸廓顿清而咳嗽立缓。处方以原方加熟地黄、制附子等补肾之品调理而安。

按:久咳患者,用张仲景术语可称为"咳家"。对于久咳,历代医家多从"寒饮为本"立论,重点在饮,寒为饮之性质。笔者认为,病本在寒,饮为寒之标。因陈寒久郁,津液失布,饮邪内生。治疗应着眼于通阳散寒。寒散阳布,气血津液通调,饮邪自化。小青龙汤治寒饮的功效主要在于通阳散寒,内有陈寒为用方指征,有无饮邪并非必需。

案2 温通清化治热咳

患者屈某,女,37岁,公司职员。2007年11月6日初诊。

"感冒"后起病,咳嗽半月余,晚上为甚,影响睡眠。痰多色黄白,鼻流黄涕,咽干,咽痒,声嘶,口干喜饮,纳食欠佳,大便偏干,有"过敏性鼻炎"病史。舌质红,舌苔黄白,脉沉滑。证属痰热内郁,肺失宣降。治以温通清化为法,方用小青龙汤加减。处方:生麻黄1g,桂枝1g,细辛1g,干姜1g,牛蒡子12g,生白芍6g,僵蚕12g,蝉衣9g,浙贝母12g,五味子6g,射干15g,姜半夏9g,生甘草3g。2剂水煎服。

2007年11月8日二诊:患者自诉咳嗽明显减轻,痰涕俱减,从鼻至咽、喉、胸部俱感清爽许多。上方去牛蒡子,加全瓜蒌15g,继服3剂痊愈。

小青龙汤治寒饮的功效主要在于通阳散寒。

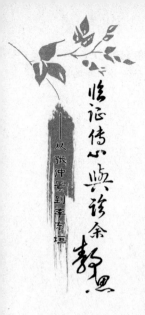

按：本例患者痰浊涕黄，舌红脉滑，前医皆辨为热咳而予清化热痰不效。笔者认为本病属热咳不假，但此热属寒郁化热，郁热非单一清化所能解决，在清化中必须配以温通，用药的诀窍在于根据病情掌握温通与清化的比例。小青龙汤方中麻黄、桂枝、干姜、细辛四药相伍，温通有神效，不可因有热而随意弃用。

泻南补北的黄连阿胶汤

麻黄、桂枝、干姜、细辛四药相伍，温通有神效。

黄连阿胶汤见于《伤寒论》303条，原文说："少阴病，得之二三日以上，心中烦、不得卧，黄连阿胶汤主之。"翻阅历代医籍，凡记载失眠的方药，总也少不了本方。于是黄连阿胶汤方也就成了后学者治疗失眠的主方和惯用方。

黄连阿胶汤主治少阴热化证。注意，少阴寒化证也可出现心烦不得卧，用白通汤；少阴病饮热相抟也可出现心烦不得卧，用猪苓汤。

从脏腑辨证来讲，主治肾水不足、心火上炎所致的心肾不交。郑钦安说本方"交阴阳之方，养阴清热之方。"后人评价本方体现了《难经》提出的"泻南补北"的治法精神。

本方为苦甘咸寒、育阴清热之祖方。《温病条辨·下焦篇》曰："少阴温病，真阴欲竭，壮火复炽，心中烦，不得卧者，黄连阿胶汤主之。"

不知出于什么原因，我在临床上治疗失眠患者时很少见到本方证，绝不像书中提及的那么多见。也许是病症古今有异？也许是购买、服用中成药方便？也许是滋腻类的补品泛滥？

本方除用于失眠外，常可用于出血类的病变，如咳血、便血、尿血、崩漏等，因心火、肾火都易热迫血行，引起出血。但不论主症如何，多会伴有心烦、眠差等表现。

本方证的辨证，一定要辨出"心实，肾虚"，即心经实火和肾阴不足。并且应当进一步辨别虚实比例、主次。从舌象看，心经实火多见于舌尖红赤，肾阴不足多见于舌红少苔。当代伤寒大家刘渡舟在其医案中描述为"舌尖红无苔,舌尖宛如草莓之状红艳,格外醒目。"从脉象看,肾阴不足脉见细,心经实火脉见数,或伴关脉独大。

用药上,黄连、黄芩与芍药、阿胶的用量可根据虚实的比例进行适当的调配。现在的阿胶有时难以烊化,可隔水炖化后兑入药液中。鸡子黄一药,在本方中至关重要,一定要在药液温凉时才可兑入,即书中所说的"小冷",因鸡子黄生用则凉润,熟用则温补。民间补身体常用沸水冲服鸡蛋,而夏天泻火常生饮蛋清、蛋黄,确有效果。尝见服用生鸡蛋下火引起"寒包火"而出现声音突然嘶哑者。

另外,温阳学派在用大剂扶阳药品治疗阳虚阴盛病症,服至寒去热盛时常用本方纠偏、收功。

有大美而不言的温胆汤

对温胆汤方,一首普通而又平淡的方剂,总有一种特殊的感觉,而这种感觉却又无法说清道明,即老子所说的"道可道,非常道。"庄子所说的"天地有大美而不言,四时有明法而不议,万物有成理而不说。"也许就是这种感觉。

有是证用,没是证也用;有是脉用,没是脉也用;普通病用,危重病也用。看似平淡,看似乱用,而常常会出现意想不到的效果。

温胆汤,方书中多说治痰剂,却能让纳差的人开胃,失眠的人入眠,耳鸣的人不鸣,眩晕的人不晕。能用于中风不遂,能用于恶性肿瘤,甚至能让怀不上孩子的女子怀孕……

中医,真的是很神奇!可以高深到令人不可捉摸。当然,也可以简单到一句话可了:治病求本。

温胆汤由二陈汤加味而来,清代医家费伯雄在《医方论》中谈到二陈汤时,说过一段很精彩的话,有助于后学者对温胆汤运用的理解。他说:"痰

《素问·标本病传论》:"夫阴阳逆从,标本之为道也,小而大,言一而知百病之害。少而多,浅而博,可以言一而知百也。以浅而知深,察近而知远,言标与本,易而勿及。"

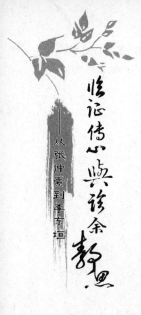

之为病最烈,痰之为病亦最多。积湿与郁火二者为生痰之大源。其余或因风,或因寒,或因气,或因食,变怪百出,随感而生,难可枚举。治痰大法,湿则宜燥,火则宜清,风则宜散,寒则宜温,气则宜顺,食则宜消。二陈汤为治痰之主药,以其有化痰理气、运脾和胃之功也。学人随症加减,因病而施,则用之不穷矣。"

去他院诊治一位住院患者。失眠半年,体重锐减。疑为胆管肿瘤,活检却又不能确诊。近来彻夜不眠,精神疲困,纳少便秘,晚上口干常需水润,白天却不喜饮水。既往有糖尿病史、高血压病史、胆汁反流性胃炎病史。舌质淡暗,舌苔薄白腻滑,脉象弦大。处以温胆汤方加减。处方:制半夏12g,陈皮12g,茯苓15g,枳实12g,竹茹12g,桂枝6g,炒白术12g,鸡内金12g。3剂水煎服。

和患者及家属谈及以下几点:

1.目前病症杂乱,但主要问题是患者身体整体脏腑气血水平在下降,这时候单治任一病、任一证都是效差的。(这一点引起患者的赞同,患者自己能感知到)

2.专门安神治失眠是徒劳的,治疗重点需放在恢复脾胃功能上。需要坚持整体调理。(这一点来源于李东垣的学术观点:"内伤脾胃,百病由生。")

3.尽量减少不必要的口服药。所有中成药都停用,包括保健品。("药邪"更可怕)

4.有没有癌症目前并不紧要。病死似乎并不比被病吓死和被医学折磨死差太多!(这是一句笑话)

癫狂梦醒汤新用

癫狂梦醒汤出自王清任《医林改错》,由桃仁、柴胡、香附、木通、赤芍、半夏、大腹皮、青皮、陈皮、桑白皮、紫苏子、甘草组成,具有活血调气、化瘀通络之功。原方主治癫狂症哭笑不休、詈骂歌唱、不避亲疏等症。笔者临证用治多种伴有精神异常的病症,屡获良效,现举例如下。

案1 半身麻木

王某,女,61岁。2000年3月20日初诊。

2年前生气后突发左半身麻木,活动不利,经某西医院诊为腔隙性脑梗死,住院治疗1月余,麻木不减。后转中医治疗,服药数百剂,疗效不佳。诊见:左半身麻木,活动尚可,头昏脑涨,畏寒明显,时发烦躁,烦躁时胸咽憋胀,哭后可缓,纳食可,喜冷食,入睡困难且易惊醒,大便每天1次。自发病以来身体明显消瘦。舌暗红,苔薄腻略黄,脉沉细弱。证属气滞血瘀,络脉不畅,郁热于内,治宜活血调气,通络泻热。方用癫狂梦醒汤加味。处方:桃仁(捣)24g,香附、青皮、姜半夏各6g,木通、赤芍、柴胡、大腹皮、陈皮、桑白皮各9g,炒紫苏子12g,生甘草15g,桑枝20g。3剂,每天1剂,水煎服。二诊:头昏脑涨明显缓解,畏寒、烦躁、睡眠有所好转,上方继服3剂。三诊:头脑清利,畏寒不明显,烦躁近3天未发,左半身麻木明显缓解,纳食欠佳,渐不喜冷食。上方去木通加焦三仙、合欢花各9g。服9剂,左半身已无麻木感,畏寒、烦躁俱失,睡眠好,纳食可,二便调。患者不愿继服中药,以玫瑰花、代代花各适量泡水代茶饮,并嘱怡情悦性,以清淡富含营养之饮食调补善后。随访1年,未再发。

按:本案主症为左半身麻木不利,西医诊断为腔隙性脑梗死,且患者年届六旬,身体消瘦,有明显畏寒,脉沉细无力。前医多从气虚血瘀辨证,迭进补阳还五汤不效。笔者辨证时抓住时发烦躁,喜冷食,且伴明显情志不畅之症,选用癫狂梦醒汤加味,使经络通,气血畅,郁热泻,阳气达,诸症缓解而痊愈。

案2 胸腹灼热

高某,女,65岁。2001年7月5日初诊。

胸腹部灼热2年余,呈游走性,天热以及生气后明显加重。经西医多种检查皆未发现异常。中药予以血府逐瘀汤、柴胡加龙骨牡蛎汤、青蒿鳖甲汤、六味地黄丸、补中益气丸、肾气丸、五苓散等,皆未能收效。诊见:胸腹部游走性灼热,有时涉及背部,晨起稍轻,午后及夜晚较重,灼热难忍,心烦不眠,纳食可,二便调。患者平素性急躁,自发病以来心情郁闷。舌暗红,苔薄少,脉沉弦尚有力。证属气血滞络,郁而化热。治宜活血调气,通络

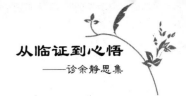

《素问·至真要大论》:"谨察阴阳所在而调之,以平为期,正者正治,反者反治。"

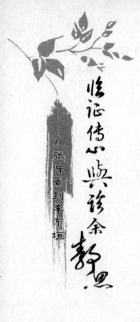

泻热。方用癫狂梦醒汤加减。处方：桃仁（捣）24g，柴胡、木通、赤芍、大腹皮、陈皮、桑白皮各9g，香附、青皮、姜半夏各6g，生甘草15g，炒紫苏子、白薇各12g。3剂，每天1剂，水煎服。二诊：胸腹灼热明显减轻，睡眠有好转。上方继服6剂。三诊：胸腹灼热已除，面呈欣喜之色。舌暗红，苔薄少，脉沉细。嘱早服补中益气丸，晚服六味地黄丸，每天各服1丸，连服10天以善后。患者半年后因他病来诊，诉胸腹灼热未再发。

按： 由各种原因所致的内伤发热通常为全身性发热，而本例仅为局部发热，故用治疗内伤发热诸法诸方效不佳。本例发热以午后及夜晚为甚，结合久病入络之理论，易辨为血瘀发热。发热部位呈游走性，应与气滞有关，且生气后明显加重可资佐证。但前医使用血府逐瘀汤不效，导致其后的治疗未从血瘀发热辨证。患者高龄，气血津液运行布化力弱，病程日久，除气滞血瘀化热外，尚有津停成痰，痰瘀阻滞络脉。癫狂梦醒汤除活血行气外，化痰降泄通络力强，故收效较速。虑其攻邪伤正，结合患者体质，以补药善后。

中风后遗症治疗首重治郁

一位进修医师提了一个问题："老师，治疗中风后遗症，书中多说用补阳还五汤方，可经常会碰到临床疗效不好的情况，该怎么办？"

我说："告诉你一个秘诀，用逍遥散方作为治疗中风后遗症的第一方，你会发现疗效可以明显提高。"

"逍遥散方？逍遥散方可以用于治疗中风后遗症？"

"是的，这是一诀，古书中叫'秘诀'、'密旨'。"明代医家陶华会说："秘之，不与俗人言之耳"。细究用逍遥散作为开手第一方，道理很简单，就是中风后遗症患者多郁，逍遥散方治郁，方证相合，疗效颇佳。

患者在得病之前肢体灵活，生活自如，意外的病变使得部分肢体活动障碍，甚至生活不能自理，患者自然会郁闷，会不高兴。我们很少会见到整

"人之死于病者少，死于药者多。"

天乐呵呵的中风后遗症患者。何况,患者在得病前可能就有长期气郁不舒或剧烈情绪波动,得病后经较长时间的治疗,劳人耗财,忍受治疗痛苦,加之疗效不尽如人意,患者气郁也在情理之中。因此,治疗中风后遗症的首选治法当然是治郁,治郁得效后再根据辨证结果选择相应的治法,或活血,或补气,或养阴,或填精等。当然,在较长时间的治疗过程中,郁证也随时都有可能再现,及时、有效地治郁可以明显提高疗效,缩短疗程。重新品味朱丹溪所说的"人身诸病,多生于郁",确为临证经验之谈。

治郁方药甚多,首推逍遥散方。在中风后遗症的治疗中,以使用逍遥散方机会最多。费伯雄在《医方考》中说:"逍遥散……最为解郁之善剂。"临证根据虚实寒热可进行适当加减。如阴虚加熟地,气虚加黄芪,郁热加栀子、牡丹皮,痰湿加半夏、薏苡仁。上肢不遂可加桑枝、片姜黄通络走上,下肢不遂可加牛膝、薏苡仁通络走下。久病顽瘀阻络可加土元、地龙等活血通络。当然,加减要有度,不可本末倒置,立方主旨仍在解郁。如遇舌苔黄白偏腻,笔者也常舍逍遥散方而改用越鞠丸方加减治疗。

笔者治疗中风后遗症首重治郁,是受已故山西名老中医李翰卿的一则医案所启发。李老曾治疗一女,半身不遂3月余,针灸和补阳还五汤方加减治疗无效。李老审其面呈忧郁之色,不愿多语,脉沉弦。一改治虚、治瘀为治郁,处方:柴胡9g,当归9g,白芍9g,丝瓜络9g,桑枝9g,香附7.5g,郁金6g。7

治疗中风后遗症的首选治法当然是治郁。

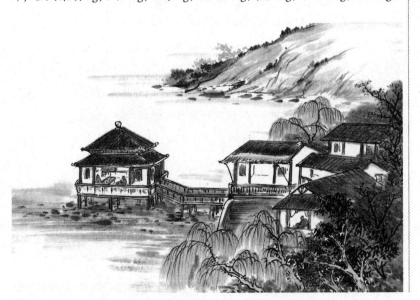

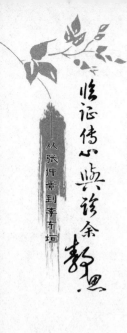

剂诸症大减,继服1月而愈。后读《儒门事亲》,受张子和先去邪、后养正及调理气血在补益气血之先等思想的影响,逐步形成了治疗中风后遗症治郁为先的思路,验之临床,疗效颇佳。有郁证治郁,有郁脉治郁,即使没有典型郁证、郁脉,而诸脉证并不反对以逍遥散方加减治疗时,笔者也经常径直使用逍遥散方加减治疗。如治疗一男性患者,68岁,右侧肢体不遂9月余,生活尚能自理。病变日久,与医生言谈间似很超脱,无丝毫郁闷之状,脉象偏沉偏细,并无明显弦象。从家属口中得知,患者很少走出家门,也很少与人聊天交流。笔者仍从治郁入手,以逍遥散方加减。处方:柴胡12g,当归12g,生白芍12g,茯苓12g,生白术12g,薄荷(后下)6g,土元12g,地龙12g,炙甘草3g。7剂见效,接服7剂后改用补阳还五汤方加味,治疗2月余,肢体活动基本恢复正常。

治疗冠心病慎用活血药

活血化瘀是中西医结合治疗冠心病的常用治法之一。冠心病患者多有血液黏稠度增高、心肌供血不足等,且因久病时长,在探究其病机时,考虑到"血脉瘀滞"是很自然的事。同时临床观察发现,使用以活血化瘀为主的方法治疗冠心病时,多能起到缓解症状的作用,有效率高,这也反证了冠心病因瘀致病的正确性。于是,在临床医生手中,开出的汤剂方常可见到血府逐瘀汤、补阳还五汤、桃红四物汤、桃仁红花煎等方。中成药中,从复方丹参片、复方丹参注射液到其后的一系列以活血化瘀药为主的制剂,如川芎制剂、红花制剂、三七制剂等,似乎大多数活血化瘀药都可治疗冠心病。

医生开药离不了活血化瘀,患者和家属也坚信治疗冠心病应该活血化瘀。但临床上也会发现,尽管活血化瘀类方药多能减缓临床症状,可观察较长一段时间后发现,有些病人使用活血化瘀药物越多,反而病情越重,或发作次数越频繁。一些病人和家属不明白这是因为什么。

实际上,中医对冠心病的治疗是讲究辨证的。冠心病作为一个病,在临床上既可以见到心血瘀阻证,也可以见到心气不足证、心阳不足证、阴虚阳亢证、气阴两虚证、痰浊痹阻证等。治疗上,虚则补之,实则泻之,随证治之,本属常理,只是医生们总也舍不得活血化瘀药。退一步讲,即便是冠心病都有心血瘀阻这一证型,依中医"治病求本"原则,也必须进一步明确血瘀产生的原因,是寒凝? 是气滞? 是气虚? 是阳虚? 是阴虚? 瘀只是标而已。

曾治疗一位冠心病患者,频发室性早搏,心绞痛屡发,长期以冠心苏合香丸、速效救心丸等药维持。辨其为心阳不足,痰浊痹阻,投以瓜蒌薤白半夏汤加减,后合以桂枝甘草汤,治疗半年有余,室性早搏和心绞痛皆得到很好控制。在这半年多的治疗过程中,曾反复试用过活血化瘀类方药及补气养阴的生脉散方,全无效果。在一次全科医师培训班的考试中,笔者将这一病例作为一道病案分析题选在试卷上,然而在评阅试卷时发现,有半数以上的学员是以活血化瘀为治疗大法的,其余近半数的学员,所开处方中活血化瘀药也占到五成左右。没有找到一份不使用活血化瘀药的试卷。应该注意的是,这批学员都是临床医生,每天都在给患者开处方!

清代医家王清任提倡活血化瘀法是对中医学的贡献。新中国成立后,科研人员对血瘀证及其治法、方药进行的研究,扩大了其应用范围。但我们不能目中只有血瘀证和活血化瘀法,而忘记了中医辨证论治的丰富内涵。

《素问·标本病传论》:"知标本者,万举万当,不知标本,是谓妄行。"

"药之害在医不在药。"

晚期癌症怎么治

治疗癌症的最好方法是什么? 这可能是医生、患者、患者家属最关心的问题。没有人能回答这个问题,因为目前的医疗水平还做不到很有把握地治愈癌症。而面对患者与家属的询问,医生又必须作出答复。我通常会这样答复:治疗癌症的最好方法是"不治"。

需要说明,我说的这一方法只适用于晚期癌症。

也许有人说,这是开玩笑。不! 我是很严肃认真地回答患者和家属的。

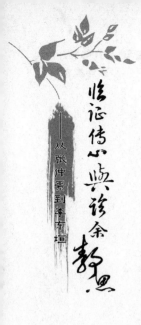

"不治"，是指不治疗癌症，并不是对患者不作治疗。治疗癌症，西医不外乎手术、放疗、化疗三大招。这三招对晚期癌症患者效果实在不好，医生心里都明白，治疗的结果常是"人财两失"。中医治疗癌症，可能会想到正虚，想到痰凝，想到瘀滞，还有癌毒。癌毒二字，几乎每一个医生都不会忽略，于是治法中必有抗癌解毒一法。也许抗癌解毒对早期癌症患者是有效的，但对晚期癌症患者不但用处不大，反而会加速患者走向死亡。

这种病例见得实在太多了。我的一位老师查出"肺癌"，晚期，接受化疗，仅痛苦地生存了3个月。化疗前，他还可以工作。一位老人，贲门癌，中西医结合（中西药叠加）治疗半年，临终前1周，老人说："你们只给我治癌症，不管我的身体了？"

不治疗癌症怎么办？治人。这是中医的长处，也是西医不容易理解的。治人的目的是留人，留人以治病，或人癌并存。也就是说，对晚期癌症患者的治疗，首要目的是让患者活着。如何能让患者活下来？扶持正气。此时对患者来说，多一分正气，就多一分生命。通俗一点儿讲，人都没气了，癌症治疗再成功又有啥用？很简单的道理，可医生、患者、家属往往不能接受。

一位肺癌患者，年近8旬，肿瘤医院的医生告知家属，老人活不过3个月。笔者用小剂中药"治人"，不外四君子汤、二陈汤等调理脾肺的方药，随症稍作加减。3年后患"脑梗塞"，肺癌见症反倒不显。现用四逆加人参汤方调治。发病至今已近4年，4年来未用一味抗癌解毒专药。

一位胃癌患者，术中发现已有转移，术后纳呆、腹胀、大便不下行，面色惨淡，精神萎靡。嘱停用抗癌药物（正静脉滴注抗癌中成药），用小剂量健脾和胃之品调理近1月，诸症明显好转，面显喜色。后因回老家中断用药。家属又听信他医，用"中药化疗"（静脉滴注抗癌中成药），脾衰胃败，未出1个月去世。回老家前，家属还问我，有没有好的治癌方法。我说，现在只能"留人"，不能"治病（治癌）"。

留人，不治癌，确实是治晚期癌症的最好方法。

对晚期癌症患者的治疗，首要目的是让患者活着。

留人，不治癌，确实是治晚期癌症的最好方法。

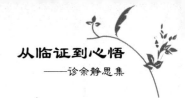

辨脉论治痤疮的体会

痤疮,属中医"肺风粉刺"范畴,好发于发育期青年男女面部及胸背等处,有碍美观。传统中医理论认为,面鼻属肺,肺与大肠相表里,痤疮的发生主要由肺经血热,上熏头面,肠胃湿热,蕴结肌肤,以及外感风邪所致。笔者在临床中发现本病发于肝、肾者远较发于肺、胃者为多,同时体会到辨脉论治痤疮有着较好的疗效,介绍如下。

一、脉见大象,肾水不足

这类患者,以青年男性为多。脉见大而虚弦,应指有力而缺少柔和、潜藏之象,尤以尺脉虚大不藏为明显,可伴见数或不数。见此脉象,可从肾水不足论治。即使见大便干结,也不宜用清泻肺胃之法。肾水不足为病变根本,诸"火热"之征皆因相火上炎所致。治以滋肾水、清相火为大法,方取知柏地黄汤、滋水清肝饮、封髓丹灵活化裁。砂仁用量不宜大。

案1 王某,男,19岁,1998年7月4日初诊。面部痤疮半年余,散布面颊、前额。体瘦身热,口干喜饮,大便偏干。舌质红、苔薄白,脉见虚大而弦。诊为肾水不足,相火上炎。治以滋养肾水、清泻相火为法。处方:生地黄24g,山药12g,山茱萸12g,茯苓9g,牡丹皮12g,泽泻15g,知母12g,黄柏9g,栀子12g,砂仁(后下)1g。每日1剂,水煎服。

上方服6剂,痤疮消退明显,改生地黄为生地黄、熟地黄各12g,加赤芍12g,生牡蛎24g(先煎),继服6剂,痤疮全部消退。

二、脉见弦象,肝经郁热

这类患者,以青年女性为多。脉见沉弦或弦细,多兼数象。患者可伴见月经不调,或痛经。见此脉象,可从肝经郁热论治。此因肝经气血瘀滞,血热上壅头面而发痤疮。治以疏肝解郁、凉血清热为法,方选丹栀逍遥散化裁。牡丹皮、栀子用量宜适当大些。

案2 杜某,女,17岁,1998年3月12日初诊。面部痤疮1年余,此起彼

《素问·五脏别论》:"气口何以独为五脏主? 岐伯曰:胃者,水谷之海,六腑之大源也。五味入口,藏于胃以养五脏气,气口亦太阴也。是以五脏六腑之气味,皆出于胃,变见于气口。"

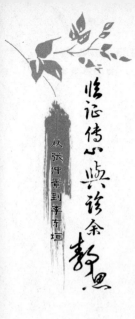

伏,两颊明显,尤其在月经来前发生较多。自14岁初潮,月经不规律,经来前少腹胀痛,烦热,乳胀结块,大便干结。舌质红、边缘有齿印、苔薄色黄白,脉见弦细数。证属肝郁血热,治以疏肝解郁,凉血清热。处方:柴胡12g,当归12g,白芍12g,茯苓12g,白术10g,薄荷(后下)6g,牡丹皮20g,栀子15g,香附12g,夏枯草15g,白蒺藜20g,生甘草9g。每日1剂,水煎服。

上方服6剂,痤疮明显消退。共服18剂,痤疮完全消退。月经来潮,无明显不适。

三、脉见洪象,肺胃郁热

这类患者,青年男女俱可见,也可见于部分中年男子。脉见沉洪或洪大或洪数。多伴口干气热,多饮便干。见此脉象,可从肺胃郁热论治。此因胃肠腑气不降,肺胃郁热上熏头面,或兼外感风邪所致。治宜清泻肺胃。有腑实者皆当通腑,使上壅之热下彻。方可选枇杷清肺饮、茵陈蒿汤灵活化裁。体质壮实内外热实者,也可用防风通圣散化裁。

案3 赵某,男,34岁,1998年10月12日初诊。患痤疮2月余,满布面额、前胸、后背,酒后受风而发。体壮,气粗,面赤,便干。舌质红、苔腻色黄白,脉现洪数。证属肺胃郁热,腑气不降。治以清泻肺胃,通腑泄热。处方:黄芩12g,黄连6g,栀子12g,生大黄(后下)9g,枇杷叶12g,桑白皮12g,牡丹皮12g,泽泻15g,赤芍15g,浙贝母12g,白花蛇舌草20g,生甘草6g。每日1剂,水煎服。

上方服3剂,便干缓解,改生大黄不后下,加茯苓12g,继服。共服15剂,痤疮全部消退。

四、结语

现代医学认为,痤疮的发生与体内内分泌变化,雄性激素分泌增多,刺激皮脂腺增生肥大,皮脂腺分泌增加有关,这与中医从肝肾相火论治是相一致的。这类患者有时与肺胃郁热型患者从症状上不易辨别,有时从清泄肺胃论治也可见效,但终属治不对证,易戕生机。从脉辨治,较易掌握,也符合临床实践。如痤疮日久,皮损以结节、囊肿为主,甚至有瘢痕形成,此属痰瘀互结。治宜活血化瘀,祛痰散结,选方可参考血府逐瘀汤(当归、牛膝、红花、生地黄、桃仁、枳壳、赤芍、柴胡、甘草、桔梗、川芎)合消瘰丸(玄参、煅牡蛎、浙贝母)化裁。但临床也应注意全身辨证。如脉见上述脉象,宜以上述论治为主,方中加用活血化痰散结药,效果始佳。

《素问·玉机真藏论》:"凡治病,察其形气色泽,脉之盛衰,病之新故,乃治之无后其时。"

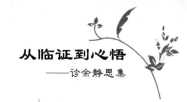

辨舌论治慢性鼻窦炎体会

慢性鼻窦炎属耳鼻咽喉科临床常见病、多发病,也属难治病之一。西医治疗以抗炎和改善、恢复鼻窦引流为主要原则,但至今无法解决鼻腔－鼻窦内环境的重建和功能的恢复,远期疗效欠佳。慢性鼻窦炎属中医"慢鼻渊"范畴。中医治疗慢性鼻窦炎较西医有着明显的优势,尤其是在鼻腔－鼻窦内环境的重建和功能的恢复上,占有绝对优势。但中医疗效取得的前提是明确辨证,只有方与证相符,才能取得较好疗效。而临床辨证时,经常会遇到部分患者伴随症状较少,舌象、脉象无典型表现,致使不易辨证,甚或无证可辨。面对这一难题,部分学者主张"辨病论治",使用专病专方治疗。笔者经多年临床研究和体会,认为辨舌论治不失为一较佳途径,临床疗效明显好于辨病论治。今介绍如下,希同道指正。

一、舌苔厚腻,清化湿浊为主

部分慢性鼻窦炎患者,除鼻塞、脓涕、头昏痛、嗅觉减退等表现外,别无他苦,脉象也无特殊表现。舌象呈厚腻苔,或黄或白,舌质可呈暗红、淡暗、淡胖等表现。对此类患者的辨证,笔者单从舌苔入手,从湿浊论治,治以清化湿浊为大法,佐以升清,同时随证尚可佐以温化、运脾、消导等法。用方每选甘露消毒丹、苍耳子散合方化裁。

案 1 患者刘某,男,38 岁,干部。2006 年 8 月 9 日初诊。患慢性鼻窦炎 3 年余,多方治疗不效。诊见:鼻塞,脓涕量多,嗅觉减退,头昏头痛,咽干痰多,纳食尚可,大便欠爽。舌质暗红,舌苔黄白厚腻,脉象弦缓。舌苔厚腻,湿浊无疑,治以清化湿浊,稍佐升清通窍。处方:藿香 12g,白豆蔻(后下)6g,薏苡仁 15g,滑石(包)18g,通草 3g,石菖蒲 9g,黄芩 12g,连翘 15g,浙贝母 12g,射干 12g,蝉蜕 9g,辛夷(包)9g,白芷 9g。每日 1 剂,水煎服。

上方服 5 剂,鼻塞、脓涕明显减轻,舌苔见减。接服 18 剂,症状全部消失,舌苔转薄白,大便也转正常。嘱饮食清淡,戒除烟酒,注意摄生。如有"感

《先哲医话》:"脉有不凭则凭于舌。"

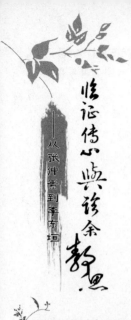

冒"，及时中药治疗。

按：甘露消毒丹一方，出自《温热经纬》一书，为治"湿温时疫之主方"。王孟英在书中明确指出，选用本方的关键指征是舌象，"但看病人舌苔淡白，或厚腻，或干黄者，是暑湿时疫之邪尚在气分，悉以此丹治之立效。"《医方概要》称本方"苦辛芳淡宣解三焦表里湿热之邪"。笔者在慢性鼻窦炎的治疗中，抓住舌苔厚腻这一表现，径用本方，疗效似远较他方为捷。正如本案处方，常用加减法中，多加辛夷、白芷升清通窍，且以薏苡仁、蝉蜕、通草三药取代茵陈、薄荷、木通三味。

二、舌苔薄少，养阴清热为法

部分慢性鼻窦炎患者，除局部症状外，可见舌苔薄少，舌质多见暗红，而伴随症状中可以没有任何阴虚表现，脉象也不一定见到细脉。对此类患者的辨证论治，笔者多依据舌象，从阴虚入手，以养阴清热为大法，佐以升清通窍，或佐以活血化瘀。用药首选玄参，用方每用取渊汤方化裁。当然，如见舌质淡嫩等阳虚表现者，则治以温化为法，非本法适应证。

案2　患者尚某，女，28岁，会计。2007年5月28日初诊。患慢性鼻窦炎10余年，中药或西药治疗多能见效，但终不能痊愈。诊见：鼻塞，脓涕量多，失嗅，前额昏痛，余无明显不适。纳食、睡眠好，大小便调。鼻窦CT片示"全组鼻窦炎"。舌质暗红，舌苔薄少，脉缓。从舌论治，治以养阴清热，佐以升清通窍法，方用取渊汤方加减。处方：玄参15g，当归12g，柴胡9g，浙贝母12g，辛夷（包）9g，栀子9g，桔梗9g，蒲公英15g。每日1剂，水煎服。

上方服5剂，鼻塞、脓涕、前额昏痛俱见减轻。上方去栀子，玄参改为18g，接服10剂，诸症渐不明显，嗅觉也见好转，舌苔转薄白。加生黄芪12g，继服7剂，已无不适。嘱隔日1剂，继服7剂停药。2007年11月15日因"感冒"后鼻塞、黄涕3天再次就诊，投以桑菊饮3剂痊愈。患者反映，自上次停药后近半年来鼻窦炎未复发。

按：一般认为，阴虚脉象必见细，但临床也并不尽然。本案除舌苔少外，症状和脉象并不支持阴虚，局部辨证尚可辨为湿热。但治疗无视阴液不足，不用养阴药，疗效往往不显，并且可能越治越重。取渊汤方出自《辨证奇闻》一书，原方由当归、玄参、辛夷、柴胡、贝母、炒栀子六味药组成，重用玄参、当归，轻用辛夷。后世医家治鼻渊多有推崇本方者，但往往玄参、当归减量而用。笔者临床体会,本方用于舌苔偏少患者有良效,但用于其他类型鼻窦炎往往无效。

三、舌苔薄白,益气升清为法

部分慢性鼻窦炎患者,舌苔基本正常,舌质多见淡红、淡暗,或稍见淡胖,脉象多见和缓,或弦缓,或沉或细等。对此类患者,经常无明显证象可辨,笔者多从清阳失升论治,以益气升清为大法,稍佐降浊之品。用方每选用益气和血补气汤方化裁。舌苔厚腻,经清化湿浊,舌苔转薄而鼻窦炎未痊愈者,也多接以本法治疗。

案 3 患者张某,男,8 岁。鼻塞、流涕半年余,鼻窦 CT 片显示"双侧上颌窦炎"。经中、西医治疗效果不显。诊见:鼻塞,涕多或黄或白,清涕后鼻塞可暂缓,余无不适。纳食尚可,大便日 1 次。生长发育一般,体质稍偏瘦。舌质淡红,舌苔薄白,脉和缓。鼻属清窍,赖清阳上走。今鼻窍不畅,浊阴停滞,清阳不得上走。治以益气升清,佐以降浊,方用助阳和血补气汤加减。处方:生黄芪 9g,当归 6g,白芷 3g,防风 1g,升麻 3g,柴胡 3g,蔓荆子 6g,炙甘草 3g,黄芩 9g。每日 1 剂,水煎服。

上方服 5 剂,鼻塞、流涕稍有减轻。黄芩减为 6g,接服 7 剂,鼻塞、流涕进一步减轻,呈间歇性。生黄芪改炙黄芪 12g,继服 7 剂,除早晨起床后有少许黏涕外,余无不适。嘱上方 2 日服 1 剂,继服 7 剂停药。

按:本案舌象正常,除局部症状外几乎无证可辨,这类鼻窦炎患者临床并不少见,笔者体会,似以学生为多。遵"清阳清窍"理论,采用益气升清降浊法治疗,多见佳效。助阳和血补气汤方出自《脾胃论》一书,原方由香白芷、蔓荆子、炙甘草、当归身、柴胡、防风、升麻、黄芪 8 味药组成,主治"服苦寒药太过,而真气不能通九窍"之眼疾昏花不明。笔者移治慢性鼻窦炎,远较苍耳子散加减疗效为好。本方用药关键在于剂量不宜大,煎煮时间不宜长(一般 8~10 分钟即可),同时注意掌握好升清和降浊的配伍比例。

四、结语

自《黄帝内经》指出:"胆移热于脑,谓之辛颏鼻渊。鼻渊者,鼻流浊涕不止也"以来,历代医家从未停止过对鼻渊的研究。但时至今日,慢性鼻窦炎(鼻渊的一部分)的治疗仍属临床难题之一。对于临床医生以及患者来说,探索实用而高效的辨证论治方法无疑是重要的和迫切的。从舌论治,较易掌

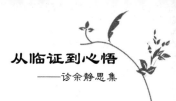

过于注重对方剂的琢磨,使我们在临床上经常坐井观天,管中窥豹。

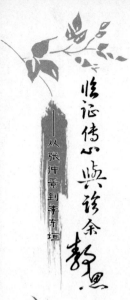

《素问·阴阳应象大论》:"清阳为天,浊阴为地;地气上为云,天气下为雨;雨出地气,云出天气。故清阳出上窍,浊阴出下窍;清阳发腠理,浊阴走五脏;清阳实四肢,浊阴归六腑。"

握,也符合临床实践。当然,慢性鼻窦炎的治疗也远非这三种类型可以概括,笔者临证也并非死守这三法。本文只是示人以规矩之一,圆机活法,全在医者。

运用升降理论治疗慢性鼻窦炎体会

气机升降理论源于《内经》,受到后世医家的重视与发挥。笔者受李东垣与黄元御学说理论的熏陶,在耳鼻喉科临证中喜用气机升降理论指导组方用药。今就慢性鼻窦炎的治疗略述于下,供同道参考。

一、降浊为主,辅以升清

清阳出上窍,浊阴走下窍,鼻窍的生理功能正常,有赖于人体正常的清升浊降。鼻属肺窍,人体感受外邪后,肺系功能失职,治不及时或治未彻底,可致长期邪滞鼻窍或/和鼻窍功能不能恢复,浊阴停滞鼻窍,清阳不能上出,日久慢性鼻窦炎形成。症见鼻流浊涕量多,色黄或黄白,鼻塞,头痛,嗅觉减退等。治疗当以降浊为主,辅以升清,清升浊降,鼻窍功能可复。

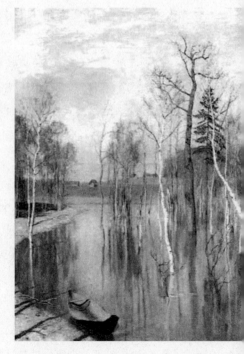

案1 孙某某,男,13岁,学生,2002年9月22日初诊。主诉持续性鼻塞、流浊涕量多伴头痛一年余。感冒后起病,经口服抗生素,鼻腔局部用药及双上颌窦穿刺冲洗等治疗,只可暂时缓解症状。诊时症见:鼻流浊涕量多,色黄白,鼻塞,擤涕后鼻塞可暂缓解,嗅觉欠佳,前额闷痛不舒,咽部欠爽,痰多,纳食可,睡眠好,大小便调。鼻镜检查见鼻黏膜暗红,双中、下鼻道具有脓涕潴留。鼻窦 CT 片示双上颌窦炎性变。舌质红,苔薄白腻,脉滑。证属浊阴滞塞肺窍,清阳不能上出。治以降浊为主,辅以升清。方药:藿香 9g,辛夷 9g(包),黄芩 9g,芦根 12g,生薏苡仁 12g,葶苈子 6g(包),射干 6g,桔梗 6g,生甘草 3g。5 剂水煎服,日 1 剂。2002 年 9 月 27 日二诊:浊涕减少,鼻塞有所好转,苔转薄白。前方去葶苈子,加姜半夏 6g,继服。后以此方为主略作加减,共诊五次,服药 32 剂,诸症全失,舌脉正常,临床治愈。

按:慢性鼻窦炎属中医"鼻渊"范畴。黄元御在《四圣心源》中说:"鼻病者,手太阴之不清也","肺降则宗气清肃而鼻通,肺逆则宗气壅阻而鼻塞","痰涕之作,皆由辛金之不降也。"本案病起于外感,就诊时以浊阴滞塞鼻窍之症为主,无明显正虚之象。治疗以黄芩、芦根、生薏苡仁、葶苈子、射干、半夏等药降泄肺金浊阴为主,辅以藿香、辛夷、桔梗等药升清化浊开窍,浊阴渐去,升降渐复而病愈。

二、升清为主,辅以降浊

鼻窍病变日久,重在湿浊滞留,中、西药物杂投,中气渐损;或素体中气不足,又经浊阴及药物伤损,致升清无能,清阳不能上出鼻窍。清阳不能上出,清窍功能不复,浊阴则始终不能尽去。此时症见涕白黏稠量多,鼻塞时轻时重或时有时无,嗅觉减退,头重闷欠清,可伴有或不伴有气虚症状。治疗重在升清,辅以降浊。

案 2 王某,女,23 岁,教师,2002 年 3 月 5 日初诊。主诉间歇性鼻塞,流浊涕量多 2 年余,服用多种中、西药物,效果欠佳。诊时症见:鼻流浊涕量多,色白,鼻塞,嗅觉减退,头昏闷欠清,痰多色白,诸症皆以晨起为甚。精神欠佳,纳食欠佳,大便尚调。鼻镜检查见鼻黏膜淡暗,双下鼻道黏涕潴留。鼻窦 CT 片示双上颌窦、筛窦炎性变。舌质淡暗,苔薄白腻,脉细。证属中气不足,清阳上升无能,浊阴填塞鼻窍。治以补中升清,兼以降浊。方以益气聪明汤化裁。处方:炙黄芪 12g,葛根 12g,蔓荆子 9g,升麻 3g,焦白术 12g,泽泻 12g,茯苓 12g,姜半夏 12g,炙甘草 3g。5 剂水煎服,日 1 剂。2002 年 3 月 12 日二诊:纳食有增,而浊涕渐减,舌苔尚腻,前方加藿香 9g,继服 5 剂。三诊舌苔由腻转薄,病情进一步好转,加党参 12g,继服。以此方为主,稍作加减,共诊 8 次,服药 32 剂,头鼻清利,痰涕已无,纳食正常,临床治愈。

《素问·六微旨大论》:"出入废则神机化灭,升降息则气立孤危。故非出入,则无以生长壮老已;非升降,则无以生长化收藏。是以升降出入,无器不有。"

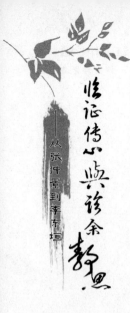

按：《东垣试效方》指出："若因饥饱劳役损伤，脾胃升发之气即弱，其营运之气不能上升，邪害空窍，故不利而不闻香臭也，宜养胃气，使营运阳气、宗气上升，鼻则通矣。"本案患者就诊时除鼻窍不利外，有明显中虚见症，中虚不复，清阳不升，浊阴则终无由以去。治以黄芪、白术、党参、甘草、葛根、蔓荆子、升麻等药补中升清为主，茯苓、半夏、泽泻等药降浊为辅。清升浊降，清窍通利而愈。

三、需要说明的几点

1.治疗鼻渊，诸家多采用苍耳子散散邪通窍，笔者遵李东垣风药升清理论，临床选药不拘于苍耳子、辛夷、白芷、薄荷，诸凡羌活、防风、荆芥、藁本、蔓荆子、桑叶等风药皆可随宜选用，此其一。其二，除风药外，一切具有升散作用的药物皆可视为升清之品，如藿香、苍术等药。另外，即使使用苍耳子、辛夷、白芷等药，在取其散邪通窍的同时，更多的是以其"升清"功效纳入处方中，以取得方中升清降浊功用的和谐。

2.凡能壅滞清窍诸邪皆归入"浊阴"范畴，如痰浊湿瘀、肺热心火、脾胃湿热、肝胆湿热等。降浊要明辨浊阴属性和病位，择宜用药。如证属肝胆湿热，泻肺清中皆属徒劳。

3.五脏之间气机升降协调，五脏自身内部又有其气机升降平衡。尽管黄元御在《四圣心源》中重点强调脾升胃降，"脾升则肾肝亦升，故水土不郁，胃降则心肺亦降，金火不滞。"但临床上，根据气机升降失常所涉及的脏腑不同，治疗用药也宜有所侧重。如降胃有助于肺降，但不能代替降肺。

4.有中虚者升清时需伍以补中。正如李东垣在《脾胃论》中所说："以诸风药，升发阳气，以滋肝胆之用，是令阳气升，上出于阴分，末用辛甘温药接其升散，使大发散于阳分，而令走九窍也。"但使用补中之品宜适时、适度，早用、过用皆可妨碍降浊。

5.升清与降浊相辅相成，升清有助降浊，降浊有助升清，李东垣所谓"非独用也"。临床重点在于掌握二者之间的比例，过升、过降皆可致方药无效或加重病症。

理法方药，理法居于方药之前、之上。

从耳鸣验案论耳鸣证治

候某某,女,44岁,干部。2000年8月23日初诊。主诉"双耳持续性耳鸣近3年"。现病史:3年前无明显诱因出现双耳持续性耳鸣,经多家医院诊为"神经性耳鸣",除外器质性病变,中、西药物治疗欠佳。就诊时症见双耳持续性耳鸣,声如蝉鸣,时轻时重,睡眠不好或劳累时加重,双耳听力减退不明显。伴心烦急躁,浑身不适,睡眠欠佳,纳食一般,大小便调,月经规律。舌质暗红,苔薄白,脉沉弦。查体:双外耳道、双鼓膜未见异常。证属气血失调,治以调气和血为先。方用血府逐瘀汤化裁,处方:柴胡9g,当归12g,赤芍12g,生地黄12g,川芎9g,桃仁9g,红花9g,桔梗9g,枳壳9g,怀牛膝9g,茯神12g,合欢皮12g,夜交藤15g,甘草3g。5剂水煎服,每日1剂,早晚分服。

2000年8月28日二诊:药后睡眠明显好转,耳鸣减轻,自诉全身舒适许多,心烦急躁减轻,有时身有烦热感。舌质暗红,苔薄白,脉沉弦。气血渐和,考虑烦热为肝经郁热所致,治以柴胡加龙骨牡蛎汤清肝解郁安神。处方:柴胡9g,黄芩9g,桂枝9g,赤芍9g,生龙牡(先煎)各30g,姜半夏9g,茯苓9g,甘草6g,川楝子9g。5剂水煎服,每日1剂,早晚分服。

2000年9月23日三诊:服上方5剂后耳鸣全止,诸症基本平息,自行停药。一周前因生气致失眠、胃痛、纳呆、干呕,耳鸣又复。就诊于他院消化科服药3剂,处方如下:党参15g,高良姜10g,香附10g,玄胡15g,白芍12g,青陈皮各10g,姜半夏10g,茯苓10g,柴胡10g,枳实15g,郁金10g,川楝子10g,鸡内金15g,甘草6g,生姜3片。药后胃痛消失,但耳鸣转甚,又增牙痛,自服"三黄片"、"利君沙"等药,牙痛减而耳鸣甚,故来就诊。症见:双耳鸣响,声如轰鸣,白昼皆剧,纳呆,呕恶,眠差,口苦,尚感牙痛,二便尚调。舌淡红,苔薄白腻,脉沉弦。证属胆胃失和,温胆汤化裁以清胆和胃化痰。处方:姜半夏12g,茯苓12g,陈皮12g,枳实9g,竹茹9g,苏梗12g,柴胡9g,黄芩9g,胆南星9g,连翘12g,甘草3g。5剂水煎服,每日1剂,早晚分服。

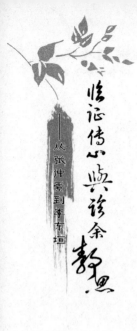

　　2000年9月28日四诊：药后纳开呕止，牙痛已无，耳鸣明显减轻，睡眠好转。舌淡红，苔薄白，脉沉弱。邪实去而虚象显，改以李东垣补中升清泻阴火之法，以益气聪明汤化裁。处方：党参9g，生黄芪15g，葛根12g，蔓荆子9g，升麻6g，赤芍12g，黄柏6g，石菖蒲9g，炙甘草6g。5剂水煎服，每日1剂，早晚分服。

　　2000年10月5日五诊：药后偶有耳鸣，不影响工作、休息，纳可，便调，余无不适。治从脾肾，补益聪耳，以丸剂善后。丸药方：生晒参40g，炙黄芪90g，熟地90g，白芍60g，骨碎补60g，炙甘草30g，葛根30g，蔓荆子30g，升麻20g，石菖蒲30g，黄柏20g，香附20g。共研细末，炼蜜为丸，每丸10g，早晚空腹，各服一丸。药后体健，随访三年耳鸣偶有短暂发生，但不影响生活。

　　耳鸣是一个耳神经学症状，临床上分为主观性耳鸣和客观性耳鸣，以主观性耳鸣为多见。西医对主观性耳鸣的治疗方法很多，但由于对耳鸣的发生机制还不十分明了，尚无完整的客观诊断方法，而且耳鸣的发生发展受全身和心理因素影响很大，治疗效果很不满意，目前临床上部分医生给予旷日持久的扩张血管、改善微循环、营养神经等综合疗法，多收效甚微，且无形中增加了患者经济上和思想上的负担，更不利于耳鸣的痊愈。中医在《内经》中对耳鸣就有一定的认识，此后历代医家对耳鸣的认识和治疗多有探讨和发挥，但时至今日，耳鸣仍属于临床难治病之一。

　　中医治疗耳鸣，有久治不愈的，也有效如桴鼓的。笔者曾治疗一患者耳鸣两周，服药半剂即霍然而止。还有一患者耳鸣3月余，服药4剂耳鸣全止。但面对具体耳鸣患者，明确判断其属难治还是易治，尚有一定困难。正如徐灵胎所说："能愈病之非难，知病之必愈、必不愈为难。"笔者体会，耳鸣患者伴随症状越多，治疗越易成功；相反，伴随症状越少甚或单见耳鸣一症，治疗效果越差。但并非绝对。

　　对于耳鸣的辨证，有主张以整体辨证为主，也有主张以局部辨证为主。其辨证难易程度不一，无证可辨时也有主张以药测证。治疗上，有主张以辨证治疗为主，也有主张以专病专方治疗为主。笔者临床上常以整体辨证为主，立法用方皆以证为依准，且主张处方用药宜灵活，忌保守。"有是证，用是药"，"朝理中，暮承气"，这种用药在现实临床中是存在的，也是合理的。正如本病例在诊治过程中数易方药，看似极不合章法，但思路是明确的，皆以证为转方依据。前三诊采用疏调法，皆在恢复机体气血阴阳的平衡、脏腑间的协调。四诊取用益气聪耳,五诊在四诊的基础上加用益肾聪耳。尽管脾虚、肾虚征象几乎没有,但耳属清窍,需清阳上走,耳属肾窍,赖肾濡养,结合年龄、体质,耳聪鸣止归于脾肾是正确的。笔者体会,中医临床本应是这样的"活活泼泼",而并非教材上刻板的证、固定的方,也并非住院病案书写一证一方贯穿一病始终。

　　治疗耳鸣见效难,而见效远比治愈容易得多。在耳鸣的治疗中,善后治疗至关重要。正如本案善后,笔者临床常用中药蜜丸,效果尚称满意。"丸以缓之",丸剂较汤剂有其独特的药效持久绵长作用,给予较长时间的小剂缓调,确实能明显提高耳鸣的治愈率。

　　人是一个有机的整体,疾病是整体病变在局部的表现。作为专科医生,必须在把握整体的基础上着眼于专科疾病。耳鸣仅是患者所表现出来的一个症状,为缓解耳鸣而不顾或加重机体的"失衡"是不可取的。正如案中三诊时他医为缓解胃痛让患者付出了并不比胃痛轻松的代价。临床上,"杀鸡取卵"并非鲜见,徐灵胎痛斥为奸医以劫剂杀人。患者不明,医者当自明。

> 为缓解耳鸣而不顾或加重机体的"失衡"是不可取的。

难治性耳鸣的辨证治疗体会

　　耳鸣属耳鼻喉科临床常见病,也是难治病。长期严重的耳鸣,给患者带来很大的痛苦,同样也困扰着医者。由于其发病机制尚不明确,临床缺乏特异性治疗手段,耳鸣仍属西医耳科三大难题(DDT)之一。西医治疗耳鸣病无特效方法,而中医对耳鸣的治疗,似乎情形要好得多,但久治不愈、冥顽不化者并不少见。凡久治不愈者,常法多已遍试,临证时需医者跳出常法,以"变法"应对。笔者治疗这类难治性耳鸣,常用以下3法,简述于下,希同道指正。

一、适时使用调气活血法

　　难治性耳鸣,患者就诊时常见三大症状:耳鸣不歇,心烦躁急,夜不能眠。治疗上,补则增烦,泻多不应。考虑此时的心烦、不眠主要是由耳鸣不歇所致,引起耳鸣的病机和引起心烦、不眠的病机是不同的(如出于同一病机

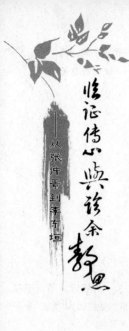

者多为易治)。耳鸣为"先病",心烦、不眠为"后病",先病为本,后病为标,从治病求本原则,理应治疗先病治耳鸣,耳鸣愈则心烦、不眠随之而愈。但这类患者,耳鸣导致心烦、不眠,反之心烦、不眠又成为加重和延续耳鸣的重要因素。心烦、不眠不愈,耳鸣终不能息。推究耳鸣引起心烦躁急、夜不能眠的机理,在于耳鸣不歇,扰乱气血,气血失调,心神失养。此时治疗唯宜调气活血。心血得畅,心神得养,心烦、不眠可解。笔者常用血府逐瘀汤加减,一般服用3剂,心烦、不眠便可缓解,耳鸣也会随之减轻,同时给患者增加了继续治疗的信心。随后接方辨证治疗耳鸣,或更方,或继用。如治疗过程中再次出现心烦、不眠明显,还可以再用血府逐瘀汤缓解,为耳鸣的治疗铺一坦途。这种情况下使用血府逐瘀汤不必辨其有无明显气滞血瘀症,即使脉象、舌象全不支持,中医"治发机先"理论也可支持这一用法。

案1 李某,女,35岁,2006年9月2日初诊。患者双耳持续性耳鸣3月余,病发于人工流产术后。西医治以安慰剂、镇静剂,中医治以泻肝、镇心、补脾、补肾诸法,皆无效。诊见:双耳持续性耳鸣,或如蝉鸣,或呈轰鸣,喜独处静居,心烦躁急,彻夜不能成眠,纳食尚可,大小便调。舌质淡红,舌苔薄白,脉沉细弦。先以血府逐瘀汤调气和血,处方:柴胡9g,赤芍12g,当归12g,生地12g,川芎9g,桃仁9g,红花9g,枳壳9g,桔梗9g,怀牛膝9g,石菖蒲9g,炙甘草3g。3剂水煎服。二诊:上方服3剂后诸症明显减轻,患者自述明显好转,上方连服3剂。三诊:病症进一步好转,耳鸣明显减轻,心烦、不眠基本缓解,但近2日精神欠佳,气力似有不足。转用耳聋左慈丸加生黄芪治疗,35剂,耳鸣息止而愈。

二、先予降浊,继以益气升清法

耳为人体清窍之一,清窍功能正常,有赖于正常的清阳上达,浊阴下降,所谓"清阳出上窍,浊阴出下窍。"脾胃位居中焦,为人体一身气机升降的枢纽。脾胃不健,升降失职,清阳不能上走耳窍,浊阴不降,窒塞耳窍,耳鸣随发。此时辨证,脾虚气弱,升清乏力较显,往往容易忽略浊阴不降。或谓清升则浊可降,理似可通,但临证每见升清不利降浊,补气更助浊阴。笔者常先以降浊以利升清,继益气升清。降浊喜用温胆汤加减,升清常用益气聪明汤化裁。

案2 朱某,男,22岁,2002年9月9日初诊。患者为学生,学业较重,近2年来双耳持续性耳鸣伴听力减退。经西药扩血管、改善内耳微循环、营养神经治疗等 3 月余，无效。诊见：双耳持续性耳鸣（如蝉鸣），夜晚安静为甚，外界噪音可掩盖鸣声，双耳听力欠佳，头闷欠清利，精神一般，纳食欠佳，时有恶心，大便调。舌质淡红，苔薄白稍显腻象，脉细缓。先予温胆汤降浊，处方：姜半夏 12g，陈皮 12g，茯苓 12g，枳实 9g，竹茹 9g，石菖蒲 9g，炙甘草 3g。5 剂水煎服。二诊：药后耳鸣似有减轻，已无恶心，纳食有增，舌苔转薄。转用益气聪明汤益气升清为主，处方：生黄芪 15g，党参 6g，葛根 12g，蔓荆子 9g，升麻 6g，赤芍 9g，石菖蒲 9g，姜半夏 9g，炙甘草 3g。5 剂水煎服。三诊：耳鸣进一步减轻，头转清利，上方去姜半夏，党参改为 9g 继服。28 剂，耳鸣息止，听力基本正常，痊愈。

三、先予升清，继以补肾聪耳法

耳为清窍，又属肾窍。耳窍功能正常，有赖于脾健肾充。脾健则清阳上走，肾充则耳窍得养。方书中对于耳鸣的论治，每见言脾不及肾，言肾不及脾。且治脾常宜升宜散，治肾常宜降宜藏，升散不利于肾虚，藏降不利于脾虚。但临床所见，难治性耳鸣每多见脾肾同病者，单治脾或单治肾多可见效，但终不能愈。每见治脾日久，渐生尿频，甚或喘满；补肾日久，渐生腹胀，大便不爽。笔者每以治脾入手，治肾收功，由治脾转入治肾，需缓缓过渡，不宜急于求成。升清不忘下虚，补肾不忘中虚。

案 3 张某，女，29 岁，2004 年 6 月 10 日初诊。先天不足，后天失养，加之工作繁重，近 3 个月来双耳持续性耳鸣，影响休息、工作。经西医治疗无效，特转中医治疗。诊见：体瘦面暗，乏力神疲，耳鸣不休，听力失聪，纳食欠佳，大便不调，腰膝酸困，舌质暗红，苔薄白，脉沉细缓。治疗先予益气升清，处以益气聪明汤加减，处方：生黄芪 15g，党参 9g，葛根 12g，蔓荆子 9g，升麻 6g，赤芍 9g，炒谷、麦芽各 15g，炙甘草 3g。5 剂水煎服。二诊：药后纳增，精神稍有改善。上方加仙茅 6g，仙灵脾 12g。7 剂水煎服。三诊：诸症明显减轻，脉象较前有力。上方加枸杞子 15g。7 剂水煎服。四诊：精神转佳，偶有耳鸣（间歇性），纳可便调，双耳听力已复正常。由益气升清转入补肾聪耳为主，处方：枸杞子 15g，菟丝子 15g，仙茅 9g，仙灵脾 12g，怀牛膝 9g，杜仲 15g，生黄芪 15g，党参 12g，鸡内金 12g。7 剂水煎服。五诊：耳鸣已止，无不适。上方每 2 日 1 剂，继服 7 剂以善后。

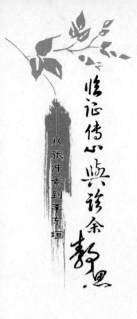

治疗急性扁桃体炎当重升降出入

"升降出入,无器不有",历代医家临床用药多注重人体的气机升降出入。笔者临床体会到在治疗急性扁桃体炎时,注重患病机体气机的升降出入尤显重要。今举案例四则以资说明。

案1 银翘散一吐而愈

王某,女,26岁。2004年3月23日初诊。主诉"发热、咽痛3天"。患者近3天来发热、咽痛,经服"抗感冒药"、"消炎药"效差。诊见:发热、咽痛、吞咽痛、头痛、口干、纳减、便干,不恶寒。查:急性病容,体温38.2℃,咽黏膜充血,双扁桃体充血、肿大Ⅱ度,表面散在脓点。舌质红,舌苔薄黄,脉浮数。诊断为急性化脓性扁桃体炎。辨证为风热外侵。治疗以疏风清热、利咽解毒为法。方用银翘散加减。处方:金银花15g,连翘12g,荆芥6g,淡豆豉12g,牛蒡子12g,薄荷(后下)9g,桔梗9g,竹叶3g,射干12g,生甘草3g。2剂水煎服。1剂2次分服,症不减时每4小时服一次。

2004年3月25日二诊:自诉服药第一次后身热不退,咽痛不减。4小时后服第二次,药液下咽约数分钟,胃脘不舒,随即呕吐,所吐内容物甚多,吐后发现全身汗出,周身疲乏,发热、咽痛顿解。一夜安睡,次日服完第二剂,大便顺畅,纳食有增,全身无不适。检查见扁桃体及咽黏膜充血已退。嘱停药食养。

按:本案处方之时并未想到用"吐法",银翘散方也并非涌吐方。但患者服药后,未吐之前热不减,痛不止。呕吐之后,热退痛止,汗出便通。可见本症并非典型的银翘散证,而伴

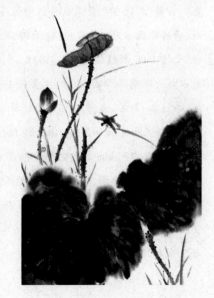

有热郁胸脘之征。发热、头痛、纳减、便干，明显为机体气机升降出入障碍，但本案气机障碍的关键在于气机郁而不升。药后呕吐，气机得升，升降出入随即复常而愈。当然本案辨为风热外侵证也非有误，呕吐的发生，是药后的自然反应。

案2 小柴胡汤合升降散降泻始愈

李某，男，22岁。2005年4月29日初诊。主诉"发热、咽痛半天"。患者昨晚受凉后发热、咽痛，伴见头痛、恶寒、无汗、口干喜饮。查：咽黏膜充血肿胀，双扁桃体充血、肿大右Ⅱ度左Ⅲ度，表面散在脓点。舌质红，舌苔薄黄，脉弦数。诊断为急性化脓性扁桃体炎。辨证为表寒里热。治疗以解表散寒、清热利咽为法。方用九味羌活汤加减。处方：羌活6g，防风6g，细辛3g，苍术6g，独活6g，柴胡12g，黄芩12g，川芎6g，牛蒡子12g，生甘草3g。1剂，水煎分2次服，每4小时服1次。次日二诊：药后汗出而热不退，恶寒缓解。询知近2日未大便。转方以小柴胡汤合升降散和解通下。处方：柴胡12g，黄芩12g，姜半夏9g，僵蚕12g，蝉衣9g，姜黄6g，酒军（后下）12g，牛蒡子12g，生甘草3g。1剂，水煎分2次服，每4小时服1次。药后便通热退。酒军减为6g，继服1剂痊愈。

按：本案既有气机出入障碍之恶寒，又有气机升降障碍之不大便。发热、头痛既可是气机出入障碍引起，也可以是气机升降障碍所致。初诊时有典型恶寒，误认为病机关键是出入障碍。但经辛温发散，出入复（汗出）而热不退，说明关键仍在于升降障碍。如首诊方加入通下之品，也许可缩短疗程。

中药加西药并非中西医结合，用西医思维、理论指导使用中药也非中西医结合。

案3 升降散加"APC"汗出而愈

张某，女，18岁。2005年7月12日初诊。劳累后晚归，夜半发热，口服"感冒通片"，热退。次日近中午又见发热而就诊，伴见咽痛、头痛、无汗、口干、便干。检查见咽黏膜充血肿胀，双扁桃体充血、肿大Ⅱ度，表面散在脓点。舌质红，舌苔薄黄，脉数有力。诊断为急性化脓性扁桃体炎。辨证为邪热内郁，表里不清。治以清热散邪、表里两清为法。方用升降散加减。处方：僵蚕12g，蝉衣9g，姜黄6g，酒军（后下）9g，连翘15g，1剂，水煎分2次服。药后30分钟如无汗出，加服"APC"（复方阿司匹林片）1片。首次服药，加服"APC"1片后汗出热退，第2次服药后1小时左右便下一次。次日酒军改为3g，继服

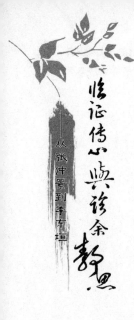

1剂而愈。

按：本案表里不清，气机升降与出入俱有障碍，但关键在于出入障碍之无汗上。但除"晚归"、"无汗"外，他症均不支持且反对使用辛温药。迫不得已加用西药解热发汗药，由西药来诱导帮助中药恢复气机的出入，既收汗出之效，而无助热之弊。汗出热退，随后便通，气机升降出入恢复而获痊愈。

案4 桂枝汤汗敛病愈

王某，男，16岁。2007年4月13日初诊。主诉"发热、咽痛1周"。近一周来发热，咽痛，经他院诊断为"急性化脓性扁桃体炎"，给予静滴"头孢唑啉钠注射剂"、"清开灵注射液"、"病毒唑注射液"、"地塞米松注射液"等药，用药6天，病未痊愈，要求中药治疗而来诊。诊见：发热（体温波动于37℃～38℃之间）、咽痛、恶风、汗出、乏力。查：体瘦面白，衣帽紧括，语声低微，双扁桃体肿大Ⅰ度，表面散在脓点，但充血不甚。舌质淡白，舌苔白润，脉缓无力。辨证为营卫不和。治疗以调和营卫为法。方用桂枝汤加减。处方：桂枝9g，生白芍9g，炙甘草3g，生姜5片，大枣5枚。1剂水煎分2次服。嘱药液趁热服下，接服小米稀粥1碗，服后覆被而睡。次日二诊时诉说首次服药后，接服热粥1碗。粥尚未服完时，突然全身汗出，顿觉周身舒适，诸症缓解。转方以补中益气汤调理而安。

按：本案患者素体脾胃虚弱，经前医误治，致营卫失和、气机出入障碍。恶风自汗，出多入少，急需收敛止汗，以防气随汗脱。方取桂枝汤调和营卫，气机出入恢复，汗敛热退而愈。

结语：急性扁桃体炎是临床常见病、多发病。一般来说，中、西医治疗都可取得满意疗效。笔者临床体会，无论从疗程的长短和热退的快慢来看，中药的疗效都明显优于西药。但要取得优于西药的疗效，必须恪守中医的辨证论治，而不去考虑随意加入诸如金银花、连翘等有"消炎"作用的中药和大青叶、板蓝根等有"抗病毒"作用的中药。否则，疗效不可能优于西药。

急性扁桃体炎的主症是发热、咽痛，发热、咽痛产生的直接原因是在致病因素作用下导致的气机升降出入障碍。笔者在辨证时着眼于气机的升降出入障碍，治疗时重在恢复气机的升降出入，既避免了伤寒、温病及内伤的繁琐辨别，也不是对抗性地消炎、抗病毒，取得了满意的疗效。

"轻剂可以去实，为好用重剂者所不信。"

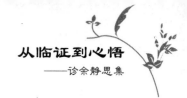

治疗变应性鼻炎的实践与思考

变应性鼻炎(AR)是由 IgE 介导的鼻黏膜慢性炎症反应性疾病,属中医"鼻鼽"范畴。AR 患者是以鼻过敏症状,如鼻痒、鼻塞、鼻涕、喷嚏不断等为特征性表现,同时伴有全身精神和形体一系列临床症状。并且可以出现各种并发症,如鼻窦炎、鼻息肉、哮喘、中耳炎等。严重影响患者的学习和工作,导致生活质量下降。随着社会工业化的进展和现代生活方式的改变,AR 的发病率有逐年升高的趋势,并且这种趋势是全球性的。

一、中、西医对 AR 的治疗现状

AR 至今在临床上都属于难治病,这是中、西医的共识。西医治疗主要包括以下四种疗法:①避免接触过敏源和各种触发因素;②非特异性药物治疗;③特异性免疫治疗;④手术治疗。应该说,第一种疗法是最有效的,但是可行性欠佳。我们不可能为所有的患者明确过敏原,也不可能让所有的患者都移居适宜居住空间。第二种疗法是临床上使用最多的一种,常用药物主要有糖皮质激素类药物和抗组织胺药物,以及减充血剂等。从缓解症状来讲,效果是确切的,也是快速的。但这种疗法最大的问题在于治疗作用主要局限在缓解症状上,停药后复发或不容易停药是至今无法解决的问题。当然还包括药物长期使用的副作用和机体对药物的耐受性等。第三种疗法是以变应原浸液规律性递增皮下注射为主,临床使用近一个世纪,但至今无法解决疗程漫长、治疗失败、停药后复发等一系列问题。毕竟,这种疗法仍然无法改变患者的特应性体质。第四种疗法仅能解决鼻腔通气功能,并且很难长期维持疗效,只有在极少数情况下才考虑使用。

中医对鼻鼽的认识和治疗,历代医家多有探索和发展。但时至今日,我们面对的事实是,中医中药对 AR 的临床疗效,既不能让患者满意,也无法让医生满意。以教科书为代表,大部分学者多认为本病属肺、脾、肾阳气不足,外感风寒或异气,或有郁热。治疗常用方剂有玉屏风散方、补中益气汤方、肾气丸方、清肺脱敏汤方等。也有不同的学者从痰饮立论、从阴血不足

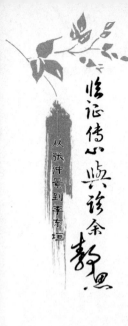

立论、从内风立论等,还有学者立足于中、西医结合,使用专病专方治疗等。但从临床实际来看,中药治疗的长期疗效不太稳定,短期疗效往往不及西药。并且,一旦辨证、用药失误,往往会加重患者痛苦。

二、对 AR 的治疗实践

笔者对 AR 的治疗,经过了较长的摸索过程,大致经历了以下 3 个阶段。

面对 AR 患者,病症发作时痛苦万分,不发作时又如常人,真如"神灵所作"。舌脉可无异常,经常处于"无证可辨"(实际上主要因素是辨证水平太低)。对于一名初涉临床的中医来说,最可怕的事莫过于"无证可辨"了。于是,只好使用专病专方专药,也就是说使用实验室研究有抗过敏作用的方和药,同时辅以辨证加减。常用方如过敏煎方、脱敏煎方等,常用药物主要是"风药"。这种用方用药法,对辨证要求不高,而又多能见效,对于一个对自己要求不高、患者的期望值也不太高的年轻医生来讲,似乎也可满足了。这是治疗 AR 的第一阶段。

但随着治疗工作的进一步开展,患者对医生期望值的提高,问题也接踵而至。见效后的下一步怎么办? 原法原方继用往往止于见效,甚至连见效都无法维持。于是,依教科书,使用脏腑辨证法,治肺、治脾、治肾、治风、治郁热,常用方如玉屏风散方、补中益气汤方、肾气丸方、苍耳子散方、泻白散方、葶苈大枣泻肺汤方等,疗效明显高于专病专方专药治疗。但经过一段时间的实践,突然发现自己的临床疗效又止步不前了,对于一部分疗效欠佳的患者,不另辟蹊径,别无选择。这是治疗 AR 的第二阶段。

思维的形成是容易的,打破固有思维是困难的。但对于一个临床医生来讲,不打破固有的思维条框,意味着举步不前,意味着无效的病例始终无效。医生最大的幸福在于欣赏病苦解除后患者的微笑,而最大的痛苦在于面对患者的病苦,感同身受却无法解决。进与病谋,退与心谋,披阅古籍,学习今贤,终于由脏腑辨证走入了六经辨证,把六经辨证的理法方药运用到AR 的临床治疗中,顿觉豁然开阔。从三阳病到三阴病,在 AR 患者身上都可见到。用方从麻黄汤方、桂枝汤方、麻黄桂枝各半汤方、小青龙汤方、小柴胡汤方、柴胡桂枝汤方、葛根黄芩黄连汤方,到理中汤方、四逆汤方、麻黄附子细辛汤方、吴茱萸汤方、当归四逆汤方、乌梅丸方等,圆机活法,随证治之。尽管疗效不能十全,但已远远超越于固定的方、刻板的证了。

三、对 AR 临床实践的思考

1.AR 属内伤病还是外感病? 面对患者,面对患者所患的疾病,分清内伤病还是外感病,这是医生需要做的首要的、也是极其重要的一步。这一步的重要意义在于直接指导下一步的辨证治疗。正如金元医家李东垣所说:"伤外为有余,有余者泻之;伤内为不足,不足者补之"。对外感和内伤的辨别与治疗,"差之毫厘,谬以千里"。那么 AR 应当属于内伤病还是外感病?大部分学者认为应属内伤病,治疗应当以补为主。但笔者经过多年来的实践与思考,认为 AR 应当属于外感病,治疗首要的任务是祛邪,从麻黄、桂枝、柴胡、黄芩、葛根、石膏,到干姜、附子、细辛等用药,皆为祛邪而设。人参、黄芪、熟地黄、补骨脂等补药不宜早投。

2.对专病专方专药治疗 AR 的认识 专病专方专药的使用,无疑是对辨证用方用药的很好补充,但临床上绝不能反客为主。以专病专方专药为主,辨证用方用药为辅的治疗方法,也能取得一定的疗效,但疗效往往和西药疗效持平,甚至不及西药疗效。中医要想疗效上超越西医,必须回归到地道的辨证治疗中去。试想,具有抗过敏作用的药或方,其疗效真能强于糖皮质激素类药或抗组织胺药吗?

3.关于中、西药合用的认识 经常会得到善意的建议,在临床处方时加用西药,会大大提高有效率,有利于进一步开展工作。毫无疑问,中、西药合用是临床治疗学上的一大进步。但是,对于 AR 的治疗来说,使用一片"开瑞坦",能让患者服药后 24 小时内毫无症状,那还需要加用中药吗? 即使加用中药,患者的症状被西药掩盖,我们如何去辨证? 如何去判定所开方药的正确与否? 如果中药对证,我们还需要西药来掩盖症状吗? 这类问题都是值得临床思考和探索的。

思维的形成是容易的,打破固有思维是困难的。

中医要想疗效上超越西医,必须回归到地道的辨证治疗中去。

4.对六经辨证和脏腑辨证的再认识 很多学者主张脏腑辨证是一切辨证方法的基础,也有很多学者认为六经辨证其实包括脏腑辨证。笔者体会,对一个临床医生来讲,最重要的是分清六经辨证和脏腑辨证的差别。对于同一位患者,也许同时使用这两套辨证方法进行辨证,得到的结果是完全不同的,所用的方药也是不同的。

四、结论与启示

结论有4点:①AR 属于外感病,治疗以祛邪为先;②六经辨证和脏腑辨证是两套独立的辨证体系,临床宜择宜而从;③专病专方专药治疗只应作为辨证论治的补充;④中、西药合用弊多利少。

启示只有一点,就是开展中医临床、提高中医疗效的最佳捷径,应该是以地道的中医理法方药为主体。

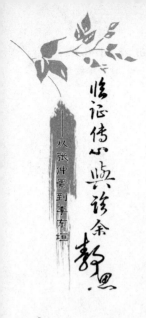

开展中医临床,提高中医疗效的最佳捷径,应该是以地道的中医理法方药为主体。

临床治疗慢性病体会

中医所称慢性病,是指病变日久、长期不愈的一类疾病。慢性病久治不愈,长期折磨和困扰着患者,严重地影响着患者的生活质量。笔者认为在治疗慢性病过程中,如能正确使用治标为先、治病求本、复方投治、候气来复四法,常可使一部分病变由难治转为易治,最终为患者解除病痛。现将这几种方法在临床中的应用介绍如下,以供同道参考。

一、治标为先

案1 张某,女,44岁,2000年1月23日初诊。患类风湿性关节炎6年余,多方治疗,效果不显。双手近端指关节肿胀疼痛,略有变形,晨僵明显。前服方药,皆不外补肝肾、祛风湿、逐痰瘀之剂。视其舌质淡紫,苔浊,脉沉细。问及长期便秘。证属肝肾亏虚,风湿痰瘀痹阻经络无疑。但本证之外,尚有腑气不通之标证,标证不除,补肝肾、祛风湿、逐痰瘀之剂皆属惘然。遂以通下泻实为法,处方:生大黄(后下)12g,桃仁 12g,芒硝 6g,桂枝 9g,红花12g。水煎服,日 1 剂。上方服 4 剂后,便下畅通,关节疼痛,晨僵明显缓解。继

投补肝肾、益气血、祛风湿、逐痰瘀之剂,坚持治疗1年余,临床治愈。

按: 慢性病日久,多有正虚的一面,在较长时间的治疗过程中,外邪的入侵,内邪的滋生,随时都可能发生。在治疗过程中,应当随时注意这些新邪的出现,即标证的出现。治疗上先治标或标本同治,否则入里,扶正之品足可留邪、助邪。特别是对于专病专方的使用,需掌握好时机,同时在使用过程中,必须根据病机的变化而灵活变通,忽略治疗过程中任一标证的存在和出现,都有可能造成治疗无效或病变的缠绵难愈。《金匮要略》中明确指出:"夫病痼疾,加之卒病,当先治其卒病,后乃治其痼疾也",但这一点在慢性病的治疗中,多易被专科医生所忽视。

二、治病求本

案2 杨某,男,35岁,2000年10月8日初诊。3年来时时咳嗽,天冷更甚,无痰。宣肺、降肺、化痰、止咳、温肺、清肺等诸法遍试,多能有效而终不愈,且有愈治愈甚之感。审其舌质淡红,舌苔薄白,脉平,全身别无他症。治肺不效,从肾论治,以都气丸化裁。处方:熟地黄30g,生山药15g,山茱萸12g,茯苓12g,泽泻9g,牡丹皮9g,五味子9g,当归12g,砂仁(后下)9g,肉桂(后下)1g。水煎服,日1剂。上方服6剂明显见效。略作加减,改做丸剂,治疗2月余,痊愈。

按: 有些慢性病患者长期就医服药,每服多能有效,但病终不愈,甚或身体渐衰,病势渐重。此多因"见咳止咳"、"见血止血"而未能治其根本。"肾为先天之本",中医有"久病入肾"之论,朱良春治慢性久病就倡"从肾论治"。脾为后天之本,周慎斋云:"诸病不愈,必寻到脾胃之中,方无一失……治病不愈,寻到脾胃而愈者颇多。"慢性久病多宜从脾、从肾论治,治其根本,标象自愈。

三、复方投治

部分慢性久病,经络相传,脏腑同病,气血阴阳俱受波及,导致病机复杂而症状纷出。治疗上若采取"各个击破"之策多收效不佳,每每愈此而彼起,愈彼而此起。此时宜采用综合复方疗法,裘沛然所谓"复方治大病"法。

四、候气来复

案3 郝某,女,45岁,2003年3月25日初诊。发作性全身软瘫1年余,近来每天发作。发作时自觉全身酸软无力,继则软瘫,四肢不能动,口合

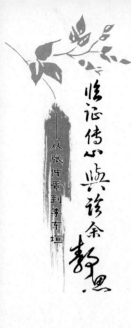

不能言，目闭不能张，但神志清楚，双耳能听。历时近2小时可自行恢复。自觉症状繁杂，有眠差、纳差、腹胀、腰困、身热、烦躁、心悸、带多。审其舌质淡暗，舌苔黄白腻，脉沉弦细。病变日久，病机复杂，久病多瘀，怪病多痰，既有血瘀痰滞，又有郁热内扰，正气亏损。投以复方，丸剂缓调，旨在恢复气血津液之正常敷布运行，使邪气去，正气复。处方：栀子40g，淡豆豉40g，太子参40g，生山药40g，炙甘草20g，姜半夏40g，茯苓40g，陈皮20g，胆南星20g，石菖蒲30g，郁金30g，枳实20g，乌药20g，香附20g，炒槟榔20g，柴胡20g，甘松20g，合欢花20g，桃仁、红花各20g，赤芍20g，牡丹皮30g，焦麦芽30g，焦神曲30g。上药共为细末，炼蜜为丸，每丸10g，早晚各服1丸。药后诸症痊愈。

按：慢性病日久，多存在正气不足的一面，或缘于素体亏虚，或病变久耗，或药物攻削。这类病变之所以久治不愈，多与其正气不能回复有关。此时用药，不可单借药力以胜病，需少少用药，假以时日，在正气回复的基础上以胜病，所谓治慢病"王道勿求近功"。笔者遇此，多改"汤以荡之"之汤剂为"丸以缓之"之丸剂，复方丸剂缓调，使之逐渐痊愈。

中药蜜丸临床应用体会

中药有着较为丰富的剂型，如传统的汤、丸、膏、散、丹等剂型，以及现代发展起来的片剂、冲服剂、针剂等。每一剂型，都有其各自的特点。同一方剂，由于配制的剂型不同，它的治疗作用也可能不同。同由人参、干姜、甘草(炙)、白术组成的方剂，在《伤寒论》中作丸为理中丸，治疗中焦虚寒的吐利腹痛，而在《金匮要略》中作汤为人参汤，治疗上焦虚寒胸痹证，可见临床用药在剂型的取舍选用上，也需根据病情，结合辨证而定。如今中医临床上，严格进行辨证论治，因人制宜所采用的剂型，几乎成为清一色的汤剂。笔者在临床实践中，经常使用中药蜜丸剂型，体会到中药蜜丸除了有方便易服、省时省钱等优点外，有时在功效方面较汤剂为优，甚或有汤剂不可替代的

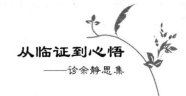

作用。现结合病例简要介绍于下,供同道参考。

一、易反复病症,取丸以稳定

临床上有一类病变,病程较长,辨证较明确,使用汤剂可以控制症状,但不易巩固,症状易反复。这种情况的出现,多因正气轻微受损,不能主持于内。治疗宜取丸剂缓中取效+候其正气来复,疾病自可痊愈。

案1 杨某某,女,50岁,农民。咳嗽6月余,夜间及早上痉咳明显,痰稀色黄白。咽喉部检查及胸部透视未见明显异常。前服方药,或侧重于清化痰热,或侧重于温肺化痰,或侧重于肃肺止咳,皆不效。审其舌质淡紫、苔薄白,脉沉弦细。投以血府逐瘀汤加姜、辛、味法,服后咳止,停药数日,咳嗽又发。再服咳又止,但终不能愈。复予杏苏二陈汤合姜、辛、味法,每服皆有效,但都不能彻底治愈。"日咳三焦火,夜咳肺家寒",此例夜咳明显,结合舌质淡紫、苔薄白润、口中和,脉沉弦细,本病当属肺脾不足,风痰留滞,肺失宣降,脉络不畅。投以复方轻剂丸服,调补肺脾,复使其气机升降,血脉流畅。处方:党参20g,白术30g,茯苓20g,姜半夏30g,陈皮30g,炒苏子20g,款冬花30g,紫菀30g,百部30g,炒杏仁40g,干姜20g,细辛10g,五味子20g,白前20g,葶苈子30g,桑白皮30g,浙贝母30g,僵蚕20g,黄芩20g,桔梗20g,丹参40g,当归40g,桂枝10g,炙麻黄10g。上药共研细末,炼蜜为丸,每丸10g,早晚各服1丸。服药10余天后,咳嗽即止,嘱其服完。1年后患者以他病就诊,问及未复发。

二、发作性病症,取丸以控制

发作性病症,如癫痫、癔病等,发作时症状典型,不发时如常人。方书多谓发时治标,平时治本,但标本有时极难分开,且患者就诊多在不发作时。或由于正虚邪实,病久而病机复杂,投以汤药常愈此而彼起,症状纷出。或由于疗效不易在短时间内显出,容易引起医者易方,患者易医。取中药蜜丸效缓而持久,且为患者易于接受,易于坚持服用。

案2 郭某某,女,35岁,农民。发作性全身软瘫8年余,视为怪病,经中、西药物多方治疗,未效。初发时数天、十数天1次,以后发作次数渐多,近1月来每天发作2次。发时自觉全身酸软无力,继则软瘫,四肢不能动,口不能言,目不能张,但神识清楚,耳能闻声。每次发作历时2~3小时,可自行恢复。每次发作后,伴头痛头昏、精神极差,自觉症状繁杂,有短气眠差,纳差

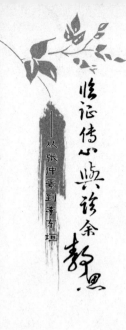

脘胀,胁腹胀痛,腰酸膝软,身热,白带多。曾经使用温胆汤、血府逐瘀汤、升陷汤、柴胡疏肝散、丹栀逍遥散、滋水清肝饮等方药无功。舌质淡暗、苔黄白略腻,右脉弦细、左脉沉缓。审其久病多瘀,怪病多痰,既有气血痰之瘀滞,又有郁热内扰,正气亏损。投以复方缓调,旨在恢复气血津液之正常敷布运行,邪去则正安。处方:生栀子40g,淡豆豉40g,麦门冬40g,山药60g,炙甘草30g,姜半夏30g,茯苓40g,陈皮20g,胆南星20g,石菖蒲20g,郁金20g,枳壳20g,乌药20g,香附20g,炒槟榔20g,柴胡20g,甘松20g,合欢花20g,桃仁、红花各20g,赤芍20g,牡丹皮30g,地骨皮20g,焦麦芽20g,焦神曲20g,淡竹叶10g。上药共研细末,炼蜜为丸,每丸10g,早晚各服1丸。药服尽后,诸症痊愈。随访半年,未见复发。

三、增生性病变,取丸以渐消

增生性病变,如各种小结、囊肿、良性肿瘤等,中药治疗效果较好,但疗程较长,正如古人所说的"其来也缓,其去也渐"。此时取丸剂药效缓和而持久的特点,渐消渐化,效果优于汤剂。

案3 赵某某,女,39岁,农民。经期延长、量多已有半年余。盆腔B超示:子宫肌瘤,大约2.6cm×2.8cm×2.8cm。某院妇科门诊建议手术摘除,患者无经济承担能力,要求服用中药治疗,乃前来就诊。就诊时症见:每月经行10余天,量多,色暗。全身乏力,纳食欠佳,头晕,腰部困重,口中和、二便通调。面色萎黄,舌质淡衬紫、苔薄白润,脉沉弦细。证属气血亏虚之证,但皆缘于痰瘀凝结胞宫。治宗"癥瘕尽而营卫昌"之旨,以益气活血、化痰散结为大法。处方:生黄芪90g,夏枯草40g,玄参40g,浙贝母40g,生牡蛎40g,海螵蛸40g,茜草40g,三棱20g,莪术20g,桃仁30g,三七粉30g,山药60g,炒鸡内金40g,香附20g,柴胡20g,当归40g,白芍40g,焦三仙各20g。上药共研细末,炼蜜为丸,每丸10g,早晚各服1丸。药后经行转为正常,复查B超示:盆腔未见增生物。继续服调补脾肾之品以善后。

四、关于蜜丸配制中的几个问题

关于处方:丸剂处方有其自身的特点,药物入丸多用生药,入汤则经煎熬生药也变为熟药。温补药熟则纯和,寒泻药生则效猛。而且丸剂处方不能和汤剂处方一样可以随时随症加减或变更处方,也非简单的汤剂处方的倍量。针对每个患者开具丸药处方,必须对其病机有一个全面的考虑,以此来

权衡用药的主次轻重,处方大多为复方。

关于药物:入丸剂的药物需要严格讲究。例如杜仲必须炒断丝,山茱萸必须用肉(肉酸收而核辛散,研核入丸药则药力正好相反),菟丝子需炒,狗脊、骨碎补要去毛,等等。

关于配制:炼蜜火候要掌握好,要炼至刚好"滴水成珠",过老、过嫩皆不可取。如果为假蜂蜜,那么永远也炼不到滴水成珠,自然也就不能配药了。

王道之法学东垣,霸道之法学仲景

治病有两法,王道之法与霸道之法。

王道之法贵在调、贵在补,缓中取胜;霸道之法贵在攻、贵在泻,速战速决。

二法皆有其短。王道之法无近功,疗程较长;霸道之法易伤身,正气易损。

临病有宜于王道者,有宜于霸道者;有宜于先王道后霸道者,有宜于先霸道后王道者。二者不可偏废,更不可混施。

王道之法学东垣,霸道之法学仲景,这是我的体会。

或谓东垣与仲景无法比肩。但临证能补仲景另一半之缺,唯东垣一人!

温病学说和子和之学皆为仲景学说的发展,无法与东垣并论。

或谓东垣之书难读,说理不清,难道仲景之书易读? 说理清?

或谓东垣之方临证每多坏事。这,不应该是东垣的错!

临病有宜于王道者,有宜于霸道者;有宜于先王道后霸道者,有宜于先霸道后王道者。二者不可偏废,更不可混施。王道之法学东垣,霸道之法学仲景,这是我的体会。

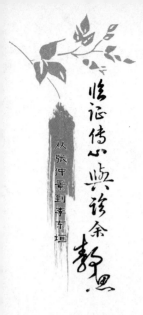

临证传心与诊余静思

——从张仲景到李东垣

人人可入仲景门？

近读一篇文章，提到《伤寒论》是"至平至易"之书，人人可以成为仲景的入室弟子。并且引用柯韵伯的一句话："仲景之道，至平至易；仲景之门，人人可入。"

我认为，仲景之门，难入！《伤寒论》一书，既不"平"也不"易"，更谈不到"至"。

历史上，不乏穷一生之力研究《伤寒论》者，但真正登堂入室者寥寥无几。

现实中，读过《伤寒论》一书的大有人在，但真正善用经方的少之又少。《伤寒论》确实难读，难懂。随手拿出一个条文，都可以读到后人对这一条文不同的理解和认识。

我认为，难就是难，易就是易。我们没有必要怕后学者望而止步把难说成易。

再难的事，难不住知难而进者。怕的是，把难当作易，遇到难时毫无心理准备，甚至于怀疑自己是不是弱智。

仲景之门，只向知难而进者敞开。仲景之门，并非人人可入。

仲景之门，只向知难而进者敞开。仲景之门，并非人人可入。

善学《伤寒论》者，必有验于临床

学中医，用中医，希望达到一定的程度，学习《伤寒论》应该是一条捷径。

学习《伤寒论》，希望达到一定的层次，登堂入室，读书与临床相结合应该是一条必经之道。

《伤寒论》是一部从临床中写来的服务于临床的书。离开临床，学问做得再好，不一定能登堂入室。

我想到了《内经》中黄帝的一句话，言天要验于人，言古要合于今，言人要验于己。原话是这样的："余闻善言天者，必有验于人；善言古者，必有验于今；善言人者，必有验于己。如此，则道不惑而要数极，所谓明也。"这句话见于《素问·举痛论篇第三十九》的开篇。套用这句话可以说："善学《伤寒论》者，必有验于临床。"只有把所学的内容验于临床，也就是"验于病人"，才能进一步领悟所学内容，也就是"验于己"，真正理解、把握所学内容，古法也才能合于今用。这确实应该是学好《伤寒论》，甚至学好中医的一条必经之路。

善于临床者读医案实在是一条捷径。和一位伤寒学者聊天，对同一问题的认识，我们俩切入的角度经常不同。当他从源到流、条分缕析、侃侃而谈时，经常会诧异于我的新奇的"一知半解"，于是他会追问这一看法从哪里来。我的回答是从临床中来，从读古今经方医案中来。搞临床的人，经常没有时间读大部头的鸿篇巨著，于是只能抽空读几则零星医案而已。

离开临床，学问做得再好，不一定能登堂入室。

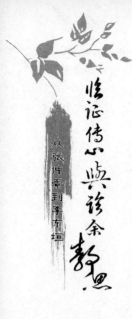

医道日浅

　　"桂枝下咽,阳盛则毙,承气入胃,阴盛则亡"。在古代,类似这种误治在临床上也许并非罕见。最大程度上避免这种误治可以有两种办法选择:一种办法是让业医者学会准确无误地使用桂枝汤、承气汤这一类方剂。另一种办法是想方设法降低学医、业医的难度,想办法让医者开出的方药,即使用错,下咽、入胃也不会非毙即亡。应该说,这两种办法都是可行、可取的,历代医家在这方面也做了不少的努力。但对后学者来说,两种办法显而易见有难易之分,前者为难,后者为易。世人有多少愿意知难而进? 于是择易而从者多。但不毙不亡的方药真能取代"桂枝"、"承气"? 不见得。试问后世方有几方能有"半付立愈"之效? 有几方需要"止后服"?

　　这是在读《刘河间伤寒医鉴》时,眉批下"医道日浅"四字。刘河间担心后人误用麻黄汤、桂枝汤,而自创双解散,"无问伤风、伤寒,内外诸邪,皆能治疗。"即使误用于该下之证,也不为害。担心后人把握不准大、小、调胃三承气汤的适应证,而自制三一承气汤通治三承气汤证,效不减而无误用之害。刘河间用心可谓良苦,但双解散与麻、桂二方有别,三一承气汤也不能囊括三承气汤。

　　更令刘河间没想到的是,今人连双解散、三一承气汤也不会用,不敢用了。外感证,银翘散一方独揽,服三五剂也多能见点效,大不了"感冒"治好了,一点"咳嗽"、"胃痞"、"便溏"等症,再三五剂对症方药也基本能治好。里结热实证,大黄是绝对敢用的,但枳、朴、硝、黄四药同处一方中,是绝对不敢的。临床很少有大黄加量或配芒硝还不泻的,至于后遗点"胃痞"、"腹泻"等症,改方调理即可。

　　于是,我们很少见到开一剂药的医生,动辄就是三剂、五剂、七剂,美其名曰把握得准,敢下药。于是我们的疗程似乎不比西医的疗程短,甚至还长。

　　不争的事实是,不论什么病,对于麻黄汤证、三承气汤证等,中医的疗效(用经方)远比西医的疗效好得多、快得多,也许西医在等化验报告的时间里中医就治好了!

《临证指南医案·凡例》:"医道在乎识证、立法、用方,此为三大关键。一有草率,不堪为司命。"

"我们相信中医,但实在找不着会看病的中医,我们只能用西药。"一位患者这样说。我不知道"汗颜"是什么意思,但我突然想到了这两个字。

合方治病　寒温统一　中西医结合

无意中把这几个概念凑在了一起。

临床上,两方相合或数方相合化裁处方屡见不鲜,且为新方组成的一种重要途径。《伤寒论》中的桂枝麻黄各半汤、桂枝二越婢一汤等方和当代医家焦树德的"三合汤"、"四合汤"等方就是典型的合方。笔者临床也屡用合方,或经方与经方相合,或经方与时方相合,或时方与时方相合,如小柴胡汤合桂枝汤、小柴胡汤合温胆汤、补中益气汤合二陈汤等,总以方证相合为宜。

近日读书,见书中治疗耳胀耳闭,风热犯耳证用银翘散合通气散,并谓"方以银翘散疏风清热,配合通气散宣通少阳经气"。掩卷沉思,终不得悟。银翘散治疗肺卫表热证,是吴鞠通在"治上焦如羽,非轻不举"原则下制订出来的。吴鞠通组方用药,治卫、气忌犯营、血,治上焦忌犯中、下焦,这一原则在《温病条辨》中多处可见。通气散是王清任治疗瘀滞耳窍耳聋方,由柴胡、香附、川芎组成,属通行肝经气血之方。病证如属肺经风热,不需"宣通少阳经气";如属少阳经热,那也该用小柴胡汤一类的方剂,而非银翘散合通气散。凡事不外理,理不能通,故"终不能悟"。

时下,中医开合方大方似有流行趋势,美其名曰"复方治大病",历史上不也有先辈用药"如韩信将兵,多多益善"嘛!于是临证处方,动辄便是数方相合,药味不下 16 味或 20 余味。笔者曾抄过一张某名医的大方,52 味药,需两张处方才能写得下,很难说是擅用合方还是滥用合方。不过,"广络原野,冀获一兔"之嫌总不能排除。如真有这一嫌疑的话,原因何在?不会用单方,对单方方证掌握得欠缺,似是唯一的解释。笔者认为,临床医生的基本功在于对单方应用的熟练掌握,合方的使用只是在必要时。不会用麻黄汤

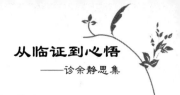

"我们相信中医,但实在找不着会看病的中医,我们只能用西药。"一位患者这样说。我不知道"汗颜"是什么意思,但我突然想到了这两个字。

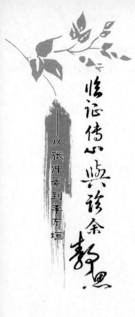

方和桂枝汤方的医生,很难想象能用得好桂枝麻黄各半汤方。

由合方治病联想到"寒温统一"和"中西医结合"。伤寒、温病的统一倾注了诸多学者的心血,但收效几微,原因似与"不适时宜"有关。正如一位先辈所说:现在的关键问题是分清伤寒和温病,而不是急于统一。是的,当临床医生面对一外感病,无法辨清伤于寒还是伤于温,又不能正确使用六经辨证或卫气营血辨证时,谈何"寒温统一"? 统一的结果只能是让一部分医者再也不用花精力去学习辨伤寒、温病了。环视周匝,会治"感冒"的中医还有几人? 能做到"汗出脉静身凉,止后服"的中医还有几人?

中西医结合,风风雨雨、轰轰烈烈走过了几十年,回头一看,竟然不认识了中医。同样的道理,没掌握中医,谈何中西医结合。因此,目前的关键问题是,要分得清中医、西医,要明确中、西医各自的特点和异同。中药加西药并非中西医结合,用西医思维、理论指导使用中药也非中西医结合。中西医结合的前提,至少应有一批真正精通中医理论和临床的学者,并使中医得到长足的发展。

神秘的中医

中医治疗的积极面在于希望可以协助恢复人体的阴阳平衡,而消极面则是希望当必须使用药物来减缓疾病的恶化时,还能兼顾生命与生活的品质。

提到中医,在普通人的心里,肯定会想到两个字:神秘。

中医说医易同源,说天人合一,说阴阳五行,说气血精神……说的都不是一般人能听懂的话。

中医三指摸脉,更神秘。一根血管上能摸出生与死。

其实,我越来越觉得,中医特别朴实,特别接近我们的思维,接近我们的生活,远不像我们想象的那么古老,那么神秘。

那,老百姓不能理解中医的原因何在? 甚至于学习五年的部分中医本科生都不知道中医是什么,原因何在?

也许原因很多,但我想到了其中一个原因,就是我们好多的中国人正在变成外国人,于是就不能理解、接纳中国人很容易理解和接纳的中医。

我们每个人都会随季节、气候来增减我们身上的衣服，我们的心情也会随季节、气候的改变而变化。这就是天人合一。有哪个人能不受季节、气候的影响吗？

我们口语中说阴气沉沉、阳光灿烂，物理学中有阴极、阳极。中医中的阴、阳二字与这里的阴、阳二字完全同义。阴、阳与古老、神秘、迷信有关吗？

我们口语中常说的气色不错、血气方刚、精神十足、神采奕奕，中医学中的气、血、精、神四字

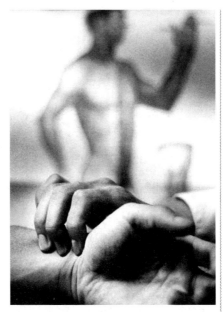

与这里的气、血、精、神四字完全同义。是中医不容易理解呢？还是我们理解不了汉字？

天气忽然变冷，受凉了，全身不舒服，打喷嚏。生姜熬汤，趁热喝下去，感冒好了。

天气燥热，喝水太少，咳嗽，嗓子干。鸭梨熬汤，搁点冰糖，温凉喝下去，咳嗽好了。

女孩子食冷受凉，小肚子常觉冰凉，结婚后不能怀孕。用小茴香研成面，每次服半勺，一段时间后，小肚子暖了，怀上孩子了。

天热上火，牙痛口疮。拿黄连泡水喝，火下去了，牙也不疼了。

中医治病就是这样朴实，有神秘吗？很好理解，很好接受。

古人在医案里记录了这样一个案例。说患者患"臂痛"，用多种办法治疗都不好。后试用一法，"将痛臂夜令室人以热体偎之，数日而愈"。这一案例充分体现了中医的治法精神。如您有"臂痛"，或者"腹痛""腰痛"等小疾，不妨一试，必效。

中医摸脉象，西医数脉搏。前者注重"象"，后者注重"数"。

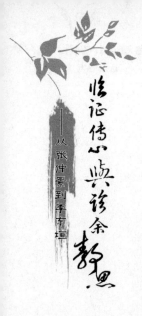

脉以候阴阳。脉象中摸到的是病人体内的阴阳变化,而摸不到头痛、腹胀,也摸不到高血压病、糖尿病。猜到的和摸到的毕竟有别。当然,二者混淆的直接好处是使医者"神奇"起来。

凭脉下药总不如四诊合参下药稳妥。望、闻、问、切四诊,各有功用,也并非切(脉)诊最为重要。三指一按,闭口不问者,无非自抬身价而已,甚或是"懒"。当然,即使不问,也非单靠脉诊,尚有目望、耳闻。

无脉下药更是不可。处方凭证,而证的确立,必须脉象支持或不反对。常见西医方已开出却"忘"了摸脉。如遇未摸脉而开出之方,断不应服。

脉象可摸是否有孕,远不如早孕检测准确。脉象可断生男生女准确率约50%。

说到中医的神秘之处,应当首推脉诊。老百姓叫"号脉"。

中国老百姓坚信,中医的至高境界在于"号脉"。

学医之初,我也是这样认识的。乡亲们说,你要学会了号脉就了不起了。父亲说,老中医号脉能定生死,你一定要学好号脉。我在这样的鼓励和期许下,也坚信自己一定能学会、学好号脉。

但生性愚钝,脉诀是决计背不住的。抱着一本《濒湖脉学》狠劲琢磨,似有收获。但三指一搭病人的脉搏,又傻眼了。没有明白指下是什么脉,倒是明白了什么叫"心中了了,指下难明。"

赵绍琴教授家传的四步取脉法很有新义,说理又明,似可师之法。于是抱着一本《文魁脉学》狠劲地读了起来。书旁很正规地摆着笔记本和钢笔,边读边思边记。可洋洋洒洒,读完一浮脉就觉得头昏乏力,兴味全无,只好作罢。至今都没有读完《文魁脉学》。

跟师学习,眼瞅着老师三指一搭,一言不发,稍候片刻,提笔处方,那潇洒劲儿在我看来,绝不亚于武侠小说中的剑客出剑。或一手夹烟,一手搭脉,随意说上两句,都是患者的病苦所在,围聚的患者家属及弟子们啧啧称奇,赞叹不已。但,绝没有老师愿意在弟子面前道破号脉的秘诀。

曾有一段时间也试着三指一搭,力求号出患者的病痛,但经常是有中

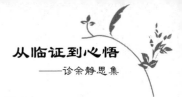

有不中。此后,在读书时也非常留意对脉诊的记载和论述。但临证多年,至今对脉诊没有做到"学好",单凭脉诊省去问诊,仍然开不出处方。也许是不求上进的天性使然。

不但省去问诊开不出处方,即使在病历本上记录脉象,心中也常有模棱两可的感觉。自己心里明白,自己记录下来的同一脉象,在不同的患者身上,也许号脉时的感觉是不一样的。

有一本书叫《医经秘旨》,很薄。作者是明代医家盛寅,丹溪学派传人,作过御医。书中写有这么一句话:"问病然后察脉,以病合脉,其脉得,其病亦得"。

"以病合脉",得脉也得病。仔细品味这句话,脉的号出需要与病合参。倒过来的意思就是不合参是号不出脉的。这,难道是号脉的"秘旨"?这句话难道真的道破了号脉的天机?!

> 脉的号出需要与病合参。

那么,一言不发号脉处方,有没有一丁点儿骗人之嫌?

视、触、叩、听,有听无问;望、闻、问、切,有听(闻)有问。中医似乎比西医更重视问。

西医也重视问,从主诉到现病史、既往史、家族史、个人史、婚育史等,详细程度不亚于进入公安局的问。只是,临床医生经常偷懒。

中医对于问,也重视现病史、既往史等,但更具特色的是对个别症状的"死缠烂打",让病人感觉"问得好烦呀!"比如,口干不干?想不想喝水?想喝凉还是想喝热?想多喝还是少喝?中医较西医更注重病人的主观感受(中医把病人当活人看待)。

> 中医是在对整体阴阳状态的把握下进行治病的。

还有,中医不单问局部症状,全身症状都有可能会问。病人经常奇怪,"我治嗓子疼,你问我月经干吗?这属于我的隐私呀!"这是中医辨证的必需。中医是在对整体阴阳状态的把握下进行治病的,这是中医的长处。

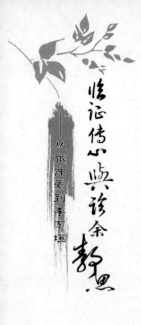

药是一把双刃剑

随着医学的发展,医源性疾病越来越引起社会的关注。

中医不说医源性疾病,中医说"药邪",这是中国古人很久就注意到的。

一个人健康意味着正气充足。正气不足,邪气外侵或内生,意味着得病。这是中医在发病学上的认识。

药是治病的,邪是致病的。药不治病反而致病,或者药既治病也致病,药就变成了邪,变成了"药邪"。

时下似乎有这么一种认识:中药是没有副作用的,纯中药制剂意味着安全无毒副作用。

这种认识正确的前提是用对了中药,也就是所用的中药是对证的。用错了,可能不只是副作用的问题。

有的药邪是明显的,有的药邪是隐蔽的。

可怕的是隐蔽的药邪!

听老人说,鸦片是可治百病的灵丹妙药。肚子痛,拉肚子,全身不舒服,只要用一点,马上就好。可是,大家都知道,鸦片只能让人短寿。

急功近利,立竿见影,医患皆大欢喜。不论中医还是西医,医生手中的"鸦片"还少吗?

但,与医学辉煌极不相称的现象是:能无疾而终其天年的人很少!

古人说:"人之死于病者少,死于药者多。"

古人也说:"其实伪君子之害,更甚于真小人也。"

用药要先知毒副作用。

一女40岁,膝下一儿一女,生活幸福美满。1个月前因咽部不舒就诊于医院,诊断为"甲状腺功能亢进",医生给予"他巴唑片"10mg,日3次,口服;

"甲亢平片"10mg,日3次,口服。昨晚入睡前自觉咽痛,寻思可能要"感冒"了。半夜咽痛甚,自服"复方阿司匹林片"1片,今日凌晨,咽痛剧烈,发热,周身乏力,就诊于医院急诊。查:体温39.6℃,脉搏105次/分,咽黏膜充血肿胀,双扁桃体(－)。血常规提示:WBC 2.0×10⁹/L。诊断为"粒细胞缺乏性咽炎"。请血液科会诊,建议行"骨髓穿刺"检查,同时给予抗感染、支持疗法。但患者病情进行性加重,于下午2时半抢救无效死亡。

"他巴唑片"为抑制甲状腺素合成药物,常用于治疗"甲亢",常可见关节痛、体温升高、毛发脱落、呕吐、腹泻、头痛、肝功能障碍等毒副作用,但最严重的并发症是粒细胞缺乏症,用药期内需定期查血常规。当一旦发现粒细胞低于$4.0×10^9$/L时,必须立即停药。因粒细胞减少至$2.0×10^9$/L及更少时,机体任何部位的炎症都不易得到控制,且可危及生命。不知是患者没遵医嘱,还是医生没出医嘱,一个不该结束的生命结束了。

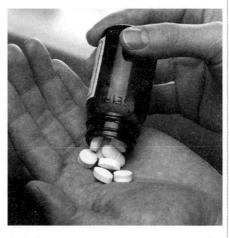

西药最大的特点是成分清楚,靶点明确,针对性强,用于对抗性治疗。因此,每种药物都有其固有的毒副作用。据统计,西药中,除阿司匹林应用了100多年,磺胺应用了70多年之外,几乎没有哪种西药寿命超过30年的,往往上市几年甚至几个月就因毒副作用被淘汰。基于此,医生用药当慎之又慎,先明其毒副作用,尽最大可能避免或减轻。毕竟,轻病治重、治死并不是为医者之天职!

中药误用多由"治病"所致。

中药的毒副作用近年来经常被媒体炒得沸沸扬扬,除中医被误解之外,医生临床用药也受到了诸多限制,如开12g姜半夏必须双签字才能拿到药。实际上,中药毒副作用的产生多由误用引起,正如古人所说:"药之害在医不在药。"

中药是治证的,必须在辨证的基础上使用。中药误用多由"治病"所致。

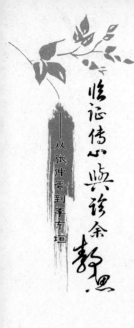

一男子慢性咽炎，服六味地黄丸 20 盒，咽炎不愈，反增腹胀、纳呆。用错药了，六味地黄丸不治咽炎，只治"肾阴虚"证。

一男子慢性胃炎，服干姜粉胃胀不减，反增咽干、牙痛。用错药了，干姜不治胃炎，只治"胃寒"证。

一男子阳痿，服龟龄集酒，症状不减，反增口苦、咽干、目赤、周身不舒。用错药了，龟龄集酒不治阳痿，只治"肾虚"证。

一男子感冒，服羚翘解毒丸，感冒不减，反增声音嘶哑。用错药了，羚翘解毒丸不治感冒，只治"风热表证"。

一小儿反复感冒，家长用人参炖菜、煲汤，小儿感冒更频。用错药了，人参不预防感冒，只治"气虚"证。

一老人脑血管病，服安宫牛黄丸，病更甚，目直口张，气若游丝。用错药了，安宫牛黄丸不治"脑血管病"，只治"热闭"证。

轻剂可以去实

病人经常会说："给我开的剂量大一些，好得快。"

也经常会说："某某医敢用药，一剂药下一斤多，厉害！"

医生也经常会说："三五克能管啥用，量小不治病。"

有学者考证过，《伤寒论》原方剂量是后世医惯用剂量的 10 余倍。临床按原剂量使用，用"小柴胡汤"，柴胡一味的用量是一百多克。

有的处方中可见通草 30g，木蝴蝶 15g。如果配 7 剂药，可够司药者忙乎一阵子了。

我不能确定剂量和疗效的确切关系，但我知道部分经方小剂有捷效，也知道李东垣的大部分方剂必须小剂才能显效。

上海名医丁甘仁曾说过："轻剂可以去实，为好用重剂者所不信。"

大家都听到过日本人说的一句话："方剂不传之秘在于剂量。"没错，同样的药物组成，剂量不同，也许作用完全不同，甚至也许是不同的两张方剂。

　　古人学医，抄方是很重要的一个过程。而现在的中医实习生，有一部分学生从不抄方。一看就懂，抄有啥用？有用。抄方的作用之一就是学习老师方中剂量的使用。甚至于老师"口授"代替不了抄方。

　　小青龙汤方的剂量，有医家主张严格按照《伤寒论》书中的剂量，更多的医家主张随证使用。即使是按照原书的剂量，由于剂量折算方法不同，结果也大不相同。在历代留下来的名医医案中，我们能看到有用大剂量的，如麻黄用到 30g，桂枝用到 30g，细辛用到 30g。也有用小剂量的，如麻黄仅用 3g、1g，甚至 0.5g。当然剂量的问题还涉及方中各药剂量的比例问题。

　　难学！难把握！能不能把方中的剂量标准化、规范化？可能吗？如果可能，我们很容易就成大医了！

　　我在使用小青龙汤时，多用小剂量，我体会小剂量一般能起到应有的作用。剂量过大反有伤阳气、耗阴精、拔肾根之嫌。千万不要迎合病人的要求加大剂量。

　　老子说："柔弱胜刚强。"我在想，中医临床处方用药也存在柔和刚这两条路子，并且这两条路子都能走得通。但从境界来讲，柔的境界要高于刚。

　　当我们使用药少、剂小的处方能治好病，何必用药多、剂大的处方呢？有如中国武学中，上乘武功往往不依靠蛮力，而是依赖巧力、柔力。

> 当我们使用药少、剂小的处方能治好病，何必用药多、剂大的处方呢？有如中国武学中，上乘武功往往不依靠蛮力，而是依赖巧力、柔力。

从学方到藏方

一、学方

　　实习抄方，部分学生最关心的是老师有什么好的方子，怎么能跟老师

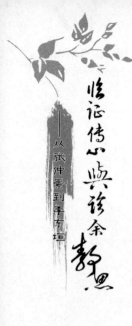

学到几首得心应手的奇效良方。部分老师也会教给学生几首自己惯用的、有效的经验方。一年实习结束，个别学生会带着多位老师的多首验方满载而归。

但，当学生真正上了临床，在使用这些验方的时候，突然发现在老师手里灵验的验方，在自己手里一点儿也不灵验，并且屡试屡不验。为什么？百思不得其解。

问题症结在哪里？也许我们实习期间太过于急功近利，太看重方剂了。当然老师也有意无意犯了同样的错误。试想想，老师的验方再好，真能好得过我们《方剂学》教材中的那些方剂吗？当我们连二陈汤、四君子汤、四物汤、平胃散、越鞠丸等这一类方剂都不会使用，而去妄谈、妄学什么治胃炎验方、治肠炎验方、治心脏病验方、治月经不调验方等，能行吗？有用吗？学生总在抱怨教材中的内容不适用于临床，老师也在有意无意指责教材内容，忽略对基础理论和基本知识点的系统和扎实掌握。于是，使用大方验方的医生越来越多，会用小方、灵活辨治的医生越来越少。

经常有学生问我：老师，治某某病有啥好方子？没有，对证的都是好方子。同一个病，虚可致，实可致，寒可致，热可致。"胸无定见"，便是良方。

我曾经跟过一位老师，老师对我的影响非常大，但我至今临床处方上一点儿都看不出有老师的印痕。

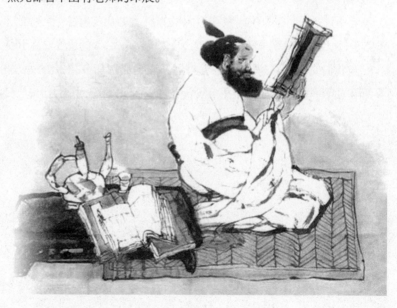

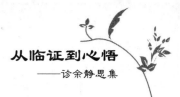

过于注重对方剂的琢磨,使我们在临床上经常坐井观天,管中窥豹。

比如治疗脑梗死、心肌梗死。我们把过多注意力搁在了活血化瘀上,我们在活血化瘀方面找到了很多奇方良药。于是我们很少会去思考血为什么会瘀。即使去思考了,也可能只会考虑到气虚,并且治疗仍然以活血化瘀为主要治法。最基本的也许是最多见的,比如"寒主收引",寒凝即可引起"梗"。而很多医生已经实在是想不到,如果不用血药,单用治寒邪的气分药能治"梗"。不单是想不到,更是不能理解了!

从古至今,中医书籍载有多少方剂,不得而知。但有一点可以肯定,一个人穷一生精力是学不完的。孔子做学问"一以贯之",我们学方用方是不是也应该向孔子学点?

李阳波在《开启中医之门》和刘力红在《思考中医》中都提到了《皇汉医学丛书》中的这么一段话:"医有上工下工,对病欲愈执方欲加者为下工。临诊察机,使药要和者,为之上工。夫察机要和者,似迂而反捷,此贤者之所得,愚者之所失也。"

理法方药,理法居于方药之前、之上。学者宜深思。

二、用方

记得上中学时,数学老师要求我们背诵公式、定理,反复强调:"只有死记,才能活用。"

这句话也同样适用于对方剂的学习、方剂的使用上,活用方剂的前提是熟记、死记方歌。

死记容易,难在活用上。

学会了治疗风寒感冒用荆防败毒散,疗效欠佳时,见别人用九味羌活汤、麻黄汤等方有捷效。

惯用银翘散治风热表证,疗效不佳时,见别人用升降散、小柴胡汤有捷效。

明明是桂枝芍药知母汤证,可用药不灵,而别人用桃核承气汤立竿见影。

慢性咽炎,咽干求饮,玄麦甘桔汤始终不效,而别人用补中益气汤竟然咽干得解。

用方难! 学中医难!

难道无规矩可守?

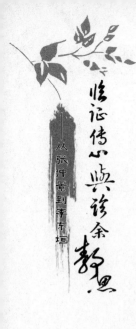

有。有方证规范化的书，有用方标准化的书。可读这类书再多，总有一天会感悟到：无用。

那临证用方是不是没有凭借？

有。只是需要四诊合参，平脉辨证。

比如，麻黄汤方的使用，见恶寒、发热、无汗、头身疼痛、脉浮紧，可用。脉不浮紧不可用，发热不恶寒不可用，有汗不可用……但脉偏浮之寒闭失音而无寒热、疼痛者倒可用。

对于脉症对用方的作用，有支持、不反对、否决的不同。并且不同情况，可能同一脉或症对同一方使用的作用也不同。

古人对方剂的使用上，用执持与圆活来阐述其辨证的统一。张景岳在《景岳全书·新方八阵引》中写道："夫意贵圆通，用嫌执滞，则其要也。若但圆无主，则杂乱生而无不可矣。不知疑似间自有一定不易之道，此圆通中不可无执持也。若执一不反，则偏拗生而动想左矣。不知倏忽间每多三因难测之变，此执持中不可无圆活矣。圆活宜从三思，执持须有定见。既能执持，又能圆活，其能方能圆之人乎。"

既执持又圆活难，而圆活中执持，执持中圆活更难！

三、接方

清代医家陆九芝说："书本不载接方，以接方之无定也。然医者全在接方上见本领。"为医者，当然要显示于能"见本领"之上，故接方在临床上就显得重要了。

张仲景在《伤寒论》里记载了不少接方，接方的依据是脉证，正如书中第16条写到："观其脉证，知犯何逆，随证治之。"

初涉临床，最要紧的是如何能开出一张能见效的处方。临床稍久，常犯难的是下一张处方如何开，无论前一张处方是有效还是无效。

有人说，接方何难？总以证为转移。话虽有理，但证有微著之别，治有先后之序，临证远比理论复杂！

看看《伤寒论》中张仲景接方：

第24条："太阳病，初服桂枝汤，反烦不解者，先刺风池、风府，却与桂枝汤则愈。"药后见反烦不解，但认定并非误治，接方仍是桂枝汤。

第26条："服桂枝汤，大汗出后，大烦渴不解，脉洪大者，白虎加人参汤

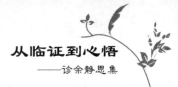

主之。"药后证变,方亦随变。

第100条:"伤寒,阳脉涩,阴脉弦,法当腹中急痛,先予小建中汤;不瘥者,小柴胡汤主之。"处小建中汤方时已预知当以小柴胡汤接之。

第103条:"太阳病,过经十余日,反二三下之,后四五日,柴胡证仍在者,先与小柴胡汤;呕不止,心下急,郁郁微烦者,为未解也,与大柴胡汤下之则愈。"用方先后,次第井然,可谓成竹在胸。

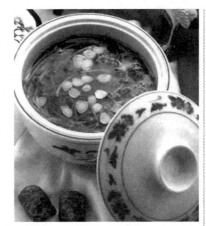

……

中医有句口头语:"效不更方"。接方真有这么简单,医生也就不头痛了!

曾治一感冒患者,壮热、恶寒、头身痛、脉浮紧,半剂麻黄汤,汗出症减,口干微咳,接方桑菊饮一剂,愈。经方也可转时方。

曾治一喘家,血府逐瘀汤三剂大效,接方金水六君煎。治标转向治本。

曾治一耳鸣患者,柴芩温胆汤见效,苔腻已化,接方益气聪明汤。治实转向治虚。

曾治一中风恢复期患者,附子理中汤久服未见明显效果,接服附子理中汤。不效不更方,无过便有功。

曾治一肺癌晚期患者,每诊皆更方,三月无一重方。调理最显周折。

……

干祖望医案中有"朝承气、暮理中"之语!

四、方效

哮喘病是多发病、难治病。临床所治,有效佳者,有效差者。常见被他医长期误辨、误治者,估计他医也会见到自己长期误辨、误治的患者。于是,总想提高自己治疗哮喘的水平。

抽闲逛书店,买回张家骏教授著的《哮喘防治策略》一书,看看大家们有什么可供借鉴的策略。一口气读完,洋洋洒洒,似有收获。不过,合上书的

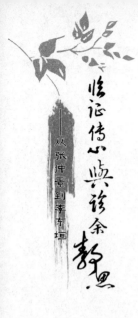

时候，最想说的一句话是："千方易得，一效难求"。也许与最后看的一部分是方剂内容有关。

书中列有历代治哮名方 100 首，直看得眼花脑涨。这仅仅是作者有意选择的 100 首，历代治哮名方何止 100 首。但 100 首就足以让读者头大了。而临床实践中，具体到某一个医生，究竟能会用、活用且疗效确切的治哮方剂能有多少首？

方与效的对应，当是临床医生学方的终极目标。

五、偏方

"偏方治大病"，这是老百姓熟知的一句俗语。

诸多中医专业书中也这样说。

老百姓也经常用偏方治大病。如冰糖梨水治咳嗽，生姜红糖水治感冒，葱须花椒水治扭伤，陈醋泡蒜治鼻炎，小茴香研服治经病等。并且大多会认为安全稳妥管大用。

但，梨水会加重肺寒咳嗽，姜汤会加重风火感冒，小茴香只治宫寒经病而不治宫热经病……这些是容易被忽略的。

一女咽部不舒，日久不愈。被人告知买五角钱的山豆根煎服可治好。于是自行买了一元钱的山豆根（后得知为 30g），取一多半水煎顿服。于晚上 9 时服下，移时开始剧烈呕吐，次日凌晨 4 时渐昏迷，经医院抢救无效，于第三日上午当笔者去医院时已死亡。

老百姓都认为中药来得慢，中医无副作用。真的错了。中药一点都不慢，也不是没有副作用。古代能让人立刻吐血而亡的毒药都是用中药制成的。

这就是偏方，成也萧何，败也萧何。既然是"方"，就得在医生（中医）指导下使用。中医绝没有沦落到"妇孺皆通"的地步！

古人说："凡事最忌耳食，孔子所谓道听途说也。"

六、藏方

即收藏有效的处方。

民间每有藏方的习惯。方便病症下次出现再服。也有施于他人以治类似病症者。收藏多了，也可整理成一个小册子流传于世。

但藏方者每多不知医。多对病、对症用方。

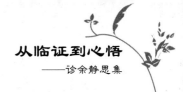

病、症与证的关系,比如胃溃疡病引起胃痛,在某一个病人身上表现为寒火证。这里的病是胃溃疡,症是胃痛,证是寒火证。

中医方剂主要是治证的。

只有中医才能认识证。

读《新安医籍丛刊·论医汇粹》见有如下一段话:"病家每请予写方到手,只照原方连接服之,略不加减,殊不知病有变易,药有变通,始终执一不变,多致不效,是自取死也。"

不是说藏方。言语也不免俗。

曾治一牙痛患者,开泻黄散一方,患者每次牙痛照方服用皆有效。其邻里、亲朋皆相传抄以藏。

但,泻黄散方不治牙痛,只治脾经伏火证。

不论什么病、什么症,只要是脾经伏火证都可用泻黄散一方。

医生面对的是患者

总是大谈特谈天人合一、整体观念,对局部病变的认识"严重缺乏",这是中医致命弱点之一。

总是与人文的、哲学的内容掺杂混合,无法剥离出一个纯粹科学的内核,这也是中医致命弱点之一。

难怪有人说天有天道,人有人道,病有病道,医学的对象是疾病,扯上"天人"还要冒充科学?!

"我们面对的是患者而不是局部病变。"这是北京大学人民医院心脏中心胡大一教授的一篇文章题目,见于《中华内科杂志》2008年第4期。不用读内容,单单这一标题都会对临床医生产生触动。医学终归是要由治病回归到治人的!

文中也写到:"没有人文的回归,没有哲学的思考,难以实现现代医学的腾飞。我期盼和呼吁医学在新时代回归临床。"

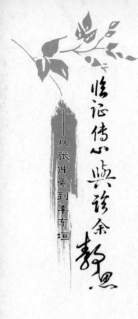

中医，真的是未来医学的发展方向？！

中医，真的可以不跟在西医后面奔跑？！

板蓝根抗病毒，黄连抗炎，五味子降酶，蝉蜕抗过敏……某某方降脂，某某方保肝，某某方抗纤维化，某某方改善微循环……我们还要继续努力干下去吗？

胡大一教授只是提到了"人"的层面，会不会过几年、十几年、几十年又提到了"天"的层面？！

有一小点遗憾，似乎胡大一教授提出如此正确论点的前提与中医毫无关系。他的论点灵感来源于外国人："世界心脏联盟主席、美国心脏协会前主席、纽约 Mount Simai 医学的 Valantin Fuster 教授最近强调：现代的复杂技术并不能代替整体的心脏病学！"

医学是在临床中学到的，患者是医生最好的老师。没有患者的配合，书本知识很难转化成真正的临床知识。笔者治疗咳、喘、哮三病，小青龙汤方为常用方之一。回想起来，非常感谢一老一少两位患者。

一3岁患儿，发热，咳嗽，痰鸣，唇暗面青，舌淡苔滑，脉浮弦数。辨为内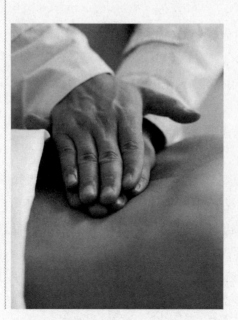饮外寒，投小青龙汤方，一剂热退喘止，三剂诸症全失。此后，患儿每遇外感很快出现气紧，甚则喘鸣，每投小青龙汤方皆有奇效。随着患儿年龄日增，气紧，喘鸣稀发，外感常见发热，咽痛，咳嗽。但投用银翘散方、桑菊饮方、小柴胡汤方等，疗效皆差，必投小青龙汤方始愈。热象明显，投小青龙加石膏汤方。患儿今已 10 岁，累计服用小青龙汤方及其加减方无数。翻阅近八年来患儿的三本门诊病例,每次都有奇效,而偶见他方,皆记录效不显。从这一患儿身上体会到什么是"素有寒饮内伏之人",体会到治疗寒饮内伏,治疗寒饮内伏之人新感,舍小青龙汤方别无良方。

一老人带其孙儿来门诊看病多次。孙儿病愈,要求为自己诊脉处方。问及老人患"老慢支"10余年,每年天冷即发咳嗽,痰多,胸憋,次年"立春"之后渐缓解,服用中西药物无数,近几年似有加重趋势。诊见咳嗽时发,晚上较白天为多,痰白易咳,胸闷胸憋,形寒肢冷,口和不渴。舌质淡暗,舌苔薄滑,脉细弦。辨为寒饮困肺,处以小青龙汤方散寒化饮,嘱其热服。患者服药4剂后复诊,自诉药后感觉:我服过很多中药,从没有过这种感觉。药液下咽,须臾胸中一团热气弥散,胸闷胸憋立解。从这位患者对药效体会的描述中,我悟到了小青龙汤的治疗作用主要在于温通、温化。于是在之后的临床中,我用小青龙汤方时,主要考虑的并不是散寒,也不是化饮,而是温通。只要有考虑需要温通时,不论有无表邪,有无饮邪,有无正虚,皆以小青龙汤为主方,随证加减化裁,多收佳效。

医生责任之大,古人多有述及,因人死是不可复生的!医生之误,疑难或不易避免,但不经意间的误诊、误治实属不该。为医者,医德、医术俱需兼修。

一女性患者,年届七七有余。鼻塞数月,当地医院诊为"慢性肥厚性鼻炎",欲行"下鼻甲部分切除术"。患者欲找可信之人手术,经同学介绍于余。诊见:右侧鼻塞,持续性,涕不多,嗅觉正常,无头痛,纳可,便调,身无不适。查:右侧鼻黏膜暗红,右下鼻甲黏膜肥厚,右鼻腔不畅。而左侧鼻腔未见明显异常。反复询问左侧鼻腔并无鼻塞。建议其暂缓手术,局麻下于右下鼻甲取活检。次日右侧鼻腔尚有少许渗血,患者颇有不悦之色。一周后,病检结果回报为"恶性变",转"肿瘤医院"手术。

真不敢想盲目行"下鼻甲部分切除术"的后果。

学生问:"为何想到恶性变?"答:"教材中有'单侧鼻塞,小儿注意鼻腔异物,老人注意鼻腔肿瘤'这类说法,老师讲课及考试多会提到,无奈医者执意误人,不去理会罢了。"

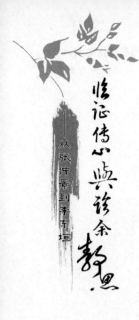

一医开出"野山参",患者四处找寻不着,只好托人去东北买到后捎回来。

一医开出"油桂",并强调普通肉桂不能用。家属跑遍城内所有药店,都未能买到。一月后患者都没能用上药。

一医救治一目呆口张、神识昏糊的中风患者,开出"安宫牛黄丸",并嘱咐一定要用有"犀角"的,在民间能找着。等一周后终于在私藏家手里买到了,但患者也归西了。

鲁迅说"中医是有意无意的骗子",其中有一条理由便是用药上"刁难患者"。患者及家属本已被病所累,有谁希望再"被医所累"。医之职责本在"解累"而非"加累"。

曾见一医治一患者数诊无效时,在患者面前埋怨药材质量太差。药材质量,多数今不如古,这也许是事实。但患者及家属关注的并不是中药的质量,而是身患的病痛。医生解决不了患者病痛时不应有任何理由和借口,唯一能做的是自省。如果真如你说药材质量不过关,你能做的除了提高药材质量外,便是拿质量稍差的药材或者替换他药治好患者的病痛。

都是思维惹的祸?

和一位中医博士聊天。

他说,在他脑子里脏腑应该是一种模型,是一种立体的球形。他正找一位计算机博士帮他造出这种模型来。

我说,再好的模型都是有形的,中医的脏腑应该属于"形而上"的范畴。

他说,即使是"形而上"也必须得通过有形来表现吧。

我说,是的,但看待这种有形必须用"形而上"的思维。

他说,是什么思维。

我说,最起码应该是"二"的思维,阴阳的思维。只有站在阴阳的高度才

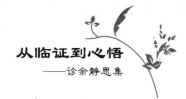

能得窥中医的奥秘。

上大学时在图书馆翻阅过清代医家高秉钧的《医学真传》,当时并没有看出有什么精彩之处。近来手头无好书可读,顺手翻开《医学真传》随意浏览,无意中被一段话吸引:"六淫外感之说,其多不得其解,谓人外感天之六淫则为病,则孰知其非也。……总谓六淫在人而不在天,凡有所病,皆本人身之六淫,而非天之六淫也。"这段话所要表达的观点与我们中医院校所用教材的观点是不一致的。我们通常接受的认识就是"人外感天之六淫则为病。"这种认识上的差异(可称作"同中之异")经常能使我隐隐感知到,今天中医后学者们的思维和古代中医大家的思维是存在差异的。这种思维上的差异隔阂了我们与古代先圣后贤们的交流与沟通。

再想到金元医家李东垣用"藏气法时"构建"内伤脾胃学说",书中的春、夏、秋、冬四时,并非单纯指自然界的四时,更多的是指人体内的四时。人体内的四时与自然界的四时相通应,但并不等于、并不是同一个四时。东垣"清暑益气汤"方中的"暑"字,我们也不应该理解为自然界"暑天"的暑。

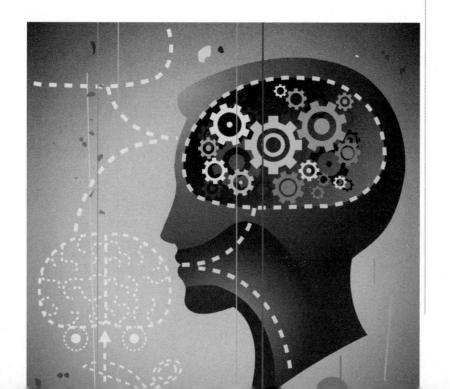

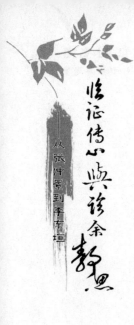

再往下联想。"阴阳中复有阴阳",这是我们可以理解和接受的,可以说这是中医理论中不需要证明的"公理"。那么,我们试着把这一理论套用于张仲景《伤寒论》的"六经"上,结果会如何? 我们会大吃一惊:太阳中又有六经,阳明中又有六经,……"六经中复有六经",三阴三阳又可以无休止地分下去! 这样想来,我们还要费尽心机绞尽脑汁继续研究三阳三阴的实质吗? 什么经络说、脏腑说、八纲说、阶段说、六经形层说、六区地面说等,还有意义存在吗? 是否我们可以用这种思维去理解太阳病篇、阳明病篇、少阳病篇、厥阴病篇以及阴阳易差后劳复病等篇中都有小柴胡汤证出现?

也许有人会说,你不可以这样想,中医不可以这样想,如果这样想来我们就没有办法用六经辨证用方治病了。我上中学时最头痛的一门课程是"数学",尤其是"立体几何",思维中缺少那种应有的延伸。我无法想象得到"六经中复有六经"是不是能行得通。但,他山之石,可以攻玉。前人似有类似行得通的例子,那就是"五行中复有五行"在临床上的应用。

既然"阴阳中复有阴阳",那么顺理成章,五行中也可以"复有五行"。明代医家张景岳在《类经图翼》中说:"五行者,水火木金土也……第人皆知五之为五,而不知五者之中,五五二十五,而复有互藏之妙焉。"明确提出了"五行互藏"理论。明代医家周慎斋在《慎斋遗书》中直接提到"心之脾胃,肝之脾胃,肺之脾胃,肾之脾胃,脾胃之脾胃",并将其具体应用到临床。从这点上认识,也许李东垣在构建其"内伤脾胃学说"时,心中想到的脾胃并不在某一个特定的区域,要不然也不会说"肺之脾胃虚"、"肾之脾胃虚"这一类莫名其妙的话了。那么我们至少可以说,在李东垣、周慎斋等医家看来,"五脏中复有脾胃"是存在的,也是符合临床、能指导临床实践的。或许我们还可以这样说:由"五行中复有五行"衍生出来的"五脏中复有脾胃"这一认识,成就了一代大医李东垣的"脾胃学说"。

用中医思维解读中医,应该,必须,难!

穷一生精力而无法登堂入室,难道,都是思维惹的祸?!

这是一个有规矩、要求规矩与实现规矩的时代,"标准化"、"规范化"无处不在。

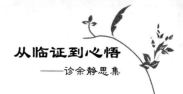

中医诊断要标准化，中医治疗要规范化，这是许多学者奋斗的目标。

规矩与方圆是有分别的，又是可以统一的。可是我们经常攫取规矩而忽略方圆。

《伤寒论》中的太阳病是阳证，当见阳脉，脉应该浮。太阳病中的表实证，脉象不单要浮，而且要浮紧，要有力。《程杏轩医案》中载有一案，大致是患者寒热头痛，和解不应；昏谵口渴，芩连不应；便秘经旬，大黄不下。面赤烦躁，无汗肤枯，而切脉细涩。投服大青龙汤 2 剂，治愈。

白虎汤证，应该有口渴，且必须有口渴。并且应该是口大渴，渴喜多饮。《程杏轩医案》中载有一案，大致是患热病，诸症皆符合白虎汤证，唯独患者不甚渴，只是"喜饮沸汤数口，稍凉即不欲饮"，不喜凉饮，不喜多饮。用大剂白虎汤，迭进十四朝，始热退神清。

使用干姜、附子的舌象应该是淡而润，绝对不可以舌红。《程杏轩医案》中载有一案，大致是患者畏寒发热，下体如冰，脉息沉细，饮沸汤尤不知热，而舌色如朱。先与小剂理中汤探之无碍，随用重剂六味回阳饮，数服病愈，舌色亦退。

脉细涩用大青龙汤，不喜凉饮、不喜多饮用白虎汤，舌红用姜、附，这是中医规矩的理论中不许可的。但，这是临床中客观存在着的。

临床需要方圆，也必须方圆。方圆应该建立在规矩之上。但，规矩往往会扼杀掉方圆。

扼杀掉方圆的中医临床是没有生命力的！

中医的标准化、规范化能把中医带到灿烂的明天吗？有没有可能会把中医带上一条不归路？

王清任，清代医家，以一本薄薄的《医林改错》独步医林。

推崇王清任的医家不少。

好用王清任系列活血化瘀方的医家也不少。

王清任影响了当代中医界对血瘀证的研究。王清任培养了一代又一代的名医。

但，过犹不及。

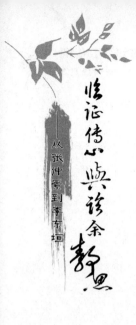

当前滥用活血化瘀方药的危害不亚于滥用抗生素的危害。

这不是王清任的错,但与过度推崇王清任的学术思想有关。

实际上,王清任不能算是一个地道的中医。

重视解剖被后人评为锐意改革者,而中医超越西医最重要的一点是对"象"的认识和把握,王清任缺少这一认识;王清任不会用桂枝汤;王清任仅仅是站在气血的高度,未达阴阳的高度。

并非苛求前贤,只是想说,对于一个医生,思维影响一切。

医之为道微矣

上门诊时经常会听到这句话:"大夫,我的病能除根吗?"

我能理解病人的心情,但短时间总也回答不好这个问题。

能?除非你去除了这个得病的器官或终止了这个得病的生命。

不能?那我在你这儿治疗有啥意义。

突然明白:为啥广告里总会用到"根治"二字。

聪明的人类善于搞高、尖、精的学问,对最普通、最浅显的道理易糊涂!

不是吗?长鼻子就可能得鼻炎,有咽喉就可能得咽喉炎,有胃肠就会得胃肠炎,这些病能不能除根还用问吗?

如果要说例外,有。扁桃体炎可以除根,割了扁桃体;阑尾炎可以除根,割了阑尾……那么,胃炎也可以除根了,割了胃?!那么,还可以割了鼻子?割了咽喉?

对了,死人不会得病!

是呀,我会得病说明我还活着!

一患,久病成医。因"过敏性鼻炎"求诊,处以半夏泻心汤方。谓从未用过此方,请解释。

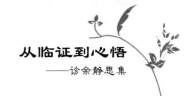

如何解释？我说,用方治病大约有如下三境界。

第一个境界是见病治病。如心病治心,肝病治肝,眼病治眼,鼻病治鼻。

第二个境界是心病不单治心,也想到了肝;肝病不单治肝,也想到了脾;眼病、鼻病不单治眼、治鼻,也想到了与之相关的脏腑、经络。

第三个境界是见病不治病,治人。明明是心病、肝病、眼病、鼻病,目无心、肝、眼、鼻,处方全在"人"字上着眼,着眼于大整体。这也就是我不治鼻"炎"、不治"肺虚"而处半夏泻心汤的原因。

不治鼻炎行吗?

那治鼻炎行吗?

不行。

既然治也不行,那索性不治鼻炎,试试。

应邀会诊一住院患者。女性,56岁,全身不舒。头晕头痛,耳鸣,脑鸣,咽憋,胸闷,脘胀,腹痛,纳差,大便不调,心悸,眠差,乏力懒动。住院20余天,未用药,病历中全是各种检查单和各科会诊单,但检查结果几乎全部"阴性",各科会诊意见均认为不属于本科病。主管医师查房告其"无病",回家调养。患者心里不能接受,神情悲哀,泪流满面地说:"我病得这么重,为啥检查不出病来呢?"主管医生和同病房的病友、家属都说,查不出来好呀,真查出个大病有啥好?但患者心里却接受不了。

应该承认,患者真的有病,并且病不算轻。但有病无病,应该是医生说了算,而不是仪器说了算。可悲的是我们的老百姓并不这样认为,于是不停地"找病",找不着"誓不罢休",人沦落为仪器的奴隶。如果诊病是由仪器完成的,那白衣也就好穿了!

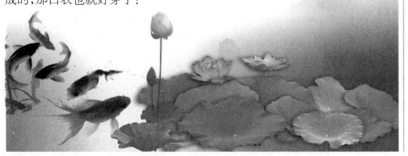

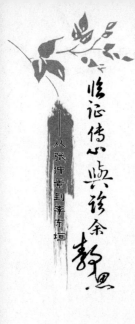

可喜的是最终患者及家人想到了找中医。可悲的是在"走投无路"的情况下想到的,并且仍然对没查出病来"耿耿于怀"。

余秋雨在《千年一叹》一书中说:"任何一种文明的复兴,都以自我确认为前提,而广泛的自我确认又以沟通和普及为前提。"

中医的复兴,路漫漫,需我辈努力!

首次接诊过敏性鼻炎患者,我多会问:"作好吃中药的打算了吗?"如果没有,我建议用西药。

对首诊的一部分慢性病患者,我也经常会问:"接受吃一段时间的中药吗?"在开中药前,我希望对方心理上接纳中药。

良药苦口难下咽,这是现实。让病人接受,让病人心诚,这是起效和坚持治疗的前提。

一边强忍着咽下色、香、味欠佳的药液,一边还在想,这能治了我的病?这就真治不了啦。人的情志活动会影响病变的发展。

心诚则灵。这与迷信无关。

当然,另一方面,开方者的心也要诚。一边开方,一边想着与开方无关的事,这个方也是无效的。

曾治一小儿,无论发热、咳嗽,每病都以小青龙汤方加减,佳效。他方效差。

曾治一妇人,极易感冒。每次感冒都以柴胡桂枝汤方加减,效佳,他方效差。

一男子"老胃病",每次胃病发作,都以半夏泻心汤方加减,效佳。偶患他病,也需以半夏泻心汤加减,他方效差。

类似这种用方用药法,临证并不罕见。学生每多不解,以为我好用某方,以至于偏执至滥用某方。因为这种用方用药法,似与教材上严谨的辨证论治法不能吻合。

近读《程杏轩医案》,见类似一案。案中述一人禀质多火,素患痰火,方

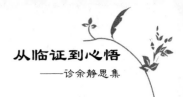

用生地、丹皮、麦冬、山栀、栝楼、黄芩、知母等味,发时服之即安,乃至他病亦服此方。一日患阴暑感证,投以附子理中汤不应,强服病反加重,而自服治痰火方竟愈。

当代部分学者提倡辨体质用药,很有见地,只是部分临床医生没有足够的重视。

"一方水土养一方人"。

《灵枢·异法方宜论》中讨论了居住在不同地方的人,由于地理环境与生活条件的影响,形成了生理上、体质上的不同特点,好发的疾病有别,治疗上也应采取不同的方法。表面上看,篇中讨论的主要问题是:"医之治病也,一病而治各不同,皆愈何也?"对曰:"地势使然也。"似乎是因地制宜,而"地不同"导致的结果是"人不同",本质上仍然是"因人制宜"。也许,人的不同体质对临床用药的影响之大,会远出于我们意料之外。

电话是从北京打来的。子女们带着老父亲去北京看病,找了不少专家,做了不少检查,结论是没啥大问题。可一向硬朗的老人,近几个月来突然体力不支,走路走快了都得歇息。子女们过得不错,都想让老人健康长寿,多花点钱不在乎,可怎么就查不出病来呢?无奈之下,找了一个中医专家,开了一张处方。心理仍然不踏实,电话中向我咨询,并且电话中告诉了我中药处方,询问是否可以服用。处方是这样的:生地 10g,麦冬 10g,当归 10g,苦参 10g,枸杞子 10g,珍珠母 20g,牡蛎 20g,浮小麦 30g,猫爪草 15g,黄芪 30g,太子参 20g,山药 20g,茯苓 10g,炙甘草 10g,白术 12g,合欢皮 10g,桑寄生 20g,大枣 3 个。

电话中我谈了我的认识。

1.老人的问题不小。电脑出故障可以是硬件故障,也可以是软件故障,而软件故障出现的几率远比硬件故障出现的几率大。人也一样。西医的检查(主要指仪器检查)多针对的是人的硬件系统,硬件系统没啥大问题不等于老人没啥大问题。

2.老人的问题主要是阳气的虚衰。留得一分阳气,就留得一分生命,这句话是适合老人的。这种阳气的虚衰,并不是阳气的暴亡,因此一般见不到

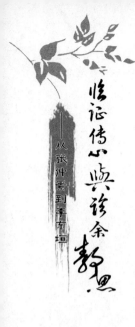

"亡阳"的典型表现,但同样也会引起死亡的。

3.这张处方是中西医结合的产物。这类处方,解决病轻的可以,病重的情况下经常会误事、坏事。生地、麦冬、当归、枸杞、太子参、山药的阴柔,珍珠母、牡蛎的潜镇,苦参的苦寒,会进一步伤损阳气。即使方中用了黄芪、太子参,也无济于事。因为老人的气虚主要是元气的衰耗,而不是肺气、脾气,补气药中只有人参才有补元气作用。

4.解决问题需要找纯中医。我没见过患者,但电话中我能感知到老人的问题也许是少阴病,也许使用经方最为合适。中西医结合的方法也许不适宜老人。

应邀诊治患者郝某,男,70岁。失眠近十年,长期服用安眠药。有"冠心病"病史十余年,有"心动过缓"。曾患"高血压病",持续服用降压药7～8年,但8年前"晕厥"一次后血压突然下降,停用降压药,至今血压波动于110～130/70～90mmHg之间。长期便秘,需服润肠通便类中成药维持。近来头欠清利,有时胸闷不舒,左口角易于流涎,左手指时有麻木感。舌质淡暗,舌苔薄腻,脉弦缓。证属胸阳不振,痰湿痹阻,先以化痰通阳宽胸为治。处方:全瓜蒌15g,薤白9g,姜半夏12g,陈皮12g,茯苓15g,枳实9g,竹茹12g,丹参12g,炙甘草3g。4剂水煎服。

处方后谈及下面几个问题:

1.患者一向喜欢运动,做自己喜欢的活动(如打网球)后自觉全身舒畅,这种锻炼合适吗?我的回答是不可以。患者现在的病情不可大意,核心问题在于心阳、心气的不足,剧烈和过度的运动会进一步损伤心气、心阳而加重病情。每天应该锻炼,但是应以和缓、适度为原则,不宜刻意去做,以"保养"最为重要。

2."西医对我的冠心病的评估还是比较乐观的,我的病不要紧吧。"我的回答是必须重视。血压不升反降是第一个信号,流涎、手麻是第二个信号。坚持较长时间服用中药是有意义的,也是必需的。

3."我长期服用三种治疗冠心病药物,前半年去北京看病,医生建议我尽早做'支架'治疗,我想听听你的意见。"我的答复是:冠心病是一个全身性的疾病,并不是单纯心脏的病变。西药治疗冠心病,有报道获益者仅为3%左右。置入支架,所谓的介入治疗,从长远看,获益也是极为有限的。坚持中药治疗,对改善病情、改善生活质量是有意义的,应该是不错的选择。

4."我迫切需要解决睡眠问题,可我发现你的处方中没有安神药,能不能加用安神药?"我的答复是:你惯用的安定类西药就类似于安神药。如果能解决引起神不安的原因,也许神自然就安了。

5.最后我提到情绪对身体和病变的影响是很大的。我们应该清楚自己身上的病变,接纳病变,重视病变,同时积极防治病变。但过多考虑病变应该是医生的事,思想开朗、豁达是很重要的。患者欣然接受。

接诊一位女性患者,头昏时发,多发于劳累后(如上课后,患者是教师)、生气后(患者为女性),伴见心烦,梦多,纳食一般,大小便调。舌淡红,苔薄腻,脉细缓。体瘦乏力,面黄白欠泽。诊为心脾不足,痰气内滞。治以化痰调气为先,温胆汤加减。处方:姜半夏12g,陈皮12g,茯苓12g,枳实9g,竹茹9g,炒白术12g,鸡内金12g,炙甘草3g。7剂水煎服。

嘱患者服上药后如有效,可继服7剂。然后接服归脾丸缓调(患者在外省工作,看病后需返回)。

头昏,方书多不载,与头晕有别,临床多见。本案先投温胆汤,后投归脾丸,标本先后,须分次第。不可以见虚而直补,越是补,正越虚,火越大,反说虚不受补。

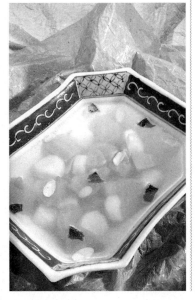

患者曾因不孕,经笔者治疗,后生一儿子,今已4岁。中午聊天时谈到了自己几年前求医的感觉。当时婚后数年不孕,到处求医,到处检查。曾亲见一对夫妇在诊室候诊椅上,当医生告知他们俩治疗没有希望,只能抱养时,该女子放声号啕大哭。邻家大娘问她,

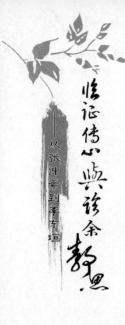

你是不会怀呢还是采取措施了？回答是采取措施。大娘说，我看你是不会怀，这身子骨怎能怀上呢？类似这种无意的言语，经常让自己几天内心情特差。原本挺喜欢小孩，后来逢年过节见着小侄子、小外甥，怎么也喜欢不起来。公公婆婆逢医就问，无形中又给了自己太多的压力。第一次来我这儿看病，本是给别人看病，她属于陪侍。看完后，公公说你也顺便看一下，自己马上明白，我原来是主角而不是陪侍。不过，听你说得有道理，至少别的医生没有这样说过，于是坚持吃药，于是后来也就怀了，生了我的儿子。

我当时说啥了？无非是怀孕生子是每对夫妻自然之事，医生无能干预。医生能做的只是让每对夫妻身体健康而已。

我给如何调治？无非是调治脾胃而已。

最高深的道理也许是最简单的道理。医学离老百姓究竟有多远？

接诊一患者，曹某，女，41岁，干部。患"慢性咽炎"多年，每届季节更替时症状明显。近一月来咽干，咽痒，咳嗽，咽部痰黏感。纳食一般，有时胃胀，泛酸，大便正常。舌质淡暗，苔薄净，脉细弦。

患者说，我这是十多年的老毛病，肺热阴虚。我说正好相反，应该是肺寒阳虚。患者诧异不解，多年来服药无数，多说是肺热阴虚，从没有听过肺寒阳虚这一说，怀疑我是说笑话。

我问，你喜欢不喜欢喝水，喜欢不喜欢吃水果。回答是不喜欢喝水，几乎办公桌上不搁水杯。不喜欢吃水果，进食生冷容易胃脘不舒。

我说，单凭这一点就可以认定你是寒证而不是热证。

处方：生麻黄3g，桂枝3g，细辛3g，干姜3g，姜半夏9g，五味子9g，生白芍9g，射干15g，生甘草3g。5剂水煎服。

不知从何时起，慢性咽炎属阴虚、属虚火之说盛行。也许是始于金元张子和吧。方书中这样写，临床上也这样认为。可我在临床上绝少见到阴虚、虚火引起的慢性咽炎，至今不解何故。

过敏性鼻炎，中医称为鼻鼽。

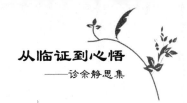

发作有如神灵所作。

经常无证可辨。

疗效常靠"天意"。

从太阳病到厥阴病,六经方证皆可出现,皆有佳效者,但皆有无效者。原因经常不太明朗。

但,从六经辨证疗效要优于专病专方和脏腑辨证,当是事实。

程某,女,56岁。患过敏性鼻炎6年,多发于8～9月。近来又发,处以麻黄桂枝各半汤(2007年8月17日)。二诊时,谓药后一无效用。拿旧时病例本,找着2005年8月30日就诊时所处的方剂说此方有效。原方照录,继服。三诊时谓药后奇效。细读有效之方,实麻黄桂枝各半汤加减,但从患者身上无法明辨此即太阳病。

附:麻黄桂枝各半汤加减方:生麻黄3g,桂枝3g,炒杏仁12g,生白芍12g,细辛3g,僵蚕12g,蝉衣9g,葶苈子(包煎)9g,生甘草3g,生姜3片,大枣3枚。

会诊一"突发性耳聋"患者。患者,女性,48岁,主诉"右耳突发性聋伴耳鸣1天"入院,入院诊断:突发性耳聋(右)。经听力学检查、颞骨CT平扫及其他理化检查,除外全身性及局部病因明确之病变。给予改善内耳供血、供氧、营养神经等治疗2周,耳聋稍有改善,但耳鸣不减,且整夜失眠。因失眠请精神科会诊,给予口服镇静类药物,无效。自诉整晚大部分时间是在床下,或踱步,或凝视窗外。饮食、大小便均无异常。月经规律,舌质暗红,舌苔薄白,脉弦。

西医认为,失眠和耳病没有关系。但中医认为,心为君主之官,主明则下安,主不明则十二官危。心神不安,安神为首要。心神为何不安,缘于心血不畅,心主血为体,藏神为用。或问,西医用大量低分子右旋糖酐、金纳多针等扩血管、"活血"药物,几近于凝血障碍,为何还会有心血不畅?西医的扩血管、改善微循环和中医的理气活血化瘀是两回事,千万不要想当然地对应。处血府逐瘀汤原方。服药一周,自诉睡眠明显好转,耳鸣已止,听力明显改善。前方加一味黄芪,继服2周,听力基本恢复正常,他症

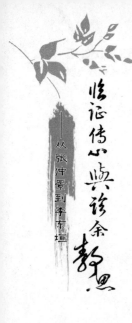

皆失。停药。

突发性耳聋，即惯称"突聋"，西医认为病因不明确，无特效疗法。但突聋患者大多找西医治疗，中医治疗的往往是用过大量西药的患者。实际上，中医的早期介入，或者单用中药治疗，疗效还是满意的。当然中医治疗也没有固定的证和方，需医生根据患者的具体情况进行辨证论治。

一男，"感冒"后输液2天，不效。发热，虚汗淋漓，畏风明显，体弱面白，舌质不红，舌苔薄白，脉浮缓。太阳病，营卫不和。处方：桂枝9g，白芍9g，生姜5片，大枣5枚，炙甘草6g。嘱煎好后趁热服，服后接服热稀米汤（小米）一碗。患者当晚依法服用。当饮完米汤后，全身汗出，自觉周身即刻轻松，对家人说："我的病好了。"休息一晚，次日照常上班。

俗语，中医"慢郎中"，有点冤！中医不但不慢，其神效、捷效常能出人意料之外！

有人怀疑9g桂、芍能治病？有人考证经方量要足、要大。但临床证明，9g桂、芍确能治疗太阳中风。当然桂枝是假、劣之品时，另说。

关于桂枝汤，杨素园曾说过："常治风伤卫症，半剂辄愈"。确是临床有得之见，上案即一服、半剂而愈。但王清任也曾说过："发热有汗之症，从未见桂枝汤治愈一人"。这也是实话，因为把温病作伤寒治，不但不愈，可能会出现坏症，"桂枝下咽，阳盛则毙"是古人的教训总结。徐灵胎批《临证指南医案》时也说："咳嗽夹火者，服桂枝汤必吐血，百试百验。"

方不分好坏，贵在对证！

关于病汗与药汗，《经方实验录》："病汗常带凉意，药汗则带热意，病汗虽久，不足以去病，药汗瞬时，而功乃大著，此其分也。"

接诊一女性患者，30岁。16岁时曾行"胆囊切除术"，是结石还是肿瘤具体不明，24岁时因"胆管结石"再次手术。近3年半右胁腹痛屡发，常以静滴抗生素及肌注阿托品针等缓解。经检查发现"肝管结石"，一周前住院拟行手术治疗。经主管医师分析病情，手术有一定的难度和风险，建议保守治疗，

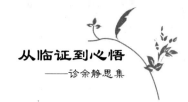

遂出院改用中药治疗。

患者体瘦面青,语低声微,纳食几废,脘腹胀满,谈话间仍念念不忘手术治疗。

和患者及家属谈了我的2个观点:

1.治病是需要资本的,当病人的身体整体衰败下来时,想要让病变治愈且不复发是不可能的。当前关键的问题是让病人能吃能喝,会长肉,说话、工作有力气,先让病人变成一个活生生的人。

2.中医和西医治疗结石病的机理是不同的。西医手术是拿掉结石,但基本上不改变生长结石的环境。中医治疗有可能排石,但也可以不排,带石生存也可以是很健康的。可以这样说,西医治疗更注重病变的结果,中医治疗更注重病变的成因。

病人仍然反复问道:"不做手术行吗?"我说:"做手术行吗?你才30岁,你的身体还能承受几次手术?"

不知从什么时候开始,中医逐渐被老百姓误解,不能接受。原本很明白的道理,总会被患者误解、曲解,拒绝接受。迫不得已,走投无路时才会找到中医"调理"(在一部分人心里,中医是"调理"而不是"治疗")。

我在想,中医的传播应该是中医复兴的一个很重要的内容。

有者求之,无者求之,盛者责之,虚者责之。

舒服不过躺着。

但静听他人香甜的鼾声而不能入睡时,躺着也就谈不到舒服了。

该睡不睡可能是坏人,该睡不能睡可能是病人。

中医说失眠是阳不能自然入阴。阴阳不能自然协调也就谈不上健康。

失眠意味着心神失安,心为君主之官,君主失安,臣民也可能失安。

西医认为,长期失眠是多种疾病的元凶。

中医治疗失眠,远较西医镇静高明得多,疗效也好得多。但也有顽固难愈者。

长期治疗效差者,可能与疾病本身有关,也可能与医生的辨证论治水平有关。

有时无证可辨,或有证难辨,有时又苦无良方良药。

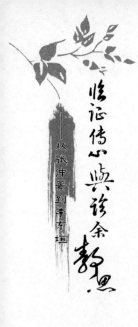

失眠总由心神失安引起,但引起心神失安的原因有多种多样。

临床常见的证型有暴怒伤肝、口苦脉实之龙胆泻肝丸证;女性抑郁、月经不调之丹栀逍遥散证;面淡神疲、舌淡脉弱、心脾两虚之归脾汤证;体瘦心烦、心阴不足之天王补心丹证;舌红心烦之朱砂安神丸证及心肾不交的黄连阿胶汤证。

心血虚的酸枣仁汤证,书中提到的很多,但我在临床上很少见。因此,在我的治疗失眠方中,酸枣仁也很少用。

有人说,用酸枣仁汤效差的原因是酸枣仁用量太小。但用量过大有引起苔腻之嫌。且有病人会说:我吃上大剂量酸枣仁特别瞌睡,但就是睡不着。

既无实证可辨,又无虚证可辨时,也就是补也不宜,泻也不适时,可用调法。

调,不外乎调气血津液的循行,不外乎调阴阳的平衡。

气血津液的病变多见为气滞、血瘀、痰阻。我常用温胆汤加味调痰气郁阻,血府逐瘀汤化裁调气血瘀滞,柴胡加龙骨牡蛎汤调阴阳失调。

年轻人多气血津液病变,阴阳失调以中老年人多见。

不安神而使神自安,是治失眠最高境界。

书中自有临证

中医书籍,用"汗牛充栋"一词形容绝不为过;人的生命,用"白驹过隙"一词形容,似也不全荒唐。以人生"有限"的时间,面对"无限"的医书,怎么读? 个人体会,不妨在无字之处读古书,走马观花看今书。

古人著书立说,秉承中国传统文化之精、简原则,文简而意广。一幅壮美的大漠落日美景,诗人王维仅仅用10个字就描述完毕:"大漠孤烟直,长河落日圆"。要让今人描述,可能百言不止,或可超越千言。

谦逊,是中国文人一贯的品行。中国文人在著书立说时,首先想到的是

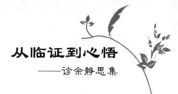

读者。作者往往会把读者虔诚地当作智者。面对智者,下笔立言自当谨慎。言(字)外之意不需直说、多说,智者自能明了。正如《经方实验录》中在谈到由太阳温病之渴,可以推知太阳中风太阳伤寒之不渴时说:"仲圣待人以智,故遂不自觉其言之约耳。"古书中,"不自觉其言之约"何止仲圣一人而已!

于是,古书中有形的文字承载了更多无字的内容。于是,我们在读古书时必须设法读到无字的内容。这儿说的无字的内容,主要指作者没有明说,但读者应该意会到的内容。比如读明代医家盛寅的《医经秘旨》,文简意明,一口气读完,却怎么也找不到"秘旨"在何处。堂堂一代大医,不会也不应该故弄"秘旨"来骗人吧。反复思考,突然发现书中"秘旨"在卷上的目录中,分别是"治病必求其本","有者求之,无者求之,盛者责之,虚者责之","疏其血气,令其条达,而致和平"。全书上卷由三部分内容组成,这三部分内容的标题就是这三句话,把这三句话连在一起思考,我们会突然明白,这三句话正是盛寅临证一生体悟到的最大的"秘旨"。又如陈士铎的《石室秘录》中载有两方,治外感初起用小柴胡汤加减,治内伤初起用逍遥散加减。如泛泛读过,好像没有出奇之处。但把二方证连在一起思考,我们会突然悟到临证的一大法门,这就是治疗外感也好,治疗内伤也罢,捷诀之一便是要善于使用和解一法。

今人著书立说,多以文从意顺、通俗易读取胜。刘力红博士用了一个词来形容:"絮絮叨叨",似也贴切。刘力红博士在《思考中医》中很谦虚地说:"《老子》以五千言传世,却能历久弥新,《伤寒论》亦不过万余言。而我把一个思考,絮絮叨叨地言说了三十余万。圣凡之殊,一目了然。"但絮絮叨叨的《思考中医》一书在中医界的畅销和引发研究、关注中医的热潮,却是他书不易企及的。

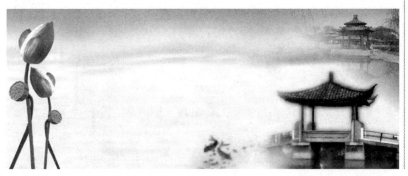

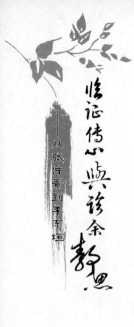

不读今人书,无法与时俱进。但把过多的精力和时间投放于今人书中,会让自己不会思考。因为在今人书中,作者并不把读者看作智者(说视作白痴似也太过),全不用读者去思考。日子一长,会把读者给惯坏了。

怎么办?不读不行,读多了又怕坏事,也许"走马观花"不失可取。取来一本书,1小时读完,2小时,1天,2天,至多不超过一周必须读完,否则保不准真会坏事。

一偏之见,权当笑谈。

书要活读活用,正面皆为常,背面都是变,读到的是常,想到的是变。古人常说于无字处读书可能就包含这一意思。这也符合阴阳观、辨证观。知阳不知阴、知阴不知阳都会动手就错。

《内经》说:"夺血者无汗,夺汗者无血"(见《灵枢·营卫生会篇》)。《伤寒论》在麻黄汤禁例中提出"亡血家不可发汗","衄家不可发汗"。本来对麻黄汤方未用就已敬畏三分,加上这两条禁例,后学者经常会把"血证禁用麻黄汤"这一认识深深地印在脑中,临证绝不敢越雷池半步。

任何禁例都必须重视,但任何禁例都不是刻板的、绝对的。医贵圆活,忌执滞,这是临床医生面对活生生、个体化的病例必须做到的。不知禁例难免误治,对禁例知而不化也易误治。对血证不可发汗,是指对阴血不足之人不可轻易使用辛温力猛的麻黄汤方发汗,因峻汗易损伤阴血。但反过来说,如果血证是由寒闭表实引发,即使是亡血家,也不避发汗,因表闭不开,血证不愈,这类血证临床偶能见到,多被长期误治。当然,如果是亡血家,在取用汗法方剂时需要斟酌加减。《内经》不也说:"汗不出者,呕下血者死"(见《灵枢·热病》),《伤寒论》也说:"伤寒脉浮紧,不发汗,因致衄者,麻黄汤主之。"

知常容易达变难,治标容易治本难!

记得大学毕业后不久的一天,我捧着一本中医书在读。进来一位高一级的校友,问我读什么书。当知道我读的是中医书时,显得特别不可理解:"你现在还读中医书? 中医不就是那点阴阳五行、气血经络吗,有啥可读的?"想起当时学友的那种表情和语气,很自然地想到了电视剧《士兵突击》中许三多的战友不理解许三多每天铺路是为啥。但多年来,读书,读中医书,始终是我生活中的一个重要组成部分。读书中临证,临证中读书。临证越多,读书越多。多年的读书与临证使我悟到了古人的一句话:"书有未曾经我读。"

牙痛,是临床常见的病症之一。当面对一龋齿牙痛患者时,我以前经常建议患者找口腔科医生开龋、消炎、修复,因为当时思想里总认为龋齿病属于不可逆的器质性病变,口服中药于事无补。后来读到门纯德的《名方广用》一书,见有如下论述:"(龋齿牙痛)此证多属阳明热实,兼有血瘀。桃核承气汤可起到止痛、消肿、缓解症状的作用。"并载有一案,治一男性患者,龋齿牙痛,疼痛难忍,用桃核承气汤加味,服药两剂,牙痛乃止。"遂将上方常备,每痛时一服即效。"读后如获至宝,并仿用于临床,疗效确切,且经得起重复。后读及《张氏医通》见有如下论述:"龋齿数年不愈,当作阳明蓄血治,桃核承气为细末,烂蜜丸如梧桐子大服之,好饮者多此,屡服有效。"读及《杂病源流犀烛》也有类似的论述。二书中记载,不仅告诉后学者如此治疗"屡服有效",而且告诉后学者这种蓄血龋齿多发于"好饮者"身上。

后读王好古《医垒元戎》,才明白此法出自"易水学派"。书中在"仲景桃仁承气汤"下指出:"上治牙齿等蚀,数年不愈,当作阳明畜血治之。""好饮辈多有此疾,屡服有效。"

又曾治一牙痛患者,用药无效,转诊一老中医,处以肾气丸。在自愧不如时颇觉奇妙。后读及张梦侬《临证会要》一书,见书中用肾气丸加味治疗慢性咽炎及口腔炎。方药组成是:肉桂1.5g(未捣),熟地15g,山萸肉10g,山药15g,泽泻10g,丹皮10g,北细辛2g(捣),玄参15g,茯苓10g,熟附片10g,车前子10g,牛膝10g。

自悔早该读书,也许会避免前面的用药无效。后又读及《增译柳选四家医案》一书,见如下一案:"肾虚齿痛,入暮则发,非风非火,清散无益。加减八味丸,每服三钱盐花汤下。"天哪,古人的常规治法在我的眼中竟视为"奇妙"!读完此案时,我的脑中出现了四个字"不学无术",说自己的。刺激的还在后面。读《张氏医通》时,书中明确告诉后学者:"肾经虚而痛者,八味丸加细辛。"

曾治疗一脾胃虚寒患者,处以理中汤合小建中汤方,患者过服致牙痛

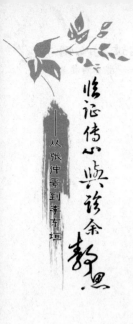

不休,由冬至春,缠绵数月,投以小剂清解,无效。他医投药三剂量,数月牙痛立愈。取方视之,生地、麦冬、玄参、知母各12g,药仅四味,一剂药仅48g。读《增评柳选四家医案》时见有如下一案:"阴不足者,阳必上亢而内燔。欲阳之降,必滋其阴,徒恃清凉无益也。生地、知母、甘草、黑栀、麦冬、玄参、丹皮、地骨皮。"此案不一定是牙痛,用药也不是四味。但读此案时,我想到了那四味药治好了患者的牙痛。

常有学生问:"老师,我怎么能成为一名好医生?"我说:"读书。书中自有临证,书中自有老师。"

一天,一名学生和我说:"老师,我按你的建议去读陈修园的书,可抱着一本《陈修园医学全集》,硬着头皮读了200多页,几无所获,无法再往下读,没见到你说的那么多好东西呀?"

我说,我让你读陈修园的书,可我没让你必须从第一页开始逐页逐字读呀。你可以随意读,可以找自己感兴趣的内容读,可以从头开始,也可以从中间,甚至是后面开始。你可以随意跳过(不读)一切你不感兴趣的、让你乏累的文字。这样你就不是硬着头皮读了,读书反而变得轻松了。比如你完全可以从陈修园"骂人"处读起。《景岳新方砭》淋漓尽致地表现了陈修园"骂人"的水平和文笔。你可以在近乎欣赏中走进陈修园,了解他,进一步走入他的思想中。

"骂人"也能骂出思想?

说"骂"有点粗俗,应该是"评",或"批评"。陈修园在评"化肝煎"一方时,只说了一个字:庸。在评"六味回阳饮"一方时,有一句"人与尔何仇?必欲置之死地乎!"当你读到类似文字时,你不会笑吗?这一笑不打紧,足可以让你"硬着的头皮"软下来。

书中的"好东西",临证用得着的东西,有呀,多得是。在评"大补元煎"一方时说:"且一方之中,混拈补药数味,绝无配合意义。""入咽之后,无不壅气减食,气壅则神日昏,食减则精不储。神为阳气之主宰,精为阴气之英华,精神因此药而颓败,固不待言。"读至此,我们可以学到临证自行组方是有一定难度的,初涉临床的医生处方时最忌"有药无方",想当然的虚则补、实则泻的药物堆砌是无功的。即使是虚证,在用补药时应时时注意气机的流通和中焦的纳化。比如,面对一位肾虚明显的病人,并不一定开手就补肾。也许用方的序列是:先用二陈汤,接用六君子汤,再用肾气丸等待。书中也写到:"五脏皆受气于脾,脾为五脏之本,此理甚妙。"

接诊一慢性咽炎患者,久治不愈,渐至咽堵痰壅。审前服诸方,不外玄参、麦门冬,或是熟地黄、天门冬,再加金银花、连翘等药。这不正类似书中所说的"方中广集阴柔之品,每令阴气上弥而天日不见"吗?读了类似文字,不就能避免犯类似错误吗?治疗咳嗽,我常用生麻黄、桂枝、细辛、干姜,尤其是治疗久治不愈的咳嗽。读陈修园书中下面一段就理解这种用药法了。书中说:"金畏火,人之所知也。而《内经》曰:肺恶寒。又云:形寒饮冷则伤肺。'保肺清金'四字,流俗之谈,今人奉为格言,为害非浅。"

时下临证,受中、西医结合影响,尤其是专科,目中全无外感与内伤之别,辨证附于辨病之后,慢性肝炎不舍疏肝活血,慢性肾炎不舍补肾利湿,慢性咽炎只知养阴,慢性胃炎不离益胃……药液入咽,多能有效,但要想痊愈,绝不可能。当你读到陈修园说:"学者最不可走此一路,养病以害人也"这一句时,你会毫无感觉吗?当然,我并不是说陈修园批评张景岳都是对的,每一个人都是在用自己特定的一个角度去认识问题的。但通过这些文字,我们可以跟随这位临床大家(陈修园确实是为数不多的临床大家之一)走入临床,逐步深造。

读书临证,临证读书,这是一个医生终身的必修课。

临床常见小儿"感冒"愈后鼻涕较多,但既不是鼻窦炎的黄脓涕,也不是变应性鼻炎的清稀涕,余无明显不适,精神恢复较好,饮食、大便正常。老百姓常称为"鼻涕儿"。专科医生多诊断为"鼻炎"而按鼻炎治疗。笔者临床常不用内服药,而用中药熏鼻,疗效还算满意。

一日读《伤寒论》,至第10条:"风家表解,而不了了者,十二日愈。"郑钦安说:"既称表解,邪已去矣,应当清爽如常,此则不了了者,是邪去而正未复也。延至十二日者,俟正气渐渐复还也。"突然悟及:小儿感冒后的流涕不也属于"不了了者"范畴嘛!不服药而候其正气恢复是可行的,也是应该的。过早地诊断为"鼻炎"而按鼻炎投用(大剂)中、西药物,只会影响正气恢复而

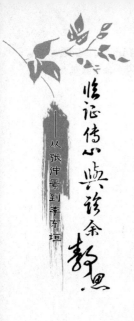

延长流涕时日,甚则演变为慢性鼻炎。

"有病不治,常得中医",不无道理。

临证中读书,每有"意外"收获。

读《经方实验录》

经方医案的典范。

曹颖甫的医案写得很好,经方用得好。但必须承认,整理者"姜生佐景"的整理水平高,很多"解说"实际上是整理者自己的心得与发挥。但,姜佐景并没有依靠《经方实验录》而成名。这让我想到了读"易水学派"著作时的感受,那就是弟子始终在弘扬老师的学术,对老师的学识绝无一丁点儿私心"占有"。这也就是我们传统文化中的"为徒之道"。

"曹师医方,精锐猛烈,强弓硬弩,射必中的"。这是王慎轩在《曹颖甫先生医案》中写下的评语。但读完《经方实验录》,我的感受是,曹颖甫胆识大,用药狠,这是不争的事实,但用药谨慎而不猛浪也是引人注意的。正如姜佐景在书中写道:"吾师之用量,大抵为原方之什一⋯⋯余视证之较轻者,病之可疑者,更减半用之⋯⋯以此为准,利多弊少。""予之用量,实由渐逐而加来,非敢以人命为儿戏也。"利多弊少,是这对师生的底线。当前部分医者受"火神派"影响,开手即以大剂姜、附入方,以敢用大剂姜、附为能事,读本书或许会有另一方面的启示。

另外,本书似提示曹颖甫师生善识、善治"阳病"。与"火神派"医家善识、善治"阴病"有所不同。

桂枝汤方证历来是经方学家倾注笔墨最多的,本书也不例外。"桂枝汤直是一首补方",治疗素体虚寒之老人及妇女;"桂枝汤功能疏肝补脾者也",治妇女"肝胃气"、"贫

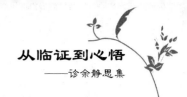

血"等；"桂枝汤实为夏日好冷饮而得表证者之第一效方"，不但治冬日伤寒，夏日更为多用。尚有桂枝汤类方，类似这样的临床阐识，读来让人连连叫绝。但据我的体会，要用桂枝汤"取效者屡"，必须注意患者舌苔。舌苔腻经常会提示医者，本证不属桂枝汤证。这一点，方书中很少提及。

"服后之现象等于方药加病证之和，非方药可得而独专也"。中医对病证的认识是着眼于正气、邪气和药气三者共同作用的结果，这本来是中医的常识，可常被部分临床医生忽略。如面对发热用石膏而热不退，便秘用大黄而便不通这类情况时，多半会想到的是，病重药轻，加量以投，而很少会想到方证是否相符，有无正气不运等。我常用平胃散方加减治疗小儿发热经治疗热不退者，每收药到病除之效。

"恽先生苦功《伤寒论》有年，及用轻剂麻黄汤，尚且绕室踌躇，足见医学之难。"正面看是中医难学，经方难用。而背面看，则是使用经方绝不可猛浪。麻、桂用得适宜，治太阳病如神，而误用、过用，则变症百出，他药何尝不是如此！最需要注意的是短期能见效的药误，经常被医生以错为对，几十年如一日而不醒悟。许叔微说过一句话："公苟图目前，而不知贻祸于后"，值得临证者品味。

"唯经方家之治病，其可以一剂愈者，不当用二剂。"在当前的临床上，一剂医生已很少见，二剂者有，三五剂者有，百余剂者更有。究其根源，与不善"治本"有关。而现实中，似乎与不善"治皮毛"有很大关系。

书中有一点特显眼，就是用桑菊饮去菊花加象贝、赤芍、僵蚕、蝉衣、牛蒡子、马勃治疗"扁桃腺炎"。在临床者的心中，学派、门派之分仅限于理论上。

读《伤寒九十论》

重读《伤寒九十论》，唯一的感觉是"好"。用张仲景的话说是"佳"。

我突然想到，宋代的许叔微就把经方用到了如此神妙的程度，可随着

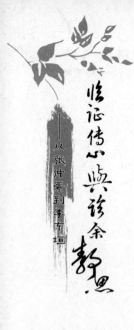

临证传心与诊余静思
——从张仲景到李东垣

时代的进步、医学的发展，如今的后学者们面对许叔微只能是惊叹！经方的使用水平为什么不能代有发展、逐节上升呢？假设许叔微能面对当代的"温阳学派"大家们，会想什么呢？

好像在我的印象中，许叔微并未开山立派，只是认认真真地在学习《伤寒论》，使用"经方"，给后人留下了一些自己学习《伤寒论》和使用"经方"的体会和实例。

书中记一案，患者见麻黄汤证而尺脉迟弱，先予小建中汤加当归、黄芪六七日，至尺脉应后，再使用麻黄汤发汗而愈。按语中说："仲景虽云不避晨夜，即宜便治，医者亦须顾其表里虚实，待其时日。若不循次第，虽临时得安，亏损五脏，以促寿限，何足尚哉。"这段文字可以给每一位医者以警醒。在我们临床上，治好某人身上的一种病和给这个人以健康，不完全是一回事。临床治疗的有效也不全是对患者有好处，西药中"激素"的使用就是最典型的例子。中药的使用中类似这种情况也很多。当代学者何绍奇就说过："前人畏麻桂如虎狼，不知今之胡乱用药，更远逾麻桂矣。"

书中说道："服大承气汤得瘥，不宜服补剂，补剂热仍复，自此但食粥，旬日可也。"临床上，不单是大承气汤证，几乎所有热病病解后忌补、忌早补。这儿的补，也不单是药补，也可以包括食补。最典型的例子就是小儿热退后食肉，特别容易发热反复或留病根，这也就是《伤寒论》中提到的"食复"。医生临证时要有耐心向患者和家属交代。

大便不通，而见发热、神昏多睡，病又不在"三阴"，用承气汤类方急下，这可能是多数医者能想到的。但"自汗小便不利者，不可荡涤五脏，为无津液也"，用蜜煎导。读到这句话，着实能吓出一身冷汗。阳明病，发热见汗出者，太司空见惯了，能想到"自汗"、"无津液"，难！病情如此之重，还有多少医者会留意到小便利与不利？即使留意到，会想到"无津液"吗？可反映在治疗上，"泻"和"导"，一字之差，可能会生死立判。

上案是第七案。还有更绝的，在第十四案中，也是阳明自汗，但"才觉汗出"，"未至津液干燥，速下之，则为捷径"，用大柴胡汤。下与不下，火候的掌握何等重要！作为临床医生，学习太重要了！

"医者难于用药，非病不可治也，主本无力也。"面对危重病人，每位医生都会明白这一点。而对于普通门诊病人，我们经常会忽略这一点。明代医家周慎斋所说的"诸病不愈,必寻到脾胃方愈",可以作为这句话的临证又一说法。临床上,小儿脏腑娇嫩,形气未充,面对小儿发热性病变,时刻要注意保护患儿的正气,主要是脾胃之气。中西药物杂投、过用,脾胃已伤而发热不退,致使"医者难于用药",这样的情况并不少见。

读《伤寒六书》

作者是陶华,字尚文,号节庵,明代人,有一别号叫"陶一帖"。我们熟知的"再造散"方和"柴葛解肌汤"方均出自他手。这两方临证使用时经常是只需"一帖",一帖痊愈。

骂《伤寒六书》的人特别多,也有骂陶节庵为"长沙叛臣"者。之所以骂的人多,肯定有一个重要因素,就是这本书流传较广,对后世影响较大。吴鞠通说:"陶氏《六书》之作,混合六气,均曰伤寒,笼统立方,笼统治病,世咸宗之,乐其简便,又一大坏也。"也说到"世咸宗之"。

初读该书特精彩,足可以让人耐着性子一字一句读下去。但读到后面,突然发现阅读速度明显加快,已经不是读了,是一页一页翻过去的。因为,前后重复内容太多。

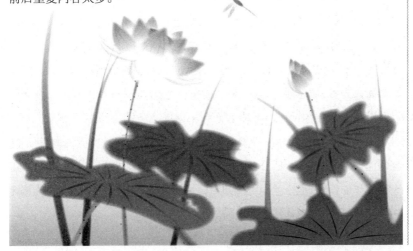

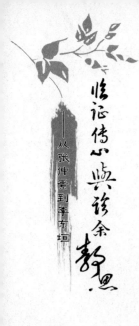

临床医生喜欢读这本书的原因在于,作者并没有采用随文注释的方式书写,而只是直接道出了自己研究和使用《伤寒论》的心得体会,道出的都是自己行医一生的"脏腑不传之妙"。对作者而言,这些"宝贝"是"一字不可轻露,莫与俗人言,莫使庸医见尔",是应该"谨慎珍藏"的。

书中多处提到"拾芥"一词,意为举手之劳,太简单、太容易了。"伤寒治法,得其纲领者,如拾芥。"读到这句话时,哪位临床医生能不动心?一部《伤寒论》,让多少人皓发穷经!得其纲领,纲领是啥?"脉证与理而已"。全书说的就是"脉证与理"。其中对脉特别强调,也说得特别简洁明了且实用。脉分浮、中、沉,浮在太阳,中在少阳、阳明,沉分阴阳,沉数有力为阳,沉迟无力为阴。正如书中所说:"明脉识证,辨名定经,得乎心而应乎手,如此而治,有枉死者,吾不信也。若脉证不明,处方无法,狂妄行医,视人命如草芥,他日不受天殃,吾亦不信也。"明脉第一重要。

书中用羌活冲和汤代麻黄汤、桂枝汤、大青龙汤治疗非冬时的太阳病,用六一顺气汤代大承气汤、小承气汤、调味承气汤、大柴胡汤、三一承气汤、大陷胸汤,确从临床经验中来,绝非虚语,正如作者所说:"举世无人知此奇妙耳。"

"若老弱产虚,或带表证必须下者,皆用大柴胡汤","病若经十余日以上者,有下证者,只宜大柴胡汤恐承气太峻。盖伤寒过经则正气多虚故也。"在这点认识上,与宋代许叔微表面看来似有不同,《伤寒九十论》中说:"老壮者形气也,寒热者病邪也。脏有热毒,虽衰年亦可下;脏有寒邪,虽壮年亦可温,要之与病相当耳。""予治此疾,终身止大承气,一服而愈,未有若此之捷。"前者强调正虚,后者强调邪实,二位先辈根据自己的临床实践,从不同角度给后辈学者留下了宝贵的经验。类似的还有,如陶华说:"凡治伤寒,尺脉弱而无力者,切忌汗下,以小柴胡汤和解之。"而许叔微治麻黄汤证而尺迟弱者,先用小建中汤加当归黄芪至尺不迟弱,然后用麻黄汤汗解。

书中对小柴胡汤使用特别广泛,如可用于伤寒"尺脉弱而无力者"、"寸脉弱而无力者"、"汗下后"、"盗汗"、"胸满"、"胁满"、"劳复"等,结合书中对大柴胡汤的使用,似乎能隐约感知到后世部分医家广用小柴胡汤治外感热病,与受陶华的影响有关。

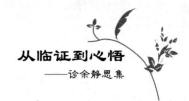

读《韩氏医通》

与《张氏医通》一字之差,喜其书薄页少,读起来省时省力些。

三子养亲汤出自《韩氏医通》。书因方而名,特别是仅凭一张方剂成名,似不多见。但《韩氏医通》似乎做到了。

作者"韩懋"似不为人熟知,但"飞霞子"三字却在古书中频频出现。据载,韩懋,号飞霞道人,明代医家,四川泸州人。

全书分九章,一口气读完,绝谈不到精彩,与出自"大家"之书尚有距离。之所以流传久广,为读者所爱,我想可能与两个原因有关,一是作者实话实说,二是篇幅不长(全书不足一万五千字)。

三子养亲汤为我们临床医生熟知熟用之方,历代医家多有推崇。吴昆在《医方考》中说:"飞霞子此方,为人子事亲者设也。""年高痰盛气实者,此方主之。"张秉成在《成方便读》中说:"治老人气实痰盛,喘满懒食等症。"蔡陆仙在《中国医药汇海》中写到:"然此方虽为治老人实痰,若小儿痰滞交阻,气粗痰多者,每用之轻剂亦颇见效。"重读原书,我们可以发现,对本方的使用仍有一些可品味之处。原书中三子养亲汤治疗"高年咳嗽,气逆痰痞,甚切。"用法上,当注意:"微炒,击碎";"看何证多,则以所主者为君";"每剂不过三钱";"不宜煎熬太过","代茶水啜用"。读读这些文字,似乎对这张方剂的临证使用会有进一步的认识。

绪论章中有几点值得留意。一是"《易·无妄·九五》曰:无妄之疾,勿药有喜。孔子曰:无妄之药,不可试也。此最上义也。"这句话对时下喜好温服及保健食品者颇有说教作用。二是推崇"张、刘、戴、李诸君子",尤推崇"集名医之大成"者丹溪朱彦修。从中医学史来看,金元医学从理论到临床所达到的高度,是其后世(迄今)所无法企及的。而当今临床医生似乎对金元医学没有做到应有的重视。特别是"温阳学派"的误导,更加重了这种不应有的轻视。三是"人在气交中,如鱼在水","一日之间,四序实寓","一身中之五运

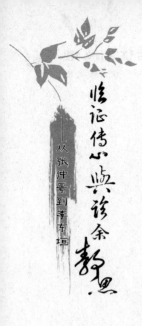

六气，一息不停"。当前的中西医结合，让中医与这类认识渐行渐远，但验于临床，中医不能没有这类认识、这类思维。没有它，中医也就不称其为中医；没有它，我们也就无法和地下的大师们进行交流。"源"断，"流"能久远吗？

读《鲁楼医案》偶记

读《鲁楼医案》第一案，治疗癌症呕血泻血，案中写道："子曰：病革，输血无益，而反有害焉。不可。持师曰：何谓也？夫子曰：大凡血去多而无内病者，可以输血，如伤折金创产妊之属；此以元气未夺者宜也。而元气以夺内病又甚者，不可以输血。何者？外血输入体内，必赖身中元气为之运行。今脉微欲绝，元气将脱，兼之身面浮肿，水气内甚。病既未除，益其血必复失之。往复为之，血不能益，反损其气，势必不至耗尽元气不止。是何异夫济寇资敌者乎？今此垂亡之元气，必当保留以行药力，不则怠矣……"

时间：1951 年 6 月 3 日。

可悲的是，半个多世纪过去了，中医仍然分不清气与血。中医临床家们把过多的注意力集中于有形有质的血上，有意无意地忽视了无形的气！看看那些血黏度高的病人，脑梗、心梗的病人，他（她）们接受的治疗几乎是清一色的活血化瘀法。那些气呀、阳呀，大夫们很少能想得起来。可怕的是，这些大夫们已经接纳不了无形的"形而上"的学说了！

可悲的是，科学的西医竟然也无视这种客观实在的存在，宁可"科学"地让病人死，也不愿"不科学"地救活病人，至今仍然不愿面对存在的事实。

可悲的是，中医知识越来越变成阳春白雪，老百姓与中医越行越远。每天都有那么多本该活着的人死了，而众口一词：寿期已尽，回天无力！

读《鲁楼医案》至第 56 页，见有"寸口脉弦而缓，弦则为水，缓则为妊……"的论述，顺手拿笔做了圈记。

可悲的是，科学的西医竟然也无视这种客观实在的存在，宁可"科学"地让病人死，也不愿"不科学"地救活病人，至今仍然不愿面对存在的事实。

读书认真的人，或者是较认真的人，对这句话会挑出毛病，中医理论从来没有说缓脉主妊。如果"缓则为妊"，那天下女子不大多成妊妇了，因为健康人的脉象当为和缓。

读书不求甚解的人会随意跳过去，有时会认为也许印刷有误。

当然，也有人认为弦和缓两脉就不可能同时出现。弦直了不可能和缓，和缓了怎能弦直。

我倒是这样认为：弦为病理，缓为生理。弦反映邪气，缓反映正气。正因为有妊，且为正常妊娠，因此在弦脉中出现了缓象。无弦无水，则脉不现缓。弦中无缓，纯显病脉，则为无妊。缓不主妊，但在这一病例上缓脉主妊。

从理论上讲，弦脉和缓脉不可能出现在同一脉象中，脉搏仪上肯定描记不出弦缓脉。但中医脉象特别注重医生的主观感觉，缓中夹弦和弦中兼缓的脉象是客观存在的，并且是很常见的。

这里涉及学中医和中医临床的思维问题，有规律可循，但无刻板可守。犹如作画，犹如写字，意在形上。重意为上，守形为下。说到这里，我们也能体会到清代医家叶天士所说那句话的深意："治病当活泼泼地，如盘走珠耳。"

读书何尝不需要活泼泼地！

读《景岳新方砭》

《景岳新方砭》出自清代医家陈修园之手，因其言辞尖刻，立论多逞一己偏见，因而遭到后世医家的许多非议。笔者重读该书，倒觉得文中的许多认识在现代中医临床上是很有现实意义的。聊述数条以共享。

一、论补法"逐末而忘其本"

书中评议左归饮方时写道："究竟是无病时服食之方，若真正肾虚必专用健脾法，俾精生于谷；或兼用补火法，俾火能敛水。若徒用左右归二饮，逐末而忘其本，不足赖也。"

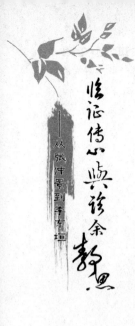

毫无疑问,这一评议是有失公允的,左归饮和右归饮两方至今仍是临床常用良方。但书中指出的"逐末而忘其本"却很有警世作用。时下中医临床,能确切做到肾虚补肾、脾虚补脾、肺虚补肺者已算高手。但这在陈修园看来属于"逐末",临床治疗虚证的关键应当着眼于"生化"这一根本。用药促进体内自身的生化,使虚证自愈,此当为治本之法,也是补法中至高境界。曾治疗一患儿,生长发育欠佳,虚证无疑。西医给予补钙、补充维生素等治疗不效,中医给予人参、白术、熟地黄、鹿茸等补脾补肾治疗也不效。笔者投以苍术、鸡内金等药运脾治疗渐愈。前医不效的原因就在于治疗时"逐末而忘其本",只知见虚用补,不知恢复体内生化之源。

二、用药当重脾胃纳化,"纳谷为宝"

书中评议大营煎方时写道:"据云真阴精血亏损,必求之太阴阳明,以纳谷为宝,生血化精,以复其真阴之不足,若徒用熟地、当归、牛膝、枸杞等,湿伤脾而滞妨胃,反竭其精血之源也。"

受中西医结合的影响,专病专方在临床上使用频率颇高。着眼于病投以专方,结合辨证加减,这是很多专科医生常用治法。这种用药法在取得一定临床效果的同时,往往有呆执之偏,有失灵活,伤脾妨胃并不少见。如一遇急性扁桃体炎不舍金银花、连翘;一遇慢性咽炎必用玄参、麦门冬;腰椎病必用熟地黄、骨碎补;心脏病必用丹参、赤芍……初用似乎多效,日久脾胃伤损,生化乏源,旧病不愈,新病又添。曾治疗一高龄患者,多病缠身,无药可效。笔者依次投以半夏泻心汤、六君子汤、附子理中汤等方,竟让长期卧床的老人可以下地活动,生活能够自理。用药专从健脾益胃,促进脾胃生化着手,竟能让心脏病、脑血管病、胆石病、腰椎病等诸病同时缓解、稳定。

三、用药不可"养病以害人"

书中评议小营煎方时写道:"学者最不可走此一路,养病以害人也。"

也许张景岳的小营煎方不一定会养病以害人,但时下临床上我们会有意无意地犯此错误,值得注意。比如治疗感冒,我们经常会不经意间加用金银花、连翘消炎,大青叶、板蓝根抗病毒,这样用药,我们会不会把外邪留住?笔者临床见许多慢性咳嗽患者,多为前面治疗(包括中药和西药)没有重视祛邪,留邪养病而成。治疗时常以三拗汤、小青龙汤等方加减,辛温祛邪以收功。再如慢性肾炎的治疗,口服中药以补肾、活血、利水、解毒等为法,如见咽痛加用静滴抗生素，这是一家三甲医院中西医结合肾病科的常规治法。从地道中医理论来认识，咽痛的出现提示有邪实(或外感，或内生)，治疗不舍补肾，邪如何能去？总不免有养病以害人之嫌。

四、保肺清金，为害非浅

书中评议四阴煎方时写道："金畏火，人之所知也。而《内经》曰：肺恶寒。又云：形寒饮冷则伤肺。'保肺清金'四字，流俗之谈，今人奉为格言，为害非浅。"

咳嗽是临床常见病，咳嗽的治疗，无论是使用抗生素，或是中成药，都类似保肺清金，因为抗生素功效偏寒，中成药以寒凉多见。即使找中医开汤药，也多以清热化痰，或清热解毒消炎为法。临床上，慢性咳嗽的发病率越来越高，不能说与滥用"保肺清金"一法无关。笔者治疗慢性咳嗽，多在处方中加用干姜、细辛、五味子三药，以治前医保肺清金之害，收效良多。如治疗一3岁患儿，咳嗽近一月，西医给以抗炎止咳治疗，中医给以清热化痰治疗，愈治愈咳。笔者投以二陈汤方加干姜、细辛、五味子三药，2剂即咳止。

五、人与尔何仇？

书中评议六味回阳饮方时写道："景岳不知回阳之义法在抑阴，反用胶黏之熟地、甘寒之人参大助阴气，令一线残阳顷刻为群阴剥灭而死。人与尔何仇？必欲置之死地乎！"

这儿也许张景岳是无辜的。但笔者临床上面对被误治的患者时，经常会想到陈修园的这句话。一8个月的婴儿因咳嗽就诊于医院，给予静滴广谱抗生素，连用10天，咳嗽未止，反增声音嘶哑，进食时哭闹，过用抗生素引起了口腔念珠菌病；一患者慢性咽炎，前医屡用玄参、沙参、麦门冬，致舌苔厚腻，纳食几废；一老人脑梗死，西医治疗1个月无明显进展，中医投以化痰通腑方药，加以日服安宫牛黄丸，终致气若游丝，额出冷汗，大便不禁，仍不舍安宫牛黄丸……人与尔何仇，必欲置之死地乎？

> "景岳不知回阳之义法在抑阴，反用胶黏之熟地、甘寒之人参大助阴气，令一线残阳顷刻为群阴剥灭而死。人与尔何仇？必欲置之死地乎！"

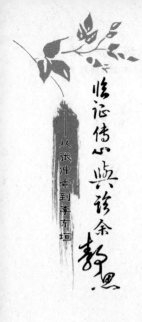

我的同学高建忠

（代跋）

　　高建忠，我的大学同学，在我的书面语中称呼其为"高子"，口头上直呼其为"老高"。听说老高的著作即将付梓，作为目睹过老高由学子成长为学者的一点一滴，学业上离老高最近的人，突然有写一点东西的冲动。于是不揣浅陋，草成此文，语多不经，如果有识者能从中窥得研习中医之门径，则不枉我之用心了。

　　记得同为学子时，在中医学院肃静的校园里，我们在讨论着一个会影响我们一生为医的话题，当然当时绝不会知道人生的下文。老高说："学医的框架里，首先应该建立一个人学……"当现今的中医学处于离小白鼠比人还近的时代，当年的这句话显露出的是中医学子心底"以人为本"的种子。老高从大一的第一个假期开始就进入了"临床见习"，回到老家，村里会有排着队的人来求诊，他们不去顾及你只学了《中国医学史》和《中医基础理论》，纯朴的农民只知道你是个在大学里学习中医的大学生。当时的老高一定有"逼上梁山"、"不懂装懂"的实况吧。假期结束时，老乡不会埋怨你没有给他看好病，而是在殷切的期盼中，"你要好好给俺研究研究，下次放了假俺再找你看"。带着侥幸碰出疗效的欣喜，和多数没有治好的病人的期待，老高回到了学校，第一件事就是把他收藏的一些书法字帖都送给了我，他开始了"专"心于医的学习生涯。

　　老高是大学时不多的会利用图书馆的学生之一，经常会夹着一个大本子走进灯火通明的图书馆里，带着"临床实习"中的问题，在书海中找寻先贤的思想轨迹。而当时的我们多数同学在学跳舞，在享受大学生活的自由，在打牌，在侃大山，在"择偶"……当日历匆匆地翻过八九个年头，大学毕业三四年的时候，很多同学在考虑是否该与"若即若离"的中医挥手道别的时候，老高开始了中医临床中的创作，不到一年时间，在《中医杂志》上连发 4 篇

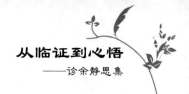

文章。老实说，老高的文笔并非太好，他的文字最大的特点是实话实说，以内容取胜。

老高喜读张仲景，喜读"金元四大家"。在"金元四大家"中，对李东垣尤为推崇。"走进李东垣"系列讲座，场场精彩，受益者颇众。老高用药，首重脾胃，方简剂小，疗效极佳。其实，老高非常喜用、善用经方，但即使用最峻猛之经方，也能在处方中看到李东垣对他的影响。

老高素体脾胃不好，刚上学饮食不慎易闹肚子。对于大学记忆中的一个画面就是：老高蹲下来，在最底层的储物柜里，打开一个塑料袋，里面装着七圆八扁的丸药蛋蛋，那是一个老中医为他量身制做的，他拈出一个，就着一个特大白色洋瓷茶缸里的热水，一仰脖喝了下去。在我印象中，喝到大二大三的时候，老高的"中土"已经很有起色，后来就不吃特制丸药了。自身的经历让老高对于脾胃格外的注意，自然而然成为"补土派"的一员。而我素体脾胃壮实，用句我的术语讲就是脾胃的缓冲能力很强，凉、热、补、泻都能化掉。在临床上喜欢大刀阔斧，中医中药在我手中，极具"艺术魅力"。生石膏我用过 500g，生地、大黄也用过很大的量，附子用过 150g，桂枝 300g，麻黄 100 多克。

在这里我并没有自我检讨的意思，我要说的是，老高作为一个参照，会让我经常反思，我的攻击是否在一个适当的位置，如果有所偏，应该及时调整，此所谓"攻击宜详审，正气须保护"之意。有病就是身体偏了，没有矫枉过正的过程，就不会有复正的结果，但是纠偏可以，一定要明白你的最终目的是中，而不是过，所谓"执中以纠偏"是也。老高为我提供的就是"中"的参照。老高临证很少有"生猛"的表现，用药讲究，能沉得住气，确如"老吏断案"，为医中之"王道"。对于每个人治疗风格的形成，我认为不当有褒贬之主观先见。李东垣临证如此，张子和临证如彼，是因为所面对的患者不同。作为一家，为医会"临证察机"，而非先有"成竹在胸"、"执方欲加"者可比。山西歌舞剧院曾演出过很长时间的《一方水土一方人》，我认为对应于医生、患者来讲，就是"一类患者一类医"，在不断的磨合中，大浪淘沙，医生形成了自己的风格，这种风格会吸引、吸纳一类患者，这些患者又反过来强化了医者的风格，但同时却在滤掉另一类患者。我临床常常在思考有效率以外的患者，正是受了老高的影响，想成为"大"医者，必须有更宽的胸襟、更高的视角。

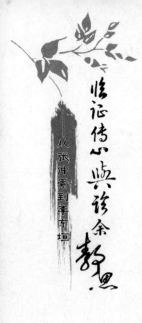

　　我和老高经常在一起吃饭,曾经有一次吃了一下午,将桌上酒菜统统收入囊中,于是有了仿照阿基米德的豪言:"给我足够时间,我们能吃下整个地球"。随着年龄的增长,吃饭不再是为了口腹之欲,养生提到了重中之重的位置。我素喜甜腻之物,在老高的影响下,开始学习吃辛辣之品,经过一两年的努力,练就了"百辣不侵"的过硬嘴功。2009年的一天,与老高一起就餐,正要点"辣",老高说:"咱们点些清淡的吧"。高!实在是高!老高已经由以辣纠正寒湿之偏,向"甘淡养脾、淡以养中"进发了。在敬佩之余,忽然想起赵本山的小品中,关于乡下人总也赶不上城里人用纸的笑话,城里人已经把卫生纸提升到"餐巾纸"的高度,而乡下人刚刚进入前一个阶段。不觉哑然。

　　老高于我,亦师亦友。希望写个明白,但是也有"不识庐山真面目,只缘身在此山中"之叹。

张英栋于奉亲养老斋

2010 年 9 月 1 日